S. Kassumeh, R. Reindl-Schwaighofer

BASICS Nephrologie und Rheumatologie

BASICS

Stefan Kassumeh, Roman Reindl-Schwaighofer

BASICS Nephrologie und Rheumatologie

ELSEVIER

ELSEVIER
Hackerbrücke 6, 80335 München, Deutschland

ISBN 978-3-437-42856-2
eISBN 978-3-437-17155-0

Wichtiger Hinweis für den Benutzer
Die Erkenntnisse in der Medizin unterliegen laufendem Wandel durch Forschung und klinische Erfahrungen. Herausgeber und Autoren dieses Werkes haben große Sorgfalt darauf verwendet, dass die in diesem Werk gemachten therapeutischen Angaben (insbesondere hinsichtlich Indikation, Dosierung und unerwünschter Wirkungen) dem derzeitigen Wissensstand entsprechen. Das entbindet den Nutzer dieses Werkes aber nicht von der Verpflichtung, anhand weiterer schriftlicher Informationsquellen zu überprüfen, ob die dort gemachten Angaben von denen in diesem Werk abweichen und seine Verordnung in eigener Verantwortung zu treffen.

Für die Vollständigkeit und Auswahl der aufgeführten Medikamente übernimmt der Verlag keine Gewähr.
Geschützte Warennamen (Warenzeichen) werden in der Regel besonders kenntlich gemacht (®). Aus dem Fehlen eines solchen Hinweises kann jedoch nicht automatisch geschlossen werden, dass es sich um einen freien Warennamen handelt.

Bibliografische Information der Deutschen Nationalbibliothek
Die Deutsche Nationalbibliothek verzeichnet diese Publikation in der Deutschen Nationalbibliografie; detaillierte bibliografische Daten sind im Internet über http://www.d-nb.de/ abrufbar.

17 18 19 20 21 5 4 3 2 1

Um den Textfluss nicht zu stören, wurde bei Patienten und Berufsbezeichnungen die grammatikalisch maskuline Form gewählt. Selbstverständlich sind in diesen Fällen immer Frauen und Männer gemeint.

Planung: Dr. Katja Weimann, Inga Schickerling, Susanne Szczepanek
Gestaltungskonzept: Waltraud Hofbauer, Andrea Mogwitz, Rainald Schwarz
Projektmanagement: Dr. Nikola Schmidt, Alexander Gattnarzik
Redaktion: Dr. Nikola Schmidt
Herstellung: Alexander Gattnarzik, Waltraud Hofbauer, München
Satz: abavo GmbH, Buchloe
Druck und Bindung: Drukarnia Dimograf, Bielsko-Biała, Polen
Umschlaggestaltung: Waltraud Hofbauer; SpieszDesign, Neu-Ulm
Titelfotografie: © pirke, AdobeStock.com (Skalpell); © by-studio, Fotolia.com (Pillen); © tom, Fotolia.com (Stethoskop)

Aktuelle Informationen finden Sie im Internet unter **www.elsevier.de** und **www.elsevier.com**

Vorwort

Sowohl die Nephrologie als auch die Rheumatologie sind im Studium nur wenig beliebt. Grund dafür ist wahrscheinlich das Voraussetzen eines fundierten Wissens der Physiologie, die nicht jedermanns Sache ist – am wenigsten die der Niere und (Auto-)Immunologie.
Interessierte werden sich schnell mit der Komplexität der beiden Teilbereiche anfreunden. Für die weniger Interessierten haben wir versucht, mithilfe einer didaktisch sinnvollen Gliederung, übersichtlichen selbst gestalteten Tabellen sowie aussagekräftigen Abbildungen die wichtigsten Inhalte zu unterstreichen.
Somit bietet dieses Lehrbuch für alle Medizinstudentinnen und -studenten der Klinik beste Voraussetzungen, in kurzer Zeit einen Überblick über die wesentlichen Themen zu gewinnen.
Durch unsere Zusammenarbeit gelingt es, sowohl klinisch relevante Aspekte aus der Sicht des Arztes einzupflegen, als auch ein studentennahes Werk zu schaffen.
Wichtige und interessante Informationen sind mithilfe kleiner Merke-Kästen hervorgehoben und dienen gemeinsam mit den Zusammenfassungen am jeweiligen Kapitelende einer sinnvollen Rekapitulation. Den Abschluss des Buches bilden vier symptombezogene Fallbeispiele, die sich in der Klinik ereignet haben. Damit soll das differenzialdiagnostische Denken angeregt und praxisorientierte Tipps vermittelt werden.
Unser Dank gilt dem gesamten Team des Elsevier Urban & Fischer Verlags. Insbesondere Frau Dr. Nikola Schmidt für ihr Engagement, trotz der unzähligen, nächtlichen Gespräche sowie Herrn Alexander Gattnarzik für seine umsichtige Betreuung. Nicht zuletzt möchten wir uns bei unserer Familie für ihre unermüdliche Geduld, unsere Abwesenheit zu akzeptieren, bedanken. Schlussendlich gilt der Dank auch Alexander Kueres und Benedikt Hiebl, die als Partner bzw. Freunde aus neutraler studentischer Sicht hilfreiche Tipps und Anregungen geliefert haben.
Selbst wenn die Zeit vor dem Buch noch so zäh voranschreitet, Gelerntes im Kopf mehr Knoten schafft als löst und man am Ende des Tages das Gefühl hat, noch weniger zu wissen als davor, behält Konfuzius Recht: *„You cannot open a book without learning something.“*

München, im Winter 2016
Stefan Kassumeh
Wien, im Winter 2016
Roman Reindl-Schwaighofer

Abkürzungsverzeichnis

ABMR	Antikörper-mediierte Abstoßung
ACE	Angiotensin Converting Enzyme
ACEi	ACE-Hemmer
ACPA	Anti-CCP-Antikörper
ADH	Antidiuretisches Hormon
ADPKD	Autosomal dominante polyzystische Nierenerkrankung
AIN	Akute interstitielle Nephritis
AKI	Akute Nierenschädigung (acute kidney injury)
ANCA	Anti-Neutrophile cytoplasmatische Antikörper
ANA	Antinukleäre Antikörper
ANP	Atriales natriuretisches Peptid
APD	Automated Peritoneal Dialysis
APS	Antiphospholipid-Syndrom
ARB	Angiotensin-II-Rezeptorantagonist
ASS	Acetylsalicylsäure
ATG	Antithymozytenglobulin
ATN	Akute Tubulusnekrose
AZA	Azathioprin
BGA	Blutgasanalyse
BNP	Brain Natriuretic Peptide
BSG	Blutsenkungsgeschwindigkeit
BUN	Harnstoff-Stickstoff
CAPD	Continuous Ambulatory Peritoneal Dialysis
CIN	Chronisch interstitielle Nephritis
CKD	Chronische Nierenerkrankung
CKD-MBD	Chronic Kidney Disease – Mineral and Bone Disorders
CMV	Zytomegalievirus
CNI	Calcineurininhibitor
CRP	C-reaktives Protein
CSS	Churg-Strauss-Syndrom
DI	Diabetes insipidus
DIC	Disseminierte intravasale Koagulopathie
DM	Diabetes mellitus
DMARD	Disease Modifying Antirheumatic Drug
DSA	Donor-spezifische Antikörper
EBV	Epstein-Barr Virus
ECR	Extrazellulärraum
EGPA	eosinophile Granulomatose mit Polyangiitis
EHEC	Enterohämorrhagische *Escherichia coli*
EMG	Elektromyografie
FE	Fraktionelle Ausscheidung
FGF 23	Fibroblast growth factor 23
FSGS	Fokal segmentale Glomerulosklerose
GFR	Glomeruläre Filtrationsrate
GN	Glomerulonephritis
GOT	Glutamat-Oxalacetat-Transaminase
GPA	Granulomatose mit Polyangiitis
GPT	Glutamat-Pyruvat-Transaminase
HAART	Hochaktive antiretrovirale Therapie
HBV	Hepatitis-B-Virus
HCO_3^-	Bikarbonat
HCV	Hepatitis-C-Virus
HD	Hämodialyse
HDF	Hämodiafiltration
HF	Hämofiltration
HFpEF	Heart Failure with preserved Ejection Fraction
HFrEF	Heart Failure with reduced Ejection Fraction
HIT	Heparin-induzierte Thrombozytopenie
HLA	Human Leukocyte Antigen
HRS	Hepatorenales Syndrom
HSV	Herpes simplex Virus
HUS	Hämolytisch-urämisches Syndrom
ICR	Intrazellulärraum
Ig	Immunglobulin
IL-6	Interleukin 6
KG	Körpergewicht
KHK	koronare Herzerkrankung
LDH	Laktat-Dehydrogenase
LN	Lupusnephritis
MCN	Minimal Change Nephritis
MHC	Haupthistokompatibilitätskomplex
MMF	Mycophenolat Mofetil
MPA	Mikroskopische Polyangiitis
MPGN	Membranoproliferative Glomerulonephritis
MRSA	Methicillin-resistenter *Staphylococcus aureus*
MRT	Magnetresonanztomografie
MTX	Methotrexat
NAST	Nierenarterienstenose
NET	Nierenersatztherapie
NHBD	Non Heart Beating Donor
NSAR	Nichtsteroidale Antirheumatika
NTX	Nierentransplantation
PAG	Anionenlücke im Plasma
PAN	Panarteriitis nodosa
PD	Peritonealdialyse
PDM	Polymyositis/Dermatomyositis
PMG	Polyangiitis mit Granulomatose
PNP	Polyneuropathie
PTA	perkutane transluminale Angioplastie
PTH	Parathormon
PTLF	Post-Transplant Lymphoproliferative Disorder
RA	Rheumatoide Arthritis
RAAS	Renin-Angiotensin-Aldosteronsystem
RF	Rheumafaktoren
RLS	Restless-legs-Syndrom
RPGN	Rasch-progressive Glomerulonephritis
RTA	Renal-tubuläre Azidose
SBP	Spontanbakterielle Peritonitis
SCL	Sklerodermie
SIADH	Syndrom der inadäquaten ADH-Sekretion
SIRS	Systmic Inflammatory Response Syndrome
SLE	Systemischer Lupus erythematodes
SS	Sjögren-Syndrom
TGF	Tubuloglomeruläres Feedback
TMA	Thrombotische Mikroangiopathie
TNF	Tumornekrosefaktor
TPMT	Thiopurin-Methyltransferase
TTKG	Transtubulärer Kaliumgradient
TTP	Thrombotisch-thrombozytopenische Purpura
UAG	Anionenlücke im Urin
VCI	Vena cava inferior
VZV	Varicella-Zoster-Virus

Inhaltsverzeichnis

Allgemeiner Teil

R. Reindl-Schwaighofer, S. Kassumeh

Spezieller Teil – Nephrologie

R. Reindl-Schwaighofer

Spezieller Teil – Rheumatologie

S. Kassumeh

Fallbeispiele

S. Kassumeh

Anhang

Allgemeiner Teil

BASICS

Grundlagen der Nephrologie

Nephrologische Diagnostik

Grundlagen der Rheumatologie

Makroanatomie, Durchblutung und Funktion der Nieren

Makroanatomie

Die Nieren liegen **retroperitoneal** in etwa zwischen dem 12. Brust- und dem 3. Lendenwirbel (rechts aufgrund der Leber etwas tiefer) und bewegen sich atemabgängig bei Inspiration nach kaudal.
Der **Längsdurchmesser** beträgt bei einem Erwachsenen im Durchschnitt **12 cm** (Breite 6 cm und Dicke 3 cm). Die Größe der Nieren korreliert mit der Körpergröße und dem Körpergewicht (*body surface area*).
Die Pole sind nach kranial und kaudal ausgerichtet. Die laterale Fläche ist konvex. Die mediale Fläche ist konkav eingezogen und bildet den Hilus der Niere, wo Ureter, Nierenarterie und Nierenvene an das Organ herantreten.
Von außen nach innen unterscheidet man (→ Abb. 1.1):

- Nierenrinde (Glomerula, Tubulussystem)
- Nierenmark mit Markpyramiden (Tubulussystem, Sammelrohre)
- Nierenbecken mit Übergang in den Harnleiter

Eine einzelne Niere ist in etwa **7–9 funktionelle Einheiten** unterteilt (Markpyramiden), die als Lobi renalis bezeichnet werden. Jede dieser Einheiten drainiert über ein gemeinsames Sammelrohr in einen Kelch (Calix renalis), an den sich das Nierenbecken anschließt. Zwischen den Pyramiden zieht die Nierenrinde in Form der Columnae renalis Richtung Hilus.

Die Anatomie erklärt sich am besten daraus, dass **entwicklungsgeschichtlich mehrere Einzelnieren zu den heutigen Nieren verschmolzen** sind.

Außen ist die Nierenrinde von einer **derben Organkapsel** umgeben (Capsula fibrosa) und in einem **ausgedehnten Fettlager** eingebettet (Capsula adiposa), das wiederum von einer **derben Faszie** umgeben wird (Fascia renalis).

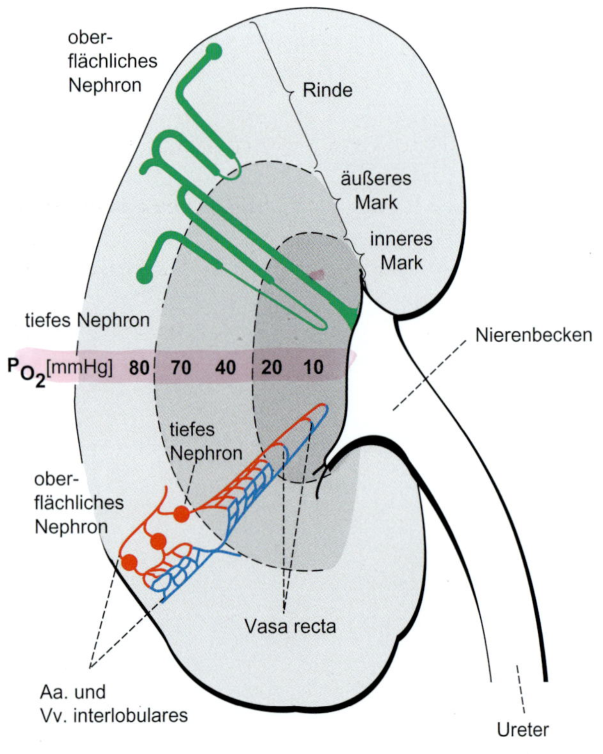

Abb. 1.1 Makroanatomie der Niere [L106]

Nierendurchblutung

In der Regel wird die Niere von einer einzelnen direkt aus der Aorta abdominalis abgehenden **Nierenartiere (A. renalis)** versorgt. Diese teilt sich in 4–5 **Segmentartieren,** die sich weiter verzweigen: Aa interlobares, Aa arcuatae (Bogenarterien), Aa interlobulares. Aus Letzter gehen die **afferenten Arteriolen (Vas afferens)** hervor, an die sich das **glomeruläre Kapillarbett** anschließt (Glomerulum). Diesem ersten glomerulären Kapillarbett folgt über eine **efferente Arteriole** noch ein **zweites Kapillarbett (peritubuläre Kapillaren)** zur Versorgung des Tubulussystems nach. Bei den juxtamedullären Glomerula ziehen diese als **Vasa recta** vom Cortex entlang der Tubuli Richtung Hilus. Über in der Gegenrichtung wieder aufsteigende Vasa recta drainiert das Blut schließlich in die abführenden Venen.

Die Nierenarterie und alle ihre Äste sind **Endarterien,** sodass der Verschluss eines Astes (z. B. durch Thrombus) zu einer Nekrose des versorgten Nierengewebes führt.

Durch die Nieren eines Erwachsenen fließen pro Minute ca. **1,2 l Blut,** was **etwa 20–25 % des Herzminutenvolumens** entspricht. Die Rinde wird mit einem Relativanteil von 90 % gut durchblutet, wohingegen in den tiefen Abschnitten des Marks immer **eine grenzwertige Hypoxie** herrscht.

Autoregulation

Als **Autoregulation** bezeichnet man die Fähigkeit der Niere, den intraglomerulären Druck und damit die GFR über einen weiten Bereich des mittleren systemischen Blutdrucks konstant zu halten (ca. 75–200 mmHg).

Fällt der **systemische Blutdruck** ab, kommt es neben dem Rückgang der GFR auch zu einer **Schädigung des Tubulussystems** (ATN, → Kap. 12). Oberhalb dieses Regulationsbereichs kommt es durch Zunahme der renalen Perfusion zu einer **vermehrten Natrium- und Wasserausscheidung** („Druckdiurese").
Das Vas afferens und das Vas efferens sind die entscheidenden Widerstandgefäße der Niere und ermöglichen eine Regulierung des renalen Blutflusses sowie der glomerulären Filtration (→ Tab. 1.1 und → Abb. 11.2).

Tab. 1.1 Regulation des renalen Blutflusses und der GFR durch den Strömungswiderstand im Vas afferens und Vas efferens

	Renaler Blutfluss	GFR
Vasokonstriktion		
Vas afferens	↓	↓
Vas efferens	↓	↑
Vasodillatation		
Vas afferens	↑	↑
Vas efferens	↑	↓

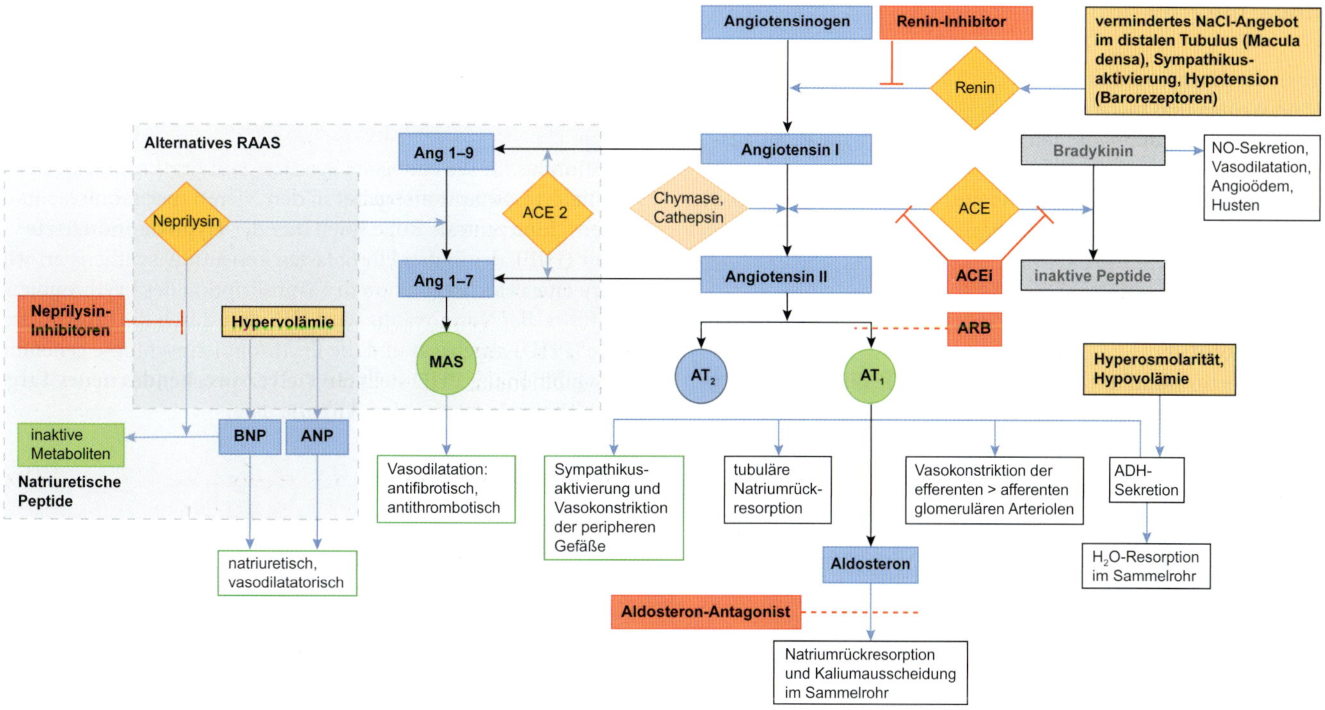

Abb. 1.2 Klassisches und alternatives Renin-Angiotensin-Aldosteron-System und Wirkungsort der einzelnen RAAS-aktiven Medikamente [L271]

Myogene Komponente

Eine **Zunahme des systemischen Blutdrucks** führt zu einer **Erhöhung des renalen Strömungswiderstands** in den präglomerulären Gefäßen (A. interlobularis, Vas afferens). Eine zentrale Rolle spielt hier der **Bayliss-Effekt** (erhöhter transmuraler Druck führt zu einem erhöhten Muskeltonus in den Gefäßen).

Tubuloglomeruläres Feedback

Unter dem tubuluglomerulären Feedback (TGF) versteht man eine Rückkopplung vom tubulären System auf die Regulation der glomerulären Filtration. Dies geschieht über die **Macula-densa-Zellen** des distalen Tubulus (der Bereich, an dem der Tubulus sein „eigenes" Glomerulum berührt) (→ Kap. 2). Bei einer deutlich erhöhten NaCl-Konzentration im distalen Tubulus z. B. bei erhöhter glomerulärer Filtration oder gestörter tubulärer Rückresorption kommt es zu einer **Konstriktion des zuführenden Vas afferens.**

Renin-Angiotensin-Aldosteron System

Bei Abfall der renalen Durchblutung kommt es zu einer **Reninausschüttung** aus spezialisierten Zellen des Vas afferens (juxtaglomerulärer Apparat) und dadurch zu einer Aktivierung des **Renin-Angiotensin-Aldosteron-Systems** (RAAS, → Abb. 1.2).

- Das RAAS ist das **zentrale Regulationssystem des Flüssigkeits- und Elektrolythaushalts** und dadurch auch des **systemischen Blutdrucks.**
- Durch **Angiotensin II** kommt es speziell zu einer Konstriktion des Vas efferens und dadurch zu einer Aufrechterhaltung des glomerulären Filtrationsdrucks.

Eine Inhibition des **klassischen RAAS** (durch ACE-Hemmer oder AT-II-Blocker) führt zu einer vermehrten Aktivierung des **alternativen RAAS** mit vasodilatierender und antifibrotischer Wirkung.

Funktion der Nieren

Die **primären Aufgaben** der Niere umfassen:

- Regulation des **Wasser- und Elektrolythaushalts** (→ Kap. 3 und → Kap. 4)
- Regulation des **Säure-Basen-Haushalts** (→ Kap. 6)
- Regulation des **Blutdrucks**
- Ausscheidung von **harnpflichtigen Endprodukten des Stoffwechsels**
- Ausscheidung von **Giftstoffen bzw. Fremdstoffen** (z. B. Medikamente)
- Hormonproduktion (**Renin, Erythropoietin, 1,25 $(OH)_2$ Vitamin D_3**)

Endokrine Funktion

Neben der Harnproduktion spielt die Niere auch eine zentrale Rolle in endokrinen und metabolischen Prozessen:

- Regulation des systemischen Blutdrucks durch die Reninausschüttung
- Bildung der aktiven Form des Vitamin D (Calcitriol, → Kap. 4)
- Glukoneogenese (neben der Leber)
- Insulinabbau
- Bildung von Erythropoietin

Erythropoietin

Erythropoietin stimuliert im Knochenmark die Bildung von Erythrozyten aus hämatopoetischen Vorgängerzellen. Bei Patienten mit chronischer Niereninsuffizienz kann es bei fortgeschrittener Erkrankung **zu schweren Anämien kommen.** Die Entwicklung von *erythropoesis stimulating agents* (ESA) hat die Therapie der renalen Anämie revolutioniert und gehört mittlerweile zur Routine (→ Kap. 15).

Der Stimulus für die endogene Synthese von Erythropoietin ist ein vermindertes Sauerstoffangebot in den Nieren (peritubuläre Fibroblasten). Eine zentrale Rolle spielt hier der **Hypoxie-induzierte Faktor** (HIF), der in den Fibroblasten konstitutiv synthetisiert wird und zu einer Hochregulation der Transkription des Erythropoietingens führt. Bei Normoxämie wird HIF aber durch die Prolylhydroxylase (PHD) abgebasut und die Erythropoietinsynthese gehemmt. Die Inhibition der PHD stellt **ein vielversprechendes neues Target in der Therapie der renalen Anämie** dar.

↳ Denke an Dialyse Pat. Gettorf und Simbambini

> **Zusammenfassung**
>
> - Die primären Aufgaben der Niere umfassen: die Regulation des Wasser- und Elektrolythaushalts, des Säure-Basen-Haushalts und des Blutdrucks sowie die Ausscheidung von kleinmolekularen nicht-eiweißgebundener Substanzen (z. B. Kreatinin, Harnstoff, zahlreiche Medikamente).
> - Darüber hinaus steuern die Nieren durch Reninsekretion den systemischen Blutdruck, sowie durch Erythropoietin die Bildung von Erythrozyten bei Abfall der O_2 Konzentration.
> - Die Nieren sind gut durchblutet. Alle 4–5 min passiert das gesamte Blutvolumen die Nieren.
> - Die Nierendurchblutung und Filtration werden durch den Gefäßwiderstand in den zu- und abführenden Arteriolen durch Autoregulation gesteuert (Bayliss-Effekt, TGF, RAAS).

→ 2 Aufbau und Funktion des Nephrons

Das **Nephron** ist die zentrale Funktionseinheit der Nieren und setzt sich aus einem **Glomerulum** („Filter") sowie dem nachgeschalteten **Tubulussystem** zusammen (→ Abb. 2.1). Man unterscheidet:

- Kortikale (oberflächliche) Nephrone
- Juxtamedulläre (tiefe) Nephrone: Hier reichen die Tubli bis ins tiefe Mark.

In einer normalen Niere finden sich in etwa **1–1,3 Mio. Nephrone.**

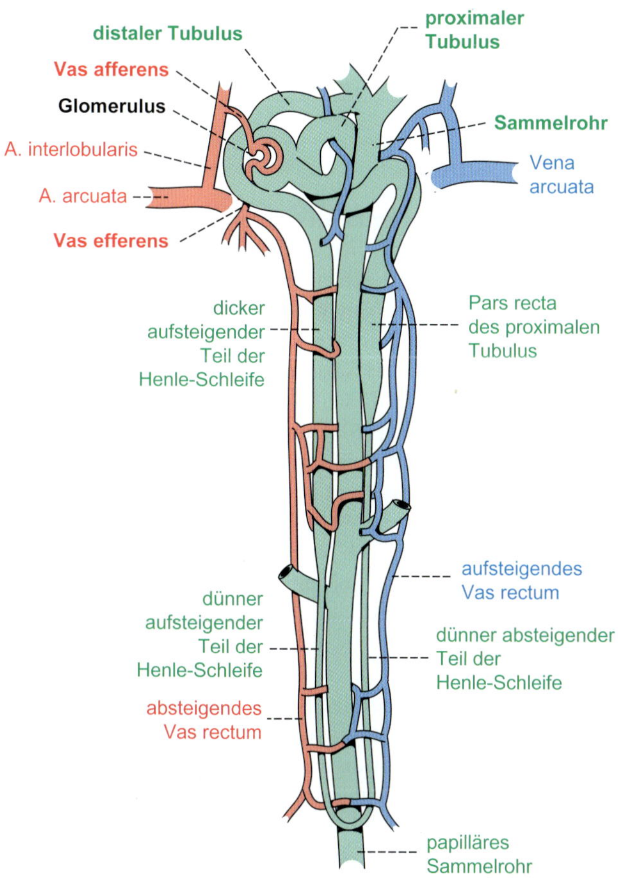

Abb. 2.1 Aufbau des Nephrons [L106]

Glomerulum

Ein Glomerulum („Nierenkörperchen") besteht aus einer **zwischen zwei Arteriolen** (Vas afferens und Vas efferens) gelegene **Kapillarschlinge,** die sich in ein **zweiblättriges Epithel** (Bowman-Kapsel) stülpt und deren viszerales Blatt **(Podozyten)** den Kapillarschlingen direkt aufliegt (→ Abb. 2.2). Unter **Mesangium** versteht man das zwischen den Gefäßschlingen gelegene Bindegewebe.

Glomeruläre Filtration

Über das **glomeruläre Kapillarbett** erfolgt die **Filtration des Primärharns** durch einen Druckgradienten zwischen dem Kapillarbett (Blutdruck ca. 50 mmHg) und dem **hydrostatischen Druck** in der Bowman-Kapsel (etwa 12–17 mmHg). Onkotisch wirksame Teilchen befinden sich nur auf der Blutseite und erzeugen dadurch einen **kolloidosmotischen Druck,** der dem Blutdruck entgegenwirkt (ca. 20–25 mmHg). Daraus ergibt sich ein effektiver Filtrationsdruck von etwa 8–18 mmHg.

$$p_{\text{Filtration}} = p_{\text{Kapillaren}} - p_{\text{Bowman Kapsel}} - p_{\text{onkotisch}}$$

Eine Veränderung eines jeden dieser drei Drücke wirkt sich dadurch auf die glomeruläre Filtration (systemischer Blutdruck, Hypoalbuminämie, Paraproteinämie, Harnstau bzw. venöser Rückstau) aus.

Die **Filtrationsstrecke** zwischen dem kapillaren Lumen und dem Bowman-Raum setzt sich aus den folgenden Strukturen zusammen (→ Abb. 2.2):

- Gefenstertes („fenestriertes") Endothel der glomerulären Kapillaren auf der Blutseite
- Glomeruläre Basalmembran
- Podozyten auf der Harnseite

Zwischen den einzelnen Fußfortsätzen der **Podozyten** befindet sich ein **Schlitzdiaphragma** mit **etwa 5 nm Durchmesser.** Moleküle bis 10 000 Da werden darüber frei filtriert. Für Makromoleküle bis 70 000 Da spielt v. a. die **Ladung** eine Rolle: Eine **negative Ladung** der Basalmembran (Proteoglykane) und Podozytenfortsätze erschweren den Durchtritt von Molekülen mit negativer Ladung. Insgesamt ergibt sich daraus eine obere Größenbegrenzung der filtrierten Moleküle von ca. 70 000–80 000 Da. **Albumin** wird auf-

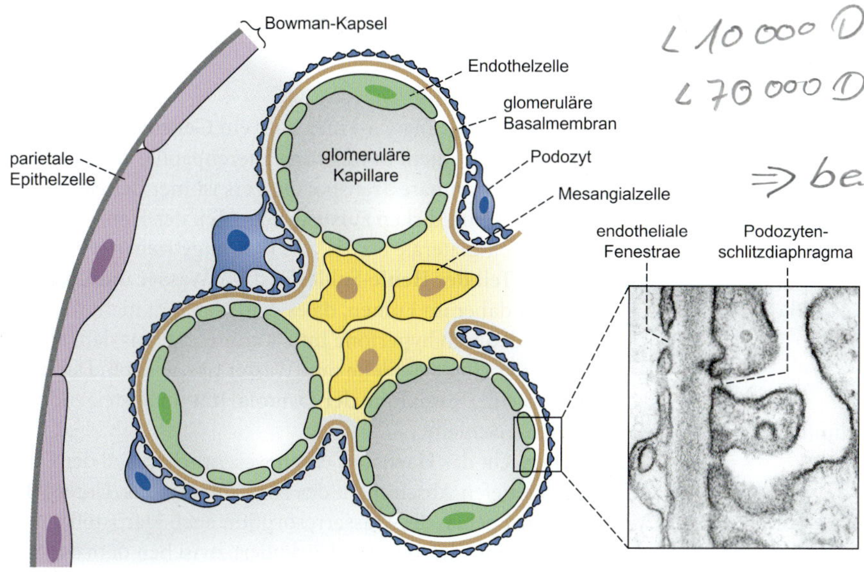

Abb. 2.2 Aufbau eines Glomerulums [L106]

grund **seiner negativen Ladung** bei einem Molekulargewicht von ca. 69 000 Da bei Gesunden daher **nur in geringen Mengen** filtriert (< 0,03 %). Bei **Glomeruloenphritis** kommt es im Rahmen der Entzündung zu einem Verlust der negativen Ladung.

> Auf die Perfusion der Nieren entfallen ca. 20 % des Herzminutenvolumens (ca. 1,2 l/min). Ungefähr 1 % davon wird in den Glomerula der Nierenrinde als Primärharn „filtriert“ (180 l/Tag). Beim **Primärharn** handelt es sich um ein eiweißarmes Ultrafiltrat des Plasmas.

Glomeruläre Filtrationsrate

Die glomeruläre Filtrationsrate (GFR) ist das pro Zeiteinheit von den Glomerula der Nieren filtrierte Volumen und wird in ml/min angegeben. Sie ist **der wichtigste Parameter zur Bestimmung der renalen Funktion** (→ Kap. 8). Die Filtrationsleistung der Niere hängt primär vom renalen Plasmafluss ab (Abnahme der GFR bei verminderter renaler Perfusion).
Eine hohe GFR ist für eine adäquate Ausscheidung von harnpflichtigen Substanzen notwendig (z. B. Harnstoff, Kreatinin) und bei eingeschränkter GFR kommt es zu einer Retention dieser Stoffe. Darüber hinaus ermöglicht eine hohe GFR durch Regulation der Rückresorption im Tubulssystem eine rasche Adaptation der Wasser und Salzausscheidung.

Tubulussystem

An das **parietale Epithel der Bowman-Kapsel** schließt sich das **Tubulussystem** an. Die Tubuli steigen in Richtung Papillenspitze ab und danach wieder in Gegenrichtung zum gleichen Glomerulum auf. Die **Vasa recta** umschlingen die auf- und absteigenden Segmente des Tubulussystems (→ Abb. 2.1).

> Im **Tubulussystem** wird die Zusammensetzung des im Glomerulum filtrierten Primärharns durch Resorption und Sekretion **modifiziert.** Im Gegensatz zur primären Filtration handelt es sich hier in den meisten Fällen aber um **aktive epitheliale** Transportprozesse **mit hohem Energieaufwand.**

Die treibende Kraft hinter dem Transport von Elektrolyten und organischen Stoffen ist im gesamten Tubulussystem eine **basolateral** (d. h. in Richtung der peritubulären Kapillaren) gelegene **Na^+-K^+-ATPase.** Durch den dadurch generierten Natriumgradienten erfolgt über verschiedene natriumabhängige Transporter (Symporter und Antiporter) neben der Natriumresorption auch die Aufnahme bzw. Sekretion von verschiedenen Stoffen:

- **Sekretion** von z. B.: H^+, organische Säuren (z. B. Penicillin, Furosemid, Probenecid) bzw. Basen (z. B. Atropin, Morphin), Kreatinin, Ammoniak, Harnsäure
- **Resorption** von z. B.: Elektrolyte, HCO_3^-, Glukose, Phosphat, Aminosäuren, Citrat, Laktat, Sulfat, Harnsäure
- Wasser folgt aus **osmotischen Gründen passiv.**

→ Tab. 2.1 zeigt die Funktionen der einzelnen Abschnitten des Tubulussystems.

Tab. 2.1 Natriumrückresorption in den einzelnen Nephronabschnitten

Segment	Menge der Natrium-Rückresorption	Wichtigster Natrium-Transportmechanismus	Primäre Regulation bzw. wirksame Hormone	Wirksame Medikamente (→ Kap. 5)
Proximaler Tubulus	65 %	Na^+-H^+-Austauscher	AT-II, GFR	Acetazolamid (hemmt Carboanhydrase)
Henle-Schleife	25 %	Na^+-K^+-$2Cl^-$-Transporter	flussabhängig	Schleifendiuretika
Distaler Tubulus	5 %	Na^+-Cl^--Cotransporter	flussabhängig	Thiazide
Sammelrohr	3–4 %	Natriumkanäle	Aldosteron atriales natriuretisches Peptid	Aldosteronantagonist Neprilysin-Inhibitor

Proximaler Tubulus

Hier werden bereits zwei Drittel des filtrierten NaCl und Wassers sowie ein Großteil der organischen Stoffe rückresorbiert. Die Natriumresorption erfolgt primär durch einen luminal gelegenen **Na^+-H^+-Austauscher** sowie andere **Natrium-abhängige Transporter.** Angiotensin II erhöht die Natriumrückresorption im proximalen Tubulus. Für die Funktion des Na^+-H^+-Austauschers spielt die **Carboanhydrase** eine wichtige Rolle, da sie H^+ für den Austausch gegen Na^+ zur Verfügung stellt (→ Kap. 5). Durch die primäre Natrium- und HCO_3^--Resorption entsteht eine erhöhte luminale Chloridkonzentration. Dieser **Chloridgradient** ist die Triebkraft zur parazellulären Resorption von knapp 50 % des filtrierten Chlorids, was in weiterer Folge neben Wasser auch Natrium und andere Kationen (K^+, Mg^{2+}, Ca^{2+}) mit sich zieht („Solvent Drag“).

Henle-Schleife

Die Natriumresorption über den Na^+-K^+-$2Cl^-$-Transporter in der Henle-Schleife ist **flussabhängig** und kann dadurch **eine Hemmung der Natriumresorption** im proximalen Tubulus durch z. B. **Acetazolamid** weitestgehend **kompensieren.** In der Regel werden in der Henle-Schleife etwa 25–30 % des filtrierten Natriums rückresorbiert (s. a. Schleifendiuretika, → Kap. 5).
Zur Funktion des Na^+-K^+-$2Cl^-$-Transporters ist eine Kaliumrezirkulation über **ROMK**-Kanäle notwendig (s. u. Bartter-Syndrom). Zusätzlich wird dadurch eine elektropositive Spannung gegenüber den peritubulären Kapillaren aufgebaut, was eine passive und parazelluläre Rückresorption von Kationen erlaubt (Mg^{2+}, Ca^{2+}).

Harnkonzentrierung

Zur Harnkonzentrierung wird hier über ein **Gegenstromsystem** ein osmotischer Gradient in Richtung Nierenpapille aufgebaut (→ Abb. 2.3). Der primäre Transportprozess ist hier der Na^+-K^+-$2Cl^-$-Transporter im dicken aufsteigenden Teil der Henle-Schleife, der durch die basolaterale Na^+-K^+-ATPase angetrieben wird. Der **aufsteigende Teil der Henle-Schleife** ist für **Wasser undurchlässig** und verbleibt daher im Lumen, da es dem Natrium nicht folgen kann. In das dadurch hypertone Interstitium folgt aus dem absteigenden Teil der Henle-Schleife nun Wasser passiv nach. Dadurch kommt es zu einer **Zunahme der Osmolarität** im absteigenden Teil der Henle-Schleife.
Zusätzlich macht der **Harnstoff** einen wesentlichen Teil der Osmolarität in den tiefen Abschnitten des Nierenmarks aus: Unter **ADH-Wirkung** wird neben der Wasserresorption auch Harnstoff aus dem Sammelrohr resorbiert und zirkuliert zwischen dem aufsteigenden Teil der Henle-Schleife und dem Sammelrohr.

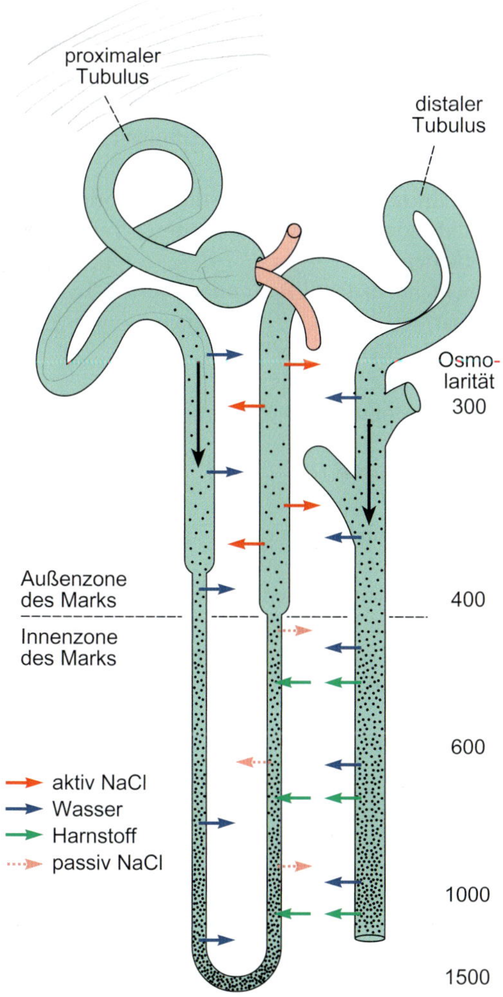

Abb. 2.3 Gegenstrom-Konzentrierungsmechanismus der Niere [L106]

Am Ende der Henle-Schleife ist der Harn bereits **deutlich hypoton** (ca. 60–100 mosmol/l), bevor im distalen Tubulus über einen Na^+-Cl^--Cotransport noch weiter Natrium resorbiert wird. Zusammen mit der durch das Gegenstromsystem deutlich erhöhten Osmolarität in den tiefen medullären Regionen (bis ca. 1500 mosmol/l) kann nun in Abhängigkeit der ADH-Wirkung im Sammelrohr eine Konzentrierung bzw. Dilution des Harns zur Ausscheidung von freiem Wasser erfolgen.

Sammelrohr

Im Sammelrohr werden unter Hormonwirkung (Aldosteron und ADH) der **Wasser- und Elektrolythaushalt reguliert.** Insgesamt werden hier etwa 3–4 % des gesamten Natriums rückresorbiert. An die Natriumaufnahme ist dabei die funktionell die Kaliumausscheidung gekoppelt.

Aldosteron

Aldosteron ist Teil des RAAS und fördert im Sammelrohr die Natriumrückresorption durch Öffnung von Natriumkanälen. Dadurch entsteht eine elektronegative Spannung im Lumen, wodurch sowohl die Kalium- als auch die H^+-Ausscheidung erhöht werden. Die Symptomatik eines **Hyperaldosteronismus** (z. B. beim Conn-Syndrom mit Nebennierenadenom) besteht aus der Trias: Hypertonie, Hypokaliämie und metabolische Alkalose. Ein **Hypoaldosteronismus** (z. B. im Rahmen einer Nebenniereninsuffizienz als Morbus Addison) ist durch Hypotonie, Hyponatriämie und Hyperkaliämie gekennzeichnet und kann zu einer akuten lebensbedrohlichen Situation im Rahmen eines Schockgeschehens führen („Addison Krise").

Atriales natriuretisches Peptid

Das atriale natriuretische Peptid ist (ANP) ist gewissermaßen der Gegenspieler des Aldosterons, da es die Natriumaufnahme durch die Natriumkanäle hemmt. ANP wird von Herzmuskelzellen bei erhöhter Vorhofdehnung als Zeichen einer **Hypervolämie** freigesetzt. Rezent wurde eine therapeutische Intervention durch Inhibition des Abbaus von ANP durch sog. **Neprilysin-Inhibitoren** bei Patienten mit Herzinsuffizienz getestet.

Antidiuretisches Hormon

Das antidiuretische Hormon (ADH, Vasopressin) wird im Hypothalamus produziert und im Hypophysenhinterlappen gespeichert. Die ADH-Ausschüttung wird im Rahmen des Osmoregulation gesteuert und führt **zu Durst und vermehrter Wasserresorption** im Sammelrohr. Bei einer Plasmaosmolalität von < 275 mosmol/kg wird kein ADH sezerniert, steigt aber oberhalb dieses Schwellenwerts linear an. Die antidiuretische Wirkung erfolgt durch den Einbau von Aquaporinen im ansonsten für Wasser undurchlässigen Sammelrohr. Dadurch kann die **Osmolalität des Harns zwischen ca. 50 mosmol/kg und über 1000 mosmol/kg** geregelt werden, was einem Urinvolumen von ca. 500 ml (maximale ADH Wirkung) bzw. bis zu 10 l (ohne ADH Wirkung) entspricht.

Tubulärer Transport einzelner Stoffe

Harnstoff

Harnstoff wird glomerulär **frei filtriert.** Die Rückresorption hängt vom tubulären Fluss ab: Bei maximaler Diurese werden nur 40 % des Harnstoffs rückresorbiert, bei maximaler Antidiurese dahingegen fast 70 %, was auch den im Vergleich zum Kreatinin deutlich erhöhten BUN (> 10:1) bei akutem prärenalem Nierenversagen erklärt (→ Kap. 11).

Glukose

Glukose wird ebenfalls filtriert, aber fast vollständig rückresorbiert und erst bei einer erhöhten Plasmakonzentration (> 180 mg/dl) kommt es zu einer Glukosurie.

Harnsäure

Harnsäure ist das **harnpflichtige Endprodukt des Purin-Stoffwechsels** und wird nach glomerulärer Filtration tubulär sowohl resorbiert als auch sezerniert. Letztendlich werden in etwa 10 % der filtrierten Harnsäure ausgeschieden. In der Therapie der Hyperurikämie kommen Urikosurika zur Anwendung, welche die tubuläre Harnsäureresorption hemmen (→ Kap. 42).
Der tubuläre Transport von Elektrolyten, H^+ und Bikarbonat sowie Ammonium wird in → Kap. 3, → Kap. 4 und → Kap. 6 behandelt.

Tubuläre Partialfunktionsstörung

Eine Reihe von Pathologien kann eine partielle Störung von einzelnen tubulären Funktionen bzw. Abschnitten verursachen Dies kann die tubuläre Rückresorption bzw. Sekretion verschiedener Stoffe (Elektrolyte, H^+, HCO_3^- oder Aminosäuren) beeinflussen. Neben **angeborenen Erkrankungen** finden sich tubuläre Partialfunktionsstörungen auch im Rahmen von **interstitiellen Nierenerkrankungen** oder als **Nebenwirkung** von Medikamenten. Für einige Erkrankungen konnten Mutationen in Genen für einzelne tubuläre Transporter identifiziert werden.

→

Tab. 2.2 Renal tubuläre Azidose (RTA)

	Primäre Störung	Urin-pH	$[HCO_3^-]$	Kalium
Typ 1	distale renal-tubuläre Sekretionsstörung von H^+	› 5,3	variabel, häufig aber ‹ 10 mmol/l	erniedrigt (normalisiert sich unter HCO_3^-)
Typ 2	proximale renal-tubuläre Rückresorptionsstörung von HCO_3^-	variabel, normalerweise ‹ 5,3 (bei erniedrigtem HCO_3^-) und steigt unter Therapie mit HCO_3^- an	12–20 mmol/l	erniedrigt (fällt nach HCO_3^--Gabe durch Zunahme der renalen HCO_3^--Ausscheidung weiter ab)
Typ 4	hyperkaliämische Azidose bei Hypoaldosteronimus	variabel	› 17 mmol/l	erhöht

Renal tubuläre Azidose

Unter **renal tubulärer Azidose** (RTA) wird eine Reihe von seltenen Störungen der H^+-Sekretion sowie der Bikarbonatresorption zusammengefasst, die zu einer metabolen Azidose mit normaler Anionenlücke führen (→ Tab. 2.2 und → Kap. 7).

Am häufigsten findet sich eine **RTA Typ 1** durch **gestörte H^+-Sekretion** im distalen Tubulus im Rahmen eines **Sjögren-Syndroms** oder eines **systemischen Lupus erythematodes (SLE)** sowie bei Hyperkalziurie (idiopathisch, bei Sarkoidose, Vitamin-D-Intoxikation oder Hyperparathyreoidismus). Neben hereditären Formen (v. a. bei Kindern) kann sie aber auch als **Nebenwirkung einer Therapie mit z. B. Amphotericin B, Lithium oder Ifosfamid** auftreten. Charakteristisch ist die **Unfähigkeit, trotz Azidämie den Harn entsprechend zu azidifizieren** (Urin pH > 5,3). Charakteristisch ist auch eine erhöhte Anionenlücke im Harn (→ Kap. 7).

Bei der **RTA Typ 2** handelt es sich um eine Störung der Rückresorption von Bikarbonat im proximalen Tubulus. Die Gabe des Carboanhydrasehemmers Acetazolamid führt zu gleichen funktionellen Veränderungen und simuliert eine RTA Typ 2 (→ Kap. 5). Neben idiopathischen bzw. hereditären Störungen der HCO_3^--Resorption (z. B. Lowe-Syndrom) findet sich eine RTA Typ 2 auch häufig im Rahmen von **generalisierten Störungen des proximalen Tubulus** (s. Fanconi-Syndrom).

Bei der **RTA Typ 4** finden sich keine spezifischen Defekte. Der verminderten H^+-Ausscheidung liegt hier ein **Hypoaldosteronismus** mit verminderter Natriumresorption und dadurch verminderter H^+- und Kaliumausscheidung zugrunde. Sie findet sich bei Diabetes mellitus, chronischer Niereninsuffizienz sowie unter Therapie mit einem ACE-Hemmer oder Aldosteronantagonisten.

Fanconi-Syndrom

Beim Fanconi-Syndrom handelt es sich um eine **generalisierte Resorptionsstörung des proximalen Tubulus** mit Verlust von Aminosäuren, Glukose, Phosphat sowie Bikarbonat (RTA Typ 2). Mögliche Ursachen umfassen:

- Hereditäre Erkrankungen (z. B. Cystinose, Morbus Wilson)
- Multiples Myelom oder Amyloidose (durch Tubulotoxizität der freien Leichtketten)
- Medikamententoxizität (z. B. Aminoglykoside, Tenofovir, Cisplatin, Valproat)
- Schwermetalle (Blei, Quecksilber)
- Tubulointerstitielle Nephritis
- Transplantatabstoßung

Salzverlustsyndrome

Barrter-Syndrom

Beim Barrter-Syndrom handelt es sich um **autosomal-rezessiv vererbte** Störungen, die zu einer gestörten Natriumresorption im aufsteigenden Teil der Henle-Schleife führen (z. B. ROMK, Na^+-K^+-$2Cl^-$-Transporter oder basolateraler Chloridkanal). Die Auswirkungen des Barrter-Syndroms entsprechen **dem Effekt eines Schleifendiuretikums.**

Gittelmann-Syndrom

Der zugrunde liegende Defekt des ebenfalls autosomal-rezessiven Gittelmann-Syndroms findet sich im **Thiazid-sensiblen Na^+-Cl^--Cotransporters** im distalen Tubulus.

Beide Syndrome führen zu einer Hypokaliämie, Hypovolämie (mit dadurch bedingter RAAS Aktivierung) sowie einer metabolischen Alkalose. Beim Gittelmann-Syndrom finden sich zusätzlich eine zumeist **ausgeprägte Hypomagnesiämie sowie Hyperkalzämie** bei verminderter Kalziumausscheidung. Beim Barrter-Syndrom kommt es dagegen zu einer **ausgeprägten Kalziurie bzw. Hypokalzämie.**

Das **Barrter-Syndrom** entspricht der Wirkung eines Schleifendiuretikums, während das **Gittelmann-Syndrom** der Wirkung eines Thiaziddiuretikums entspricht.

Zusammenfassung

- Die zentrale Funktionseinheit der Niere ist das Nephron. Hier werden durch Filtration pro Tag in etwa 180 l Primärharn „abgepresst".
- Die Modifikation des Primärharns (eiweißarmes Plasmafiltrat) erfolgt durch aktive Transportprozesse im Tubulussystem und es kommt hier zu einer Rückresorption von etwa 99 % des Primärharns.
- Durch Aldosteron, ADH- und BNP-Wirkung im Sammelrohr wird die Salz und Wasserausscheidung reguliert.
- Die Harnkonzentrierung gelingt mittels Gegenstromprinzip durch einen osmotischen Gradienten Richtung Nierenmark. Dadurch wird eine Regulation des täglichen Harnvolumens zwischen 500 ml und 10 l ermöglicht (Osmolarität des Harns zwischen 50 und 1 000 mosmol/kg).

Die zentrale Rolle der Niere ist die **Aufrechterhaltung der inneren Homöostase** durch Regulation des Volumenhaushalts sowie der Zusammensetzung der Extrazellularflüssigkeit (→ Kap. 4). Das **Gesamtkörper-Natrium** eines durchschnittlichen 70 kg schweren Erwachsenen liegt bei ca. **4 200 mmol** und befindet sich vorrangig im **Extrazellulärraum.** Die tägliche Natriumaufnahme liegt in Mitteleuropa bei ca. **140–220 mmol/Tag** (entsprechen ca. 8–12 g NaCl (→ Kap. 4)).

Der menschliche Körper besteht zu ca. **60 % aus Wasser.** Das Wasser verteilt sich auf folgende Kompartimente:

- Intrazellulärraum (ICR): ca. ⅔ des Gesamtkörperwassers
- Extrazellulärraum (ECR): ca. ⅓ des Gesamtkörperwassers:
  - Interstitieller Raum: ca. ¾ des ECR
  - Intravasaler Raum: ca. ¼ des ECR

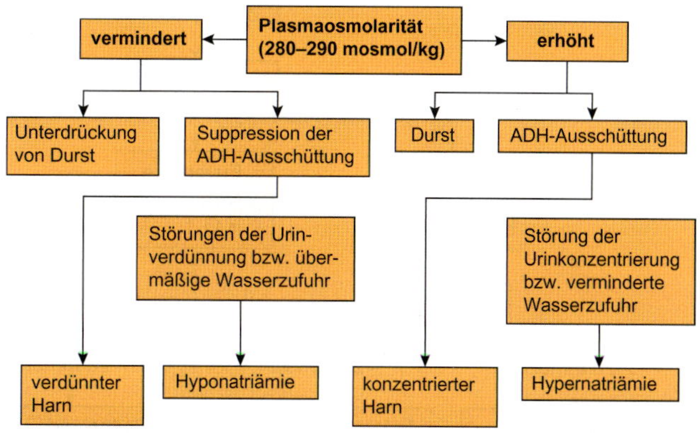

Abb. 3.1 Osmoregulation [L271]

Volumenregulation

Natrium ist das **wichtigste Elektrolyt im Extrazellulärraum.** Die **Volumenregulation** dient der **Aufrechterhaltung des zirkulatorischen Blutvolumens** und erfolgt primär über die Kontrolle des Natriumhaushalts. Die Regulation erfolgt durch **Barorezeptoren** (Karotissinus, Aortenbogen, linker Ventrikel), **Volumenrezeptoren** (Vorhöfe, zentrale Venen) sowie über das NaCl-Angebot in der **Macula densa** (Niere).

Hypovolämie

Die wichtigsten Effektormechanismen zur Volumenkonservierung bei Hypovolämie sind v. a. das **RAAS** und die Aktivierung des **Sympathikus.** Bei persistierender Hypovolämie kommt es auch durch eine **nicht-osmotische ADH-Sekretion** zur Retention von freiem Wasser, was zur Entwicklung einer **Hyponatriämie** führen kann (z. B. beim kardiorenalen Syndrom, Hypervolämie). Die **Therapie** der Hypovolämie ist die Volumensubstitution.

Hypervolämie

Zu einer Expansion des Extrazellularraums mit Bildung von Ödemen kommt es bei positiver Natriumbilanz. Wichtige Ursachen sind:

- **Primäre renalen Natriumretention:** akute oder chronische Niereninsuffizienz, nephrotisches Syndrom
- **RAAS-Aktivierung:** bei erniedrigtem zirkulatorischen Volumen (z. B. Herzinsuffizienz, dekompensierte Leberzirrhose, nephrotisches Syndrom)

Als **Gegenregulation** kommt es zur Ausschüttung von natriuretischen Peptiden (z. B. ANP, BNP). Bezüglich Ödembildung und diuretische Therapie → Kap. 5.

Osmoregulation

Das Ziel der Osmoregulation ist die **Kontrolle der Plasmaosmolarität** in engen Grenzen. So werden osmotische Gradienten über Zellmembranen vermieden, die durch Wasserverschiebungen ein Anschwellen der Zellen (z. B. bei Hyponatriämie) bzw. ein Schrumpfen der Zellen (z. B. bei Hypernatriämie oder zu schneller Korrektur einer Hyponatriämie) verursachen können.

Die Messung der Plasmaosmolarität erfolgt über **Osmorezeptoren** im Hypothalamus und die Regulation findet über die Wasserbilanz statt, die über die **ADH-Ausschüttung** sowie das **Durstempfinden** gesteuert wird (→ Abb. 3.1).

Eine einfache **Formel zur Berechnung der Plasmasmolarität** basiert auf der Natriumkonzentration, die einfach verdoppelt werden kann, da aufgrund der Elektroneutralität die Menge an Anionen immer den Kationen entspricht, sowie den wichtigsten ungeladenen Osmolyten (Harnstoff [BUN] und Glukose):

$$\text{Osmolarität (mmol/l)} = 2 \times [\text{Na}^+]\ (\text{mmol/l}) + \frac{[\text{BUN}]\ (\text{mg/dl})}{2{,}8} + \frac{[\text{Glukose}]\ (\text{mg/dl})}{18}$$

Unter der **osmotischen Lücke** versteht man eine Differenz von mehr als 10 mmol/l zwischen der im Labor gemessenen und der errechneten Osmolarität, die durch in der Formel nicht berücksichtigte Osmolyte zustande kommt (z. B. Mannitol, Alkhole).

In der Regel ist eine **Hyponatriämie** die Folge eines Wasserexzesses und eine **Hypernatriämie** die Folge eines Wassermangels.

Hyponatriämie

Die Hyponatriämie ist die häufigste Elektrolytstörung beim hospitalisierten Patienten und liegt vor, wenn das Serumnatrium unter 135 mmol/l liegt.

Klinik

Die Symptomatik ist v. a. davon abhängig, wie schnell die Hyponatriämie aufgetreten ist. Mögliche Symptome sind **Reizbarkeit, Schwindel, Desorientiertheit und Übelkeit und Erbrechen** (ab < 130 mmol/l) sowie **Apathie, Somnolenz und Kopfschmerzen** (ab < 125 mmol/l). Es kann aber auch zum Auftreten von akut lebensbedrohlichen Komplikationen **mit Hirnödem sowie Krampfanfällen und Koma** kommen (ab < 125 mmol/l bei schnell aufgetretener Hyponatriämie, sonst zumeist erst ab Werten unter < 115 mmol/l).

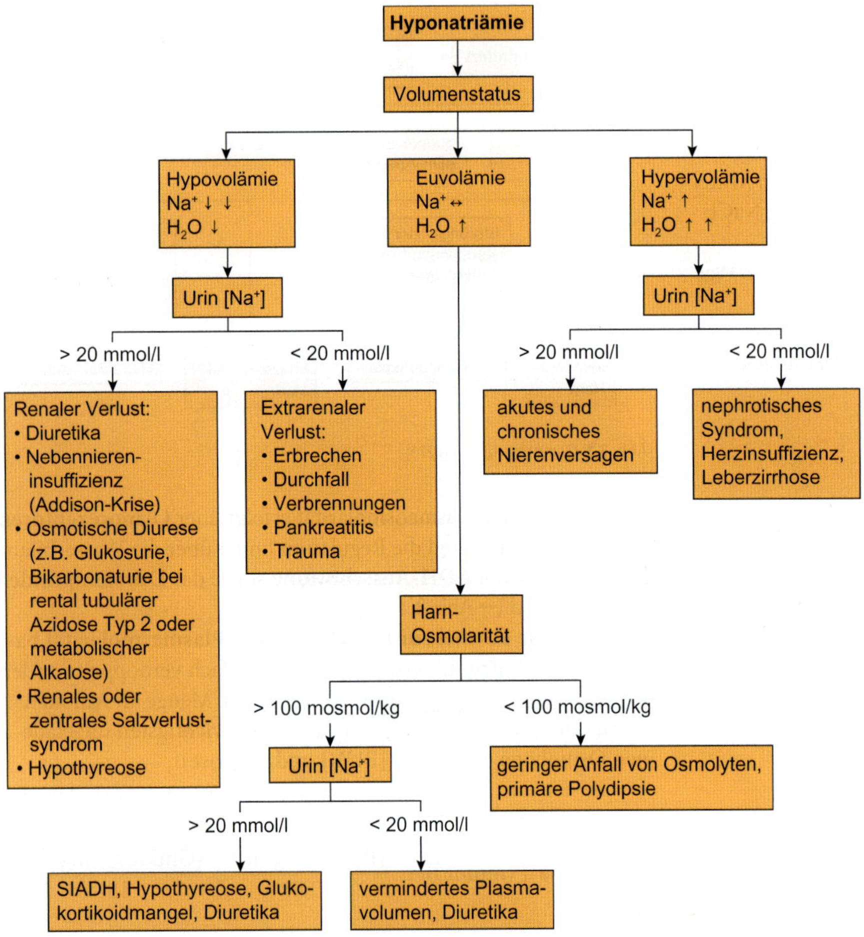

Abb. 3.2 Evaluation bei Hyponatriämie [L271]

Diagnostik

Die Diagnostik der Hyponatriämie richtet sich nach dem Volumenstatus (→ Abb. 3.2). Wichtig zur Differenzierung ist die Bestimmung der **Harnosmolarität** sowie des **Harnnatriums.** Die häufigsten Ursachen sind ein vermindertes zirkulatorisches Volumen (mit nicht-osmotischer ADH-Sekretion bei z. B. Volumenmangel oder Herzinsuffizienz) sowie ein SIADH oder die Einnahme von **Thiaziddiuretika.** Eine Harnosmolarität von > 100 mosmol/l bei Hyponatriämie ist Zeichen einer bestehende ADH-Wirkung, obwohl eine Hypoosmolarität die ADH-Sekretion supprimieren sollte (→ SIADH oder nicht-osmotische ADH-Sekretion).

Weitere Ursachen sind eine **Polydipsie** oder eine **niedrige enterale Osmolytaufnahme** bei Zufuhr von freiem Wasser (extensiver Bierkonsum, Anorexie).

SIADH

Beim **Syndrom der inadäquaten ADH (SIADH)-Sekretion** kommt es trotz erniedrigter Osmolarität zu einer **unphysiologischen und damit „inadäquaten" ADH-Ausschüttung.** Wichtige Ursachen sind:

- **ZNS-Erkrankungen:** z. B. Meningitis, akute Psychose, Hirntumore, Schädel-Hirn-Trauma, Subarachnoidalblutung
- **Lungenerkrankungen:** kleinzelliges Bronchus-Karzinom, Tuberkulose, Pneumonie, Abszesse
- Postoperativ durch Schmerzen

Darüber hinaus kann ein SIADH aber auch durch eine Reihe von **Medikamenten** verursacht werden. Dazu gehören z. B. trizyklische Antidepressiva, Serotonin-Wiederaufnahmehemmer (SSRI), MAO-Hemmer, Neuroleptika, Carbamazepin, Oxytocin, Cylophosphmid, Vincristin, Amiodaron, Nikotin, Ecstasy oder auch NSAR.

Therapie

Die Therapie orientiert sich nach dem klinischen Schweregrad sowie der Dauer des Bestehens der Hyponatriämie:

- Bei **akuter** (< 48 h) und symptomatischer Hyponatriämie ist ein **relativ rasches Anheben des Serumnatriums um 0,5–1 mmol/h auf 125 mmol/l indiziert** (z. B. Marathonläufer, nach Ecstasy-Einnahme). Bei Patienten mit Hirnödem und Krampfgeschehen sollte in der Akutsituation ein Bolus von z. B. 100 ml einer 3 % Kochsalzlösung verabreicht werden (erhöht die Natriumkonzentration um ca. 2–3 mmol/l).
- Bei **chronischer** Hyponatriämie (oder unbekannter Dauer des Bestehens) muss die Korrektur **langsam und unter engmaschigen Kontrollen** erfolgen. Eine Anhebung um mehr als 8 mmol/l/24 h sollte vermieden werden, da es sonst zu einer zentralen pontinen Myelinolyse kommen kann.

Generell sollte bei **asymptomatischen** Patienten nur ein **sehr langsamer Ausgleich** der Hyponatriämie erfolgen. Bei Patienten mit **Hypovolämie** und nicht-osmotischer ADH-Sekretion zeigt sich oft ein **rasches Ansprechen auf eine isotone Volumengabe** mit rascher Korrektur der Hyponatriämie.

Bei **SIADH** führt eine Therapie mit **isotonter Kochsalzlösung zu einer weiteren Verschlechterung der Hyponatriämie.** Hier ist neben einer **Flüssigkeitsrestriktion** in Abhängigkeit des Schweregrads dagegen zumeist eine **Therapie mit hypertonem Kochsalz** (NaCl 3 %) notwendig. Seit einigen Jahren besteht bei SIADH darüber hinaus die Möglichkeit einer Therapie mit dem direkten **ADH-Antagonisten** Tolvaptan, wobei sich die Indikation in der klinischen Routine aufgrund der hohen Kosten und des Nebenwirkungsprofils nur in Ausnahmefällen stellt.

Bei Patienten unter Therapie mit einem Thiazid korrigiert sich die Hyponatriämie nach Absetzen des Diuretikums oft von selbst.
Das **Natriumdefizit** kann mittels einer einfachen Formel abgeschätzt werden:

$$Na^+\text{-Defizit (mmol/l)} = 0{,}6 \times \text{KG (kg)} \times (140 - [Na^+])$$

Zur Berechnung der Infusionsgeschwindigkeit bei Therapie mit hypertoner Kochsalzlösung sind Online-Kalkulatoren wie z. B. www.medcalc.com hilfreich.

Hypernatriämie

Eine Hypernatriämie (Serumnatrium > 150 mmol/l) ist meist Ausdruck eines relativen Wassermangels und findet sich bei ausgeprägter **Exsikkose** oder bei **Diabetes insipidus.** Aber auch durch übermäßige Natriumzufuhr (z. B. parenterale Infusionen) kann es zu einer Hypernatriämie kommen. Insgesamt ist das Auftreten einer Hypernatriämie aber aufgrund des **sehr starken Durstempfindens** bei Hyperosmolarität sehr selten und betrifft v. a. ältere Patienten mit reduziertem Durstempfinden oder Patienten mit Bewusstseinsstörung z. B. auf der ICU.

Therapie

Die Therapie beruht auf der Zufuhr von freiem Wasser (z. B. Glukose 5 % oder Aqua). Das **freie Wasserdefizit** errechnet sich nach der folgenden Formel:

$$\text{Wasserdefizit (l)} = 0{,}6 \times \text{KG (kg)} \times ([Na^+]/140-1)$$

Bei Hypernatriämie ist eine **Harnosmolarität von unter 800 mosmol/l** hinweisend auf das Vorliegen eines Diabetes insipidus.

Diabetes insipidus

Beim Diabetes insipidus (DI) besteht ein Mangel **(zentraler DI)** oder eine unzureichende Wirkung **(renaler DI)** von ADH. Die Ursachen umfassen:

- **Zentraler DI:** Störung von Hypothalamus oder Hypophyse (z. B. Schädel-Hirn-Trauma, ZNS Infektion, Tumor, Ischämie, neurochirurgische OP)
- **Renaler DI:** chronische Nierenerkrankungen (z. B. ADPKD, Sarkoidose, Sjögren-Syndrom, Amyloidose) sowie Medikamente (z. B. Lithium, Amphotericin, Colchicin)

Patienten können durch das Durstempfinden zumeist die Serumosmolarität konstant halten. Es kommt dadurch aber zum Auftreten einer **ausgeprägten Polydipsie** (> 10 (–20) l). Die Diagnose lässt sich durch einen Durstversuch mit rezidivierender Messung der Harn- und Serumosmolarität stellen. Neben Volumensubstitution besteht bei zentralem DI die Möglichkeit einer Therapie mit Desmopressin (ADH Analogon).

Veränderungen der Natriumkonzentration im Plasma (Hyponatriämie, Hypernatriämie) sind durch eine Störung der Wasserbilanz verursacht, wohingegen **Veränderungen des Extrazellularvolumens** bzw. des intravasalen Volumens (Schock, Ödeme) durch die Natriumbilanz bedingt sind.

Zusammenfassung

- Die Volumenregulation dient der Aufrechterhaltung des zirkulatorischen Blutvolumens und wird über die Natriumbilanz gesteuert. Die primären Effektormechanismen sind das RAAS, der Sympathikus sowie eine nicht-osmotische ADH-Sekretion.
- Die Regulation der Osmolarität im Plasma verhindert osmotische Gradienten über Zellmembranen und erfolgt durch Zufuhr und Ausscheidung von freiem Wasser bzw. Konzentration des Urins (ADH, Durst). Veränderungen der Natriumkonzentration im Plasma (Hyponatriämie, Hypernatriämie) sind daher Ausdruck einer Störung der Wasserbilanz.

→ Tab. 4.1 gibt einen Überblick über die Elektrolytverteilung im extra- und intrazellulären Raum.

Kalium

Kalium ist das wichtigste Kation im **intrazellulären Raum** und wesentlich für die intrazelluläre Enzymfunktion sowie für neuromuskuläre als auch kardiovaskuläre Erregungsvorgänge. Täglich werden in etwa 80–100 mmol Kalium über die Nahrung zugeführt. Der Gesamtkörper-Kaliumbestand sind ca. 3500 mmol. Die **Ausscheidung** findet primär **renal** statt (90 % werden renal eliminiert und ca. 10 % über den Stuhl): Nach glomerulärer Filtration werden in etwa 80–90 % bis zum distalen Tubulus rückresorbiert. Im Sammelrohr erfolgt dann eine **aldosteronabhängige Sekretion von Kalium ins Tubulussystem,** was eine Flexibilität der fraktionellen Kaliumausscheidung zwischen 2 % und > 100 % der filtrierten Menge erlaubt. Bei stabiler Nierenfunktion liegt die fraktionelle Ausscheidung in etwa um die 10 % (ca. 72 mmol/d).
Im Extrazellularrum finden sich nur ca. 1,5 % des Gesamtkörperkaliumbestands. Das Serumkalium ist daher abhängig von:

- **Externe Kaliumbilanz:** Kaliumeinfuhr bzw. Kaliumausfuhr
- **Interne Kaliumbilanz:** Verteilung zwischen extra- und intrazellulärem Raum

Tab. 4.1 Elektrolyte im extra- und intrazellulären Raum

Elektrolyte	Intrazellulär	Extrazellulär
Na^+	25 mmol/l	135–148 mmol/l
K^+	150 mmol/l	3,6–5,2 mmol/l
Mg^{2+}	15 mmol/l	0,65–1,05 mmol/l
Ca^{2+}	0,01 mmol/l	gesamt: 2,2–2,65 mmol/ ionisiert: 1,15–1,32 mmol/l
Cl^-	2 mmol/l	95–110 mmol/l
HCO_3^-	6 mmol/l	21–26 mmol/l
Phosphat⁻	50 mmol/l	0,84–1,45 mmol/l

Tab. 4.2 Ursachen einer Hypo- bzw. Hyperkaliämie

Hyperkaliämie	Hypokaliämie
• Niereninsuffizienz (akut und chronisch) • RAAS-aktive Medikamente (ACE-Hemmer, Aldosteronantagonist) • Azidose (z. B. Laktatazidose bei Schock) • Zellzerstörung (Kaliumaustritt aus Zellen) • Hypoaldosteronismus (Morbus Addison) • Selten: tubuläre Defekte **Cave:** Hämolyse der Blutprobe!	• Diuretikatherapie (Thiazid › Schleifendiuretika) • Gastrointestinale Verluste • Magnesiummangel • Alkalose Medikamente: • Insulin • Beta-2-Stimulation Selten: • Bartter-/Gittelmann-Syndrom • Liddle-Syndrom • Renal-tubuläre Azidose Typ 1 und Typ 2

Bei der internen Kaliumbilanz spielen v. a. der **Säure-Basen-Haushalt** sowie **Insulin** und **Katecholamine** eine entscheidende Rolle.

Hypokaliämie

Eine Hypokaliämie besteht bei einem Serumkalium von < 3,6 mmol/l. → Tab 4.2 gibt einen Überblick über die möglichen Ursachen. Häufige Komplikationen einer Hypokaliämie sind muskuläre Schwäche sowie Arrhythmien (z. B. Vorhofflimmern). Bei Werten unter 3 mmol/l sollte immer eine Substitution erfolgen (oral oder i. v.). Das geschätzte Kaliumdefizit beträgt bei Serumkaliumwerten von 3,1–3,5 mmol/l etwa 130–300 mmol, bei 2,5–3,0 mmol/l etwa 300–500 mmol und bei Werten < 2,5 mmol/l über 500 mmol. Bei i. v. Gabe sollte eine zu schnelle Substitution vermieden werden (max. 40 mmol/h über zentrale Vene, **Cave:** periphere Venen!). Oft tritt eine Hypokaliämie zusammen mit einer Hypomagnesiämie auf.

> Durch eine **Hypomagnesiämie** kann es zu einen **„kaliumrefraktären" Zustand** kommen, der nur durch gleichzeitige Magnesiumsubstitution überwunden werden kann.

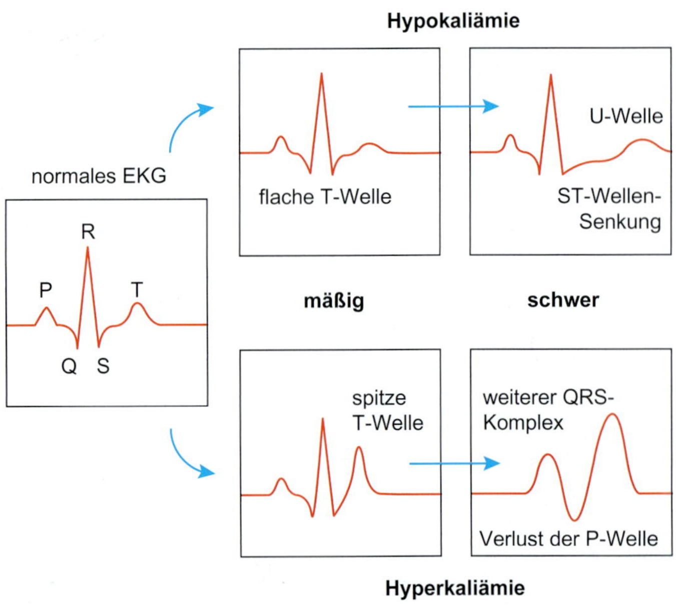

Abb. 4.1 EKG Veränderungen bei Hypo- bzw. Hyperkaliämie [L271]

Tab. 4.3 Therapie der Hyperkaliämie

Medikament	Dosis	Dauer bis Wirkeintritt	Wirkdauer	Wirkmechanismus
Calciumglukonat 10 %	10 ml i. v.	1–5 min	30–60 min	zur Membranstabilisierung bei Kalium › 7 mmol/l bzw. akuten Rhythmusstörungen
Beta-2-Agonisten	i. v. oder inhalativ	15–30 min	2 h	K-Shift nach intrazellulär
Insulin und Glukose	10 IE Insulin in 25 mg Glukose i. v.	30 min	4–6 h	K-Shift nach intrazellulär
Natriumbikarbonat	50 mval i. v.	30–60 min	1–6 h	K-Shift nach intrazellulär
Furosemid	40–80 mg iv	ab Diurese		renale Ausscheidung
Hämodialyse		sofort		Entfernung
Ionenaustauschharze	30 g oral	2–4 h	4–12 h	gastrointestinale Ausscheidung

Hyperkaliämie

Eine Hyperkaliämie liegt bei Serumkaliumspiegeln > 5,2 mmol/l vor.

Ätiologie, Klinik und Diagnostik In den meisten Fällen liegt eine **akute oder chronische Niereninsuffizienz** zugrunde (→ Tab. 4.2). Die wichtigsten Komplikationen einer Hyperkaliämie sind **Herzrhythmusstörungen.** Im EKG finden sich typische Veränderungen mit anfänglich zeltförmiger T-Welle und danach Verbreiterung der QRS-Komplexe (→ Abb. 4.1). Werte über 6 mmol/l sind potenziell lebensbedrohlich und bei Auftreten von EKG-Veränderungen muss die Hyperkaliämie umgehend gesenkt werden (→ Tab. 4.3).

Therapie Sie beruht auf der Stabilisierung des Membranpotenzials (Calciumglukonat), auf einem vermehrten Shift nach intrazellulär (Beta-2-Mimetika, Insulin, Natriumbikarbonat) oder einer negative Kaliumbilanz (Furosemid, Resonium oder Dialyse).

Transtubulärer Kaliumgradient

Die Berechnung des **transtubulären Kaliumgradienten (TTKG)** ermöglicht eine Abschätzung der Aldosteronwirkung im Sammelrohr:

$$\text{TTKG} = \frac{([K^{+}_{\text{Urin}}]/[K^{+}_{\text{Plasma}}])}{([\text{Osmolarität}_{\text{Urin}}]/[\text{Osmolarität}_{\text{Plasma}}])}$$

Bei Hyperkaliämie ist ein TTKG > 8 Ausdruck einer physiologischen Aldosteronwirkung am Sammelrohr. Ein Wert < 7 weist dagegen auf einen funktionellen Hypoaldosteronismus hin. Bei Hypokaliämie ist ein Wert kleiner < 2 Ausdruck einer fehlenden Aldosteronwirkung bzw. eines extrarenalen Kaliumverlusts. Bei Salzverlustnephropathien (Barrter, Gittelmann) findet sich typischerweise ein TTKG > 4.

Kalzium und Phosphat

Die Steuerung des **Kalzium- und Phosphathaushalts** erfolgt über die gleichen Regulationsmechanismen und ist mit **dem Knochenstoffwechsel** eng verbunden. Vor allem bei Patienten mit chronischer Niereninsuffizienz liegt hier eine Dysregulation vor (→ Kap. 15). Die Regulation erfolgt über **Parathormon, Calcitonin, Vitamin D und FGF-23.**

Regulation

Parathormon (PTH)

PTH wird in der Nebenschilddrüse gebildet und **bei Abfall des ionisierten Kalziumspiegels** im Serum sezerniert. Der Nettoeffekte der PTH-Wirkung in Bezug auf den Kalzium und Phosphathaushalt sind:

- **Steigerung der Kalziumkonzentration** durch:
  - Vermehrte Mobilisation von Kalzium (und Phosphat) aus dem Knochen (Aktivierung von Osteoklasten)
  - Vermehrte Rückresorption von Kalzium im dicken aufsteigenden Teil der Henle-Schleife
  - Stimulation der Bildung von aktivem Vitamin D (Calcitriol) in der Niere, was wiederum die enterale Kalzium- (und Phosphat-) Resorption erhöht
- **Senkung der Phosphatkonzentration** (zur Vermeidung der Überschreitung des Kalzium-Phosphat-Löslichkeitsprodukts mit Ausfällen von Kalziumphosphat im Gewebe) durch: Hemmung der proximalen tubulären Phosphatrückresorption. Dadurch gelingt trotz vermehrter Mobilisation von Phosphat im Knochen sowie vermehrter enteraler Resorption durch Vitamin-D-Wirkung eine negative Bilanz.

Eine übermäßige Sekretion von PTH wird als **Hyperparathyreoidismus** bezeichnet. Klinisch findet sich häufig ein asymptomatischer Verlauf. Bei symptomatischen Patienten zeigt sich aber als charakteristische Klinik die **„Stein-, Bein- und Magenpein“**, die gastrointestinale Probleme (Ulzera, Pankreatitis, Cholezystolithiasis), eine Nephrolithiasis oder Nephrokalzinose sowie ein erhöhtes Frakturrisiko umfasst. Basierend auf der zugrunde liegenden Genese werden drei Formen unterschieden:

- **Primärer Hyperparathyreoidismus** mit autonomer Produktion von PTH (unabhängig vom Kalziumspiegel) bei meist bestehendem Adenom der Nebenschilddrüse (selten mit einem MEN [*multiple endocrine neoplasia*] assoziiert)
- **Sekundärer Hyperparathyreoidismus** durch eine persistierende Hypokalzämie bei v. a. chronischer Niereninsuffizienz (Pathomechanismus beruht auf erniedrigten Vitamin-D-Spiegel)
- **Tertiärer Hyperparathyreoidismus** durch Hyperplasie der Nebenschilddrüsen infolge einer langjährigen chronischen Stimulation

Ein **Hypoparathyreoidismus** ist meist Folge einer Parathyroidektomie (z. B. nach einer radikalen Thyroidektomie oder zur Therapie eines tertiären Hyperparathyroidismus) und manifestiert sich mit Hypokalzämie und Hyperphosphatämie. Die **Therapie** beruht auf einer Substitution von Vitamin D und Kalzium.

Calcitonin

Calcitonin wird von den C-Zellen der Schilddrüse produziert und wirkt als **„Gegenspieler des Parathormons“**, indem es durch eine Hemmung der Osteoklasten zu einer verminderten Freisetzung von Kalzium und Phosphat aus dem Knochen führt. Wichtigster Stimulus der Calcitoninsekretion ist eine Hyperkalzämie.

Vitamin D

Vitamin D_2 (Ergocalciferol) bzw. Vitamin D_3 (Cholecalciferol) wird in der Leber zu 25-(OH)-Vitamin-D_3 hydroxyliert (Speicherform). Die biologisch aktive Form 1,25-$(OH)_2$-Vitamin D_3 bzw. Calcitriol entsteht dann durch die Wirkung der 1alpha-Hydroxylase in der Niere aus 25-(OH)-Vitamin-D_3. Neben der Aufnahme mit der Nahrung wird Cholecalciferol aber hauptsächlich in den **Keratozyten der Haut unter Einfluss von UV-Licht gebildet** (und ist daher eigentlich kein Vitamin). Die Spiegel von 25-(OH)-Vitamin D_3 im Blut korrelieren am besten mit der Vitamin D Versorgung des Organismus.

Die Aktivität der 1alpha-Hydroxylase wird vorrangig durch PTH (Stimulation) und FGF-23 (Hemmung) reguliert. Die wichtigste Wirkung von Calcitirol ist eine vermehrte Kalzium- und Phosphatresorption v. a. im Duodenum.

Darüber hinaus hat es eine differenzierte Wirkung im Knochenstoffwechsel mit:

- Aktivierung von Osteblasten (Knochenaufbau)
- Gleichzeitig aber Hochregulation von RANKL in den Osteoklasten (Synergismus mit PTH)

Durch effektive Suppression der PTH-Sekretion (negatives Feedback) kommt es durch Calcitirol aber insgesamt zu einer gesteigerten Mineralisation des Knochens (Osteoporose bei Vitamin-D-Mangel).

FGF-23

Erst vor Kurzem wurde die **zentrale Rolle von FGF-23** in der Regulation des Knochenstoffwechsels und damit des Kalzium- sowie Phosphathaushalts erkannt. FGF-23 wird vorrangig von Osteoblasten gebildet. Die Wirkung erfolgt über den FGF-Rezeptor (FGFR) zusammen mit Klotho als Cofaktor. Eine **Hyperphosphatämie** resultiert in einer vermehrten Sekretion von FGF-23, was zu einer **Hemmung der Calcitriolsynthese, der PTH-Sekretion sowie der proximalen tubulären Phosphatresorption** führt. Vor allem in der Entstehung von Störungen des Mineral- und Knochenstoffwechsels bei chronischer Niereninsuffizienz (CKD-MBD) spielt FGF-23 eine zentrale Rolle (→ Kap. 15).

Rezente Studienergebnisse weisen zusätzlich darauf hin, dass erhöhte FGF-23-Spiegel auch mit einer erhöhten kardiovaskulären Mortalität bei Patienten mit chronischer Niereninsuffizienz assoziiert sind.

Kalzium

Die Gesamtmenge an Kalzium beträgt bei einem Erwachsenen in etwa 1–2 kg und 99 % davon befinden sich im Knochenskelett (Hydroxylappatit). Intrazellulär befindet es sich in Speichern (z. B. endoplasmatisches Retikulum, sarkoplasmatisches Retikulum) und spielt eine wichtige Rolle in der **intrazellulären Singaltransduktion.** Kalzium wird aufgrund der hohen Eiweißbindung nur zu 60 % filtriert. Die Resorption erfolgt hauptsächlich parazellulär. Wichtig dafür ist ein lumenpositives elektrisches Potenzial (**Cave:** Schleifendiuretika! → Kap. 5). Zusätzlich erhöhen Calcitriol und PTH die Calciumresorption.

Hypokalzämie

Eine Hypokalzämie liegt bei Abnahme des ionisierten Kalziums im Serum **unter 1,15 mmol/l** (in der BGA) bzw. Abnahme des Gesamtkalziums < 2,2 mmol/l (im Routinelabor) vor. Wichtig ist eine Korrektur des Gesamtkalziums in Abhängigkeit des Albuminspiegels:

$$[Ca^{2+}]_{korrigiert} = [Ca^{2+}]_{gemessen} - 0{,}025 \times [Albumin]\ (g/dl) + 1$$

Klinik Klinisch ist eine gesteigerte neuromuskuläre Erregbarkeit mit Hyperreflexie und Tetanie wichtig. Ursächlich können ein Hypoparathyreoidismus, ein Vitamin-D-Mangel (z. B. bei chronischer Niereninsuffizienz) eine Hypomagnesiämie, eine Therapie mit Schleifendiuretika oder eine tubuläre Partialfunktionsstörung (→ Kap. 2) sein. Daneben können auch eine Therapie mit Bisphosphonaten, Denosumab (Antikörper gegen den RANKL) oder Cinacalcet sowie eine akute schwere Erkrankung (z. B. Sepsis), eine Pankreatitis oder ein Ausfällen im Gewebe zusammen mit Phosphat bei Hyperphosphatämie zu einer Hypokalzämie führen.

Therapie Allgemein beruht die Therapie auf einer Kalzium- und Vitamin-D-Substitution sowie Ausgleich einer zusätzlich vorliegenden Hypomagnesiämie.

Hyperkalzämie

Bei einem Gesamtkalzium > **2,5 mmol/l** liegt eine Hyperkalzämie vor.

Ätiologie Die wichtigsten Ursachen sind ein **Hyperparathyreoidismus** (s. o.) oder eine **maligne Erkrankung** (z. B. multiples Myelom, Knochenmetastasen, paraneoplastisch) in knapp 90 % aller Fälle. Seltenere Ursachen sind eine Vitamin-D-Intoxikation bzw. vermehrte Produktion bei granulmatösen Entzündungen (Tuberkulose, Sarkoidose), das Milch-Alkali-Syndrom durch hohe orale Kalziumzufuhr (mit Hyperkalzämie, metabolischer Alkalose und Nierenversagen), eine Therapie mit einem Thiaziddiuretikum, eine chronische Lithiumtherapie sowie endokrine Ursachen (z. B. Hyperthyreose, Nebenniereninsuffizienz).

Klinik Eine klinisch relevante Symptomatik tritt meist erst bei Werten > 3,5 mmol/l auf und umfasst unspezifische neurologische Symptome wie Müdigkeit oder Verwirrtheit und kann bis zum Koma führen. Daneben findet sich gastrointestinale Symptome mit Übelkeit, Erbrechen und Obstipation. Seltener kann es auch zu einer akuten Pankreatitis oder Ulzera im Magen kommen.

Therapie Bei symptomatischen Patienten beruht die initiale Therapie auf einer Volumengabe (NaCl 0,9 % mit 200–250 ml/h bis 6 l/24 h, **Cave:** Hypervolämie!) sowie ggf. Steigerung der Kalziurie mittels Schleifendiuretika (z. B. Furosemid 40–80 mg). Zusätzlich kann bei schwerer Symptomatik Calcitonin s. c. verbreicht werden (initial 4-IE/kg KG und danach 4–8IE/kg KG alle 12 h nach $[Ca^{2+}]$ im Serum) mit meist raschem Wirkungseintritt. Längerfristig ist eine Therapie mit Bisphosphonaten sinnvoll (z. B. Zoledronat, **Cave:** Dosisanpassung bei Niereninsuffizienz!), die eine Kalziumresorption im Knochen verhindern (maximale Wirkung aber erst nach 2–4 Tagen).

Phosphat

Ein Großteil des Gesamtkörper-Phosphatgehalts findet sich im Knochen (ca. 500 mg) und liegt im Blut großteils in freier und nur zu knapp 20 % in proteingebundener Form vor. Das ungebundene Phosphat wird glomerulär frei filtriert und zu ca. 80 % im proximalen Tubulus zusammen mit Natrium rückresorbiert. Die proximale Phosphatresorption wird durch PTH und FGF-23 gehemmt.

Hypophosphatämie

Ätiologie Wichtige Ursachen sind eine verminderte enterale Aufnahme (Ernährung, Alkoholismus, Vitamin-D-Mangel), ein vermehrter Shift nach intrazellulär (Refeeding-Syndrom, Sepsis, respiratorische Alkalose, Ketoazidose) oder eine vermehrte renale Exkreation (Hyperparathyreoidismus oder tubuläre Funktionsstörungen).

Klinik Bei einer schweren Hypophosphatämie (< 0,3 mmol/l) kann es durch Verminderung von intrazellulärem ATP zu einer Reihe Organfunktionsstörungen kommen:

- Reduktion der myokardialen Kontraktilität
- Hämolyse
- Neurologische Symptome mit Parästhesien bis hin zu Verwirrtheit und Koma
- Proximale muskuläre Schwäche (in sehr schweren Fällen kann es auch zu einer Rhadomyolyse kommen)
- Osteomalazie

Darüber hinaus zeigt sich bei beatmeten Intensivpatienten mit Hypophosphatämie ein **protahiertes Weaning** mit verlängerter Hospitalisierung.

Therapie Sie beruht in der oralen oder intravenösen Substitution von Phosphat (i. v. max. 10 mmol/h).

Refeeding-Syndrom

Das Refeeding-Syndrom ist durch Flüssigkeits- und Elektrolytshifts im Rahmen eines Ernährungsaufbaus nach protrahierter Malnutrition charakterisiert (Hypophosphatämie, Hypokaliämie, Hypomagnesiämie, Hypervolämie). Es kann zu kardialen (verminderte Kontraktilität, Hypervolämie), pulmonalen (verminderte Zwerchfellkontraktion), muskulären (Schwäche), gastrointestinalen (Transaminasenanstieg, Diarrhö) und neurologischen Komplikationen (Delir, Tremor) kommen.

Hyperphosphatämie

Ätiologie Die häufigste Ursache einer Hyperphosphatämie ist eine chronische Niereninsuffizienz. Daneben können aber auch ein Hypoparathyreoidismus, eine übermäßige Phosphatzufuhr, eine Tumorlyse bzw. Rhabdomyolyse sowie eine Therapie mit Bisphosphonaten oder übermäßige Vitamin-D-Substitution für einen erhöhten Phosphatspiegel verantwortlich sein.
Klinik Durch die Hyperphosphatämie kommt es zum Ausfällen von Kalziumphosphat im Gewebe. Die klinische Symptomatik eines akuten Anstiegs des Phosphatspiegels im Serum beruht auf der dadurch entstehenden **Hypokalzämie.** Vor allem bei Patienten mit CKD zeigt sich aber durch eine chronische Hyperphosphatämie eine progrediente Kalzifizierung der Gefäße sowie eine extraossäre Weichteilverkalkung (→ Kap. 15).

Magnesium

Der Magnesiumbestand im Körper beträgt in etwa 25 g, wobei sich der Großteil in Knochen und Muskeln befindet. Im Extrazellulärraum findet sich nur etwa 1 % des Magnesiums. Magnesium spielt eine zentrale Rolle bei einer Vielzahl an Enzymreaktion (Cofaktor). Täglich werden etwa 300 mg Magnesium aufgenommen (⅓ wird resorbiert, ⅔ werden mit dem Stuhl ausgeschieden).
Die Nieren spielen eine zentrale Rolle in der Regulation des Magnesiumhaushalts. Magnesium wird aufgrund der hohen Eiweißbindung nur zu ca. 70–80 % glomerulär frei filtriert. Der Großteil wird dann im dicken aufsteigenden Teil der Henle-Schleife resorbiert (**Cave:** Schleifendiuretika!).

Hypomagnesiämie

Bei einem Magnesiumspiegel von < **0,65 mmol/l** im Serum liegt eine Hypomagnesiämie vor. Häufig tritt diese zusammen mit anderen Elektrolytstörungen auf (Hypokaliämie, Hypokalzämie, metabole Alkalose).
Ätiologie Wichtige Ursachen sind:

- Verminderte tubuläre Magnesiumresorption (z. B. bei Diuretikatherapie, tubulärer Partialfunktionsstörung, Hypervolämie, Alkoholintoxikation oder unkontrolliertem Diabetes mellitus sowie eine Hyperkalzämie)
- Vermehrte gastrointestinale Verluste (z. B. bei Diarrhö, Pankreatitis oder durch Protonenpumpenhemmer)
- Hormonelle Ursachen (Hyperaldosteronismus, Hypoparathyreoidismus, Hyperthyreose)
- Shift nach intrazellulär (*hungry bone disease,* Refeeding-Syndrom)

Häufig ist eine Hypomagnesiämie auf der Intensivstation und betrifft 20–40 % aller Patienten.
Klinik Neben unspezifischen Symptomen wie Schwäche, Schwindel und Erbrechen kann es bei Hypomagensiämie v. a. zum Auftreten von atrialen und ventrikulären Arrythmien (z. B. Vorhofflimmern, Torsade-de-Pointes-Tachykardie) sowie zu einer erhöhten neuromuskulären Erregbarkeit (Wadenkrämpfe, Faszikulationen, Krampfanfälle) kommen.
Therapie Sie beruht in der oralen bzw. intravenösen Substitution. Die Gabe von 200 mg Magnesium i. v. hebt den Magnesiumspiegel um etwa 0,4 mmol/l an.

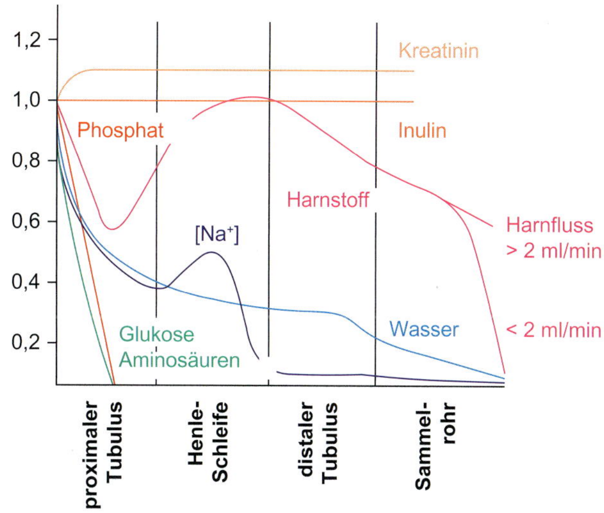

Abb. 4.2 Transportprozesse entlang der einzelnen Tubulusabschnitte [L271]

Hypermagnesiämie

Ätiologie Eine Hypermagnesiämie (> 1,2 mmol/l im Serum) tritt v. a. nach vermehrter oraler oder intravenöser Magnesiumzufuhr (z. B. zur Therapie der Eklampsie, Laxantienabusus) oder bei eingeschränkter Nierenfunktion auf. Zusätzlich kann auch eine Therapie mit z. B. Theophyllin oder Lithium, ein Tumorlyse-Syndrom oder eine Nebenniereninsuffizienz zu einer milden Hypermagnesiämie führen.
Klinik Die Symptomatik reicht von Lethargie und Benommenheit sowie verminderten Reflexen (2–3 mmol/l) über Somnolenz, Hypotension und Bradykardie (3–5 mmol/l) bis zu Paralyse, Hypoventilation und Herzkreislaufstillstand (> 5 mmol/l).
Therapie Bei symptomatischer Hypermagnesiämie erfolgt primär eine Volumengabe zusammen mit Schleifendiuretika zur Steigerung der renalen Magnesiumausscheidung. Die Gabe von Calciumglukonat kann die akuten neuromuskulären und kardialen Komplikationen der Hypermagnesiämie antagonisieren. Bei hochgradig eingeschränkter Nierenfunktion ist bei schwerer symptomatischer Hypermagnesiämie aber meist eine Dialyse notwendig.
→ Abb. 4.2 gibt einen Überblick über die tubulären Transportprozesse in den einzelnen Abschnitten.

Zusammenfassung

- Kalium befindet sich nur zu ca. 1,5 % im Extrazellulärraum und die Konzentration im Serum wird durch eine interne (Verteilung zwischen extra und intrazellulärem Raum) und externe (Kaliumeinfuhr bzw. Kaliumausfuhr) reguliert.
- Der Kalzium- und Phosphathaushalt wird durch PTH, Vitamin D, Calcitonin und FGF-23 reguliert und ist eng mit dem Knochenstoffwechsel verbunden.

→ 5 Diuretika

Unter Diuretika versteht man im Allgemeinen Medikamente, welche die **Harnausscheidung fördern** (→ Tab. 5.1). Sie werden primär zur Therapie einer Hypervolämie eingesetzt. Hauptwirkung ist dabei eine gesteigerte Natriurese.
Grundsätzlich hängt die maximale Wirkstärke der Diuretika von der am **Wirkort** physiologisch stattfindenden **Natriumrückresorption** ab. So zeigen Schleifendiuretika auch eine deutlich höhere Wirkung als z. B. Thiaziddiuretika, die weiter distal agieren. Die potenziell hohe Wirksamkeit von Carboanhydrasehemmern wird aber durch eine vermehrte kompensatorische Rückresorption im Bereich der Henle-Schleife reduziert.
Eine Hypovolämie mit vermehrter proximaler Rückresorption sowie eine eingeschränkte GFR reduzieren im Allgemeinen die Wirksamkeit von Diuretika.

> Diuretika führen zu einer **gesteigerten Harnproduktion,** fördern aber nicht die Ausscheidung von harnpflichtigen Substanzen.

Wirkort

Die tubuläre Physiologie ist Grundlage des Verständnisses der Diuretikatherapie (→ Abb. 5.1). Mit Ausnahme der Aldosteronantagonisten und osmotisch wirksamen Diuretika findet die Wirkung primär durch **Hemmung von spezifischen Transportmechanismen** an der **luminalen Seite** statt. Die Anreicherung von Diuretika im Tubuluslumen erfolgt v. a. durch Sekretion im proximalen Tubulus.

Tab. 5.1 Diuretika

Wirkstoffgruppe		Nebenwirkungen
Carboanhydrase-hemmer	• Acetazolamid	Hypokaliämie, **Azidose**
Osmotische Diuretika	• Mannitol • Sorbitol	Expansion des extrazellulären Volumens, **Hyperosmolarität**
Schleifen-diuretika	• Furosemid • Torasemid	**Hyokaliämie,** Hypomagnesiämie, **Hypovolämie, metabolische Alkalose,** Othotoxizität, Hyperurikämie
Thiazide und Derivate	• Hydrochlorothiazid • Xipamid • Chlortalidon	**Hypokaliämie, Hypomagnesiämie, Hyponatriämie, Hyperkalzämie,** metabolische Alkalose, Hypovolämie, **Hyperurikämie,** Hyperglykämie, Hyperlipidämie
Aldosteron-antagonist	• Spironolacton • Kaliumcanrenoat • Eplerenon	**Hyperkaliämie,** Gynäkomastie, Hirsutismus, Amenorrhö bei Sprironolacton
Kaliumsparende Diuretika	• Triamteren • Amilorid	**Hyperkaliämie,** gastrointestinale Nebenwirkungen

Proximaler Tubulus

Carboanhydrasehemmer

Wirkmechanismus Die Carboanhydrase wird im Körper ubiquitär exprimiert. Eine zentrale Rolle kommt ihr aber im **proximalen Tubulus** zu, wo sie H^+ für den dort aktiven Na^+/H^+-Austauscher zur Verfügung stellt (→ Abb. 5.1):

- Das im Austausch gegen Na^+ ins Tubuluslumen abgegebene H^+ bildet mit HCO_3^- Kohlensäure (H_2CO_3).
- Die Kohlensäure wird am Bürstensaum der Tubuluszellen durch die Carboanhydrase zu H_2O und CO_2 gespalten.
- CO_2 kann dadurch passiv in das Zellinnere diffundieren.
- In der Zelle läuft die Reaktion rückwärts ($CO_2 + H_2O \rightarrow H_2CO_3 \rightarrow H^+ + HCO_3^-$). HCO_3^- wird somit regeneriert und H^+ steht wiederum für den Na^+-H^+-Austauscher zur Verfügung.

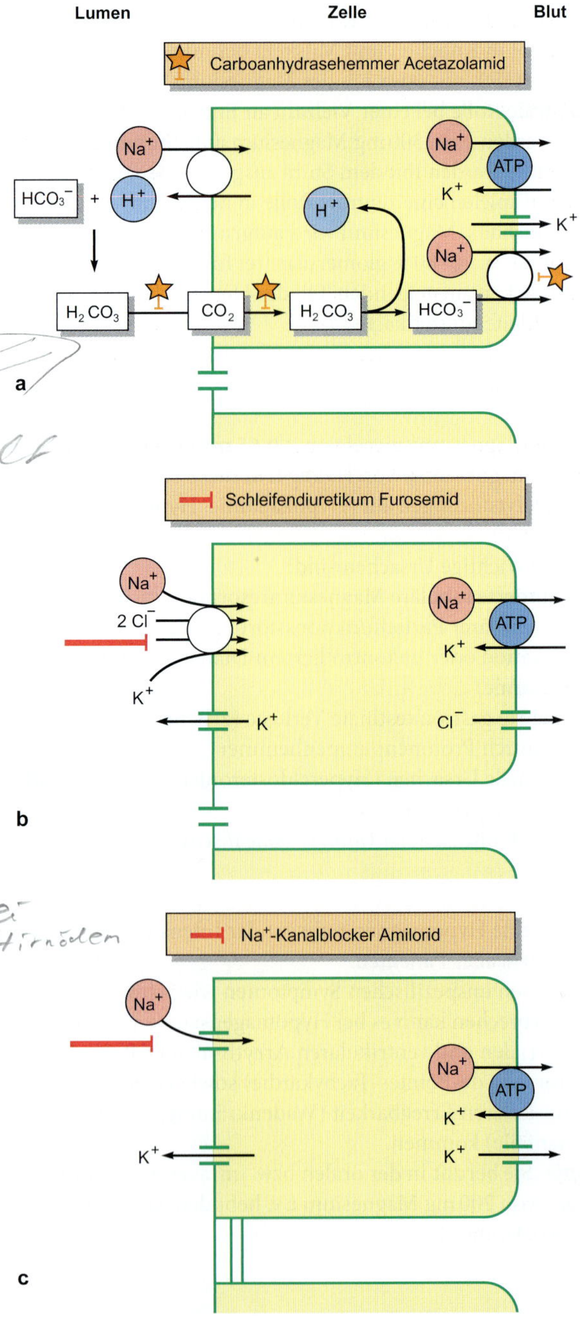

Abb. 5.1 Wirkung der Diuretika in den einzelnen Tubulusabschnitten [L106]

Durch den Transport am proximalen Tubulus werden knapp 90 % des filtrierten HCO_3^- resorbiert. Der **natriuretische Effekt** wird durch vermehrte distale Rückresorption (v. a an der Henle-Schleife) ausgeglichen und Carboanhydrasehemmer haben daher nur einen geringen diuretischen Effekt.

Indikationen Carboanhydrasehemmer werden hauptsächlich zur Therapie eines akuten **Glaukomanfalls** durch Reduktion der Kammerwasserproduktion verwendet. Insgesamt kommt es durch Hemmung der Carboanhydrase zu einer gesteigerten Bikarbonatausscheidung:

- Therapie der hyperventilationsassoziierten Alkalose bei der akuten Höhenkrankheit
- Steigerung des Atemantriebs bei Patienten mit metabolischer Alkalose auf der ICU

Nebenwirkungen, Kontraindikationen Die Wirkung von Acetazoalmid tritt nach ca. 30 min ein und die $t_{1/2}$ beträgt ca. 13 h (Dosis: 250–375 mg). Als **Nebenwirkung** finden sich eine Azidose bzw. eine Hypokaliämie. Bei Patienten mit Leberzirrhose besteht aufgrund der verminderten Ammoniumausscheidung eine Kontraindikation.

Osmotische Diuretika

Wirkmechanismus Osmotische Diuretika wie **Sorbitol** oder **Mannitol** werden nach i. v. Gabe glomerulär frei filtriert und im Tubulussystem nicht rückresorbiert (Wirkeintritt nach ca. 10 min und $t_{1/2}$ ca. 1,5 h). Dadurch wird der osmotische Gradient zugunsten der Harnseite verschoben und freies Wasser tubulär gebunden und entsprechend der Konzentration der osmotischen Diuretika ausgeschieden. Durch die Abnahme der luminalen NaCl-Konzentration wird auch die Natriumresorption eingeschränkt. Auch endogene Substanzen wie Glukose können eine osmotische Diurese verursachen.

Sorbitol und Mannitol verbleiben bei fehlender renaler Ausscheidung im Extrazellulärraum und verursachen aufgrund der Hypoerosmolarität einen **Volumenshift** von intrazellulär nach extrazellulär, was zu einer akuten Volumenbelastung des Kreislaufs führen kann (kontraindiziert bei Herzinsuffizienz und fortgeschrittener Niereninsuffizienz).

Indikationen Osmodiuretika werden bei **Hirnödem** zur Senkung des intrakraniellen Drucks bzw. bei **Glaukomanfall** verwendet. In der Therapie der Hypervolämie haben sie aufgrund des nur geringen natriuretischen Effekts keine Bedeutung.

Henle-Schleife

Schleifendiuretika

> Die Regel Nummer 7 des **„House of God“** lautet: „Age + BUN = Lasix dose“.
> *(Samuel Shem: House of God. Dieses literarische Werk stellt nach wie vor eine unverzichtbare Lektüre für jeden Mediziner dar.)*

Schleifendiruetika zeigen die **höchste Effektivität** und eine Steigerung der fraktionellen Natriumausscheidung auf bis zu 30 % ist theoretisch möglich.

Wirkmechanismus Durch den **Na^+-K^+-$2Cl^-$-Cotransporter** im aufsteigenden Teil der Henle-Schleife werden ca. 20–30 % des gesamten Natriums resorbiert. Schleifendiuretika führen zu einer reversiblen Hemmung dieses Transporters (→ Abb. 5.1). Die Halbwertszeit der Schleifendiuretika liegt bei ca. 1,5 h und nach i. v. Gabe findet sich ein **rascher Wirkungseintritt** nach ca. 20–30 min. Zusätzlich zur Steigerung der Diurese kommt es zu einer Vasodilatation und venösem Pooling des Bluts, was durch Preload-Senkung beim akuten Lungenödem einen positiven Effekt hat.

Indikationen Neben der akuten Herzinsuffizienz werden Schleifendiuretika allgemein zur Therapie von kardialen, hepatalen und renalen **Ödemen** eingesetzt. Die maximal effektive Dosis hängt von der Indikation bzw. der renalen Funktion ab (Herzinsuffizienz z. B. 40–80 mg, nephrotisches Syndrom z. B. 80–120 mg, Leberzirrhose 40 mg).

Schleifendiuretika zeigen auch bei eingeschränkter Nierenfunktion eine Wirksamkeit. Aufgrund der geringeren Filtration von Natrium bei eingeschränkter GFR sind aber oft höhere Dosen notwendig (z. B. 80–200 mg iv). Ein **akutes Nierenversagen** stellt **keine Kontraindikation** dar: Schleifendiuretika haben **keine nephrotoxische Nebenwirkung** (und vermindern sogar den renalen Energiebedarf), können aber durch Reduktion des zirkualtorischen Volumens zu einer funktionellen, prärenalen Einschränkung der Nierenfunktion beitragen.

> Die **Indikation** zur diuretischen Therapie stellt sich durch den **Volumenstatus** des Patienten. Bei eingeschränkter Nierenfunktion sind höhere Dosen notwendig.

Nebenwirkungen, Kontraindikationen Nebenwirkungen umfassen Elektrolytstörungen (Hypokaliämie, Hypomagnesiämie, Hypokalzämie), eine Volumenkontraktion mit Hypotension sowie eine metabolische Alkalose. Bei forcierter Diurese sind daher eine engmaschige Elektrolytkontrolle und Substitution von Kalium indiziert. Bei deutlich erhöhten Dosen kann es auch zu einer Ototoxizität kommen.

Distaler Tubulus

Thiazdiddiuretika

Wirkmechanismus Durch Thiaziddiuretika kommt es zu einer **Hemmung des Na^+-Cl^--Cotransporters** im distalen Tubulus. Die diuretische Wirkung ist deutlich geringer als bei Schleifendiuretika. Die Wirkung von Hydrochlorothiazid hat eine Halbwertszeit von ca. 12 h.

Indikationen Die Hauptanwendung liegt in der **Therapie einer arteriellen Hypertonie** und wird v. a. als Kombinationstherapie mit ACE-Hemmern und AT-II-Blockern verwendet (z. B. 12,5 mg Hydrochlorothiazid). In der Regel zeigen Thiazide bei eingeschränkter GFR < 30 ml/min keine Wirkung mehr.

Nebenwirkungen, Kontraindikationen Vorsicht ist v. a. in Hinblick auf eine Hypokaliämie sowie Hypomagnesiämie geboten. Auch eine Hyponatriämie kann durch Thiaziddiruetika verursacht sein (→ Kap. 3). Im Gegensatz zu den Schleifendiuretika kommt es auch zu einer verminderten Kalziumausscheidung (Anwendung in der Therapie der Hyperkalizurie). Sowohl Schleifen- als auch Thiaziddiuretika reduzieren die Harnsäureausscheidung und können zu einem Gichtanfall führen.

Sammelrohr

Im Sammelrohr werden ca. 1–3 % des gesamten Natriums in Austausch gegen Kalium resorbiert. In den Hauptzellen des Sammelrohrs findet sich dafür an der luminalen Seite ein Natriumkanal (ENaC) sowie ein Kaliumkanal (ROMK). Die Triebkraft für den Prozess kommt wie in allen Abschnitten des Tubulussystems von einer basolateral gelegenen Na^+-K^+-ATPase (→ Abb. 5.1).

Aldosteronantagonisten

Wirkmechanismus Die Natriumresorption wird durch Aldosteronwirkung sowie durch eine erhöhte Kaliumkonzentration im Blut gesteigert. Aldosteron wirkt über Bindung an den **intrazellulären Mineralokortikoid-Rezeptor** (Steroidrezeptor), der als Transkriptionsfaktor einen vermehrten Einbau des ENaC und der Na^+-K^+-ATPase in den Hauptzellen des Sammelrohrs stimuliert. Aldosteronantagonisten binden kompetitiv an den Mineralkortikoid-Rezeptor und verhindern dadurch die Bindung von Aldosteron. Sowohl Spironolacton als auch Eplerenon zeigen durch ihre Wirkung auf Transkriptionsebene einen späten Wirkungseintritt erst nach 24–48 h. Die Halbwertszeit beträgt ca. 20 h. Eine initiale Dosis liegt bei 50–100 mg/Tag. Kaliumcanrenoat ist ein aktiver Metabolit des Spironolactons zur intravenösen Anwendung.

Indikationen Die beste Wirkung findet sich bei erhöhten Aldosteronspiegeln (primär oder sekundär). Die wichtigsten Indikationen sind:

- Herzinsuffizienz: neurohumorale Kombinationstherapie mit ACE-Hemmer und Betablocker
- Therapierefraktäre Hypertonie
- Primärer Hyperaldosteronismus
- Ödeme und Aszites bei Leberzirrhose: RAAS-Aktivierung durch vermindertes zirkulatorisches Blutvolumen

Nebenwirkungen, Kontraindikationen Die wichtigsten Nebenwirkungen sind eine Hyperkaliämie, weshalb v. a. bei eingeschränkter Nierenfunktion eine regelmäßige Kontrolle erfolgen muss. Spätestens ab einer GFR < 30 ml/min besteht eine Kontraindikation. Bei Spironolakton findet sich zusätzlich eine Gynäkomastie bei Männern sowie eine Amenorrhö bzw. Hirsutismus bei Frauen.

Kaliumsparende Diuretika

Wirkmechanismus Kaliumsparende Diuretika hemmen direkt den luminalen ENaC-Kanal, wodurch die Natriumresorption (und indirekt auch die Kaliumausscheidung) verhindert wird.

Indikationen Kaliumsparende Diuretika können in Kombination mit Thiaziden bzw. Schleifendiuretika verwendet werden, um einen übermäßigen Kaliumverlust zu verhindern.

Ödembildung

Klinisch sind Ödeme ab einer **Volumenretention von mehr als 3 l** zu erkennen. Flüssigkeitsbewegungen über das kapillare Endothel (also zwischen intravasalem Raum und Extrazellulärraum) werden durch ein Gleichgewicht aus onkotischem Druck und hydrostatischem Druck reguliert **(Starling-Kräfte).** Eine Flüssigkeitsakkumulation im Extrazellulärraum entsteht folglich durch:

- **Verminderter kolloidosmotischer Druck** mit sekundärer Natriumretention: z. B. bei Hypoalbuminämie im Rahmen eines nephrotischen Syndroms (→ Kap. 16)
- **Vermehrter hydrostatischen** Druck durch:
  - Primäre Natriumretention bei akuten oder chronischen Nierenerkrankungen (Glomerulonephritis, nephrotisches Syndrom)
  - Sekundäre Natriumretention durch RAAS-Aktivierung bei vermindertem zirkulatorischen Blutvolumen: Herzinsuffizienz, Leberzirrhose (→ Kap. 26)
  - Exzessive Volumengabe bei Intensivpatienten
  - Lokale Prozesse wie einer venösen Obstruktion oder Lymphabflussstörung
- **Erhöhte Kapillarpermeabilität** bei z. B. Sepsis, Verbrennung oder allergischer Reaktion

Diuretikaresistenz

Unter Diuretikaresistenz versteht man die **fehlende Wirksamkeit eines Diuretikums** in der Behandlung von **Ödemen** trotz adäquater Dosierung.

Für ein inadäquates Ansprechen auf eine Diuretikatherapie gibt es verschiedene **Gründe:**

- Diuretika zeigen keine Wirksamkeit bei lokalen Ödemen (Lymphödem, venöse Insuffizienz) oder Ödemen als Nebenwirkung einer **Therapie mit Kalziumkanalblockern** (lokale Vasodilatation, keine Flüssigkeitsretention).
- Vor allem unter Therapie mit Schleifendiuretika (kurze Wirkdauer) kommt es nach initialer Natriurese meist zu einer Aktvierung des RAAS und des Sympathikus, die kompensatorisch zu einer **vermehrten proximalen Natriumresorption** führen. Eine mögliche Strategie zum Erzielen einer negativen Natriumbilanz ist daher eine mehrfach tägliche Gabe (2–3×/Tag).
- Ödeme bei **vermindertem intravasalen Volumen** zeigen ein schlechtes Ansprechen auf eine Diuretikagabe. Ebenso kann eine **übermäßige RAAS-Aktivierung** bei Herzinsuffizienz oder Leberzirrhose die Wirkung von Diuretika vermindern.
- Thiazid- und Schleifendiuretika sind hochgradig proteingebunden. Eine **Hypoalbuminämie** führt zu einem vergrößerten Verteilungsvolumen und dadurch geringeren Konzentration im Blut. Zusätzlich kommt es bei Albuminurie zu einer Bindung der Diuretika im Tubuluslumen (ggf. besseres Ansprechen bei Kombination mit Albumin).
- Bei **chronischer Therapie** mit Schleifendiuretika zeigt sich auch eine vermehrte Natriumresorption im distalen Tubulus, was die initial negative Natriumbilanz ausgleichen kann. Die vermehrte distale Rückresorption kann durch Kombination mit einem Thiaziddiuretikum überwunden werden (sequentielle Nephronblockade).
- Eine **sequentielle Nephronblockade** zeigt aber auch bei anderen Formen der Diruetikaresistenz eine hohe Effektivität (z. B. nephrotisches Syndrom). Neben Thiaziden ist auch eine Kombination mit Acetazolamid möglich. Eine engmaschige Elektrolytkontrolle ist bei kombinierter Diuretikatherapie zwingend notwendig.
- Bei verminderter enteraler Resorption infolge der venösen Kongestion kann eine **intravenöse Gabe** die Wirksamkeit der Diuretika erhöhen.
- Hohe i. v. Dosen von Schleifendiuretika (ggf. kontinuierlich über Perfusor) können eine Diuretikaresistenz überwinden (20–40 mg/h). **Cave:** Ototoxizität!
- **NSAR** vermindern die Effektivität von Diuretika und führen zu einer Volumenretention.
- Auch eine **übermäßige Natriumzufuhr** kann zu einer Diuretikaresistenz beitragen.

Zusammenfassung

- Diuretika sind Medikamente, welche die Harnausscheidung fördern.
- Die maximale Wirkstärke der Diuretika hängt von der am Wirkort physiologisch stattfindenden Natriumrückresorption ab.
- Carboanhydrasehemmer führen zu einer gesteigerten HCO_3^--Ausscheidung.
- Osmotische Diuretika haben nur einen geringen natriuretischen Effekt.
- Schleifendiruetika zeigen die höchste Effektivität und eine Steigerung der fraktionellen Natriumausscheidung auf; bis zu 30 % ist theoretisch möglich.
- Die Indikation zur diuretischen Therapie stellt sich durch den Volumenstatus des Patienten. Bei eingeschränkter Nierenfunktion sind höhere Dosen notwendig.
- Thiazide spielen v. a. in der Blutdrucktherapie eine entscheidende Rolle und können zu Elektrolytstörungen führen (Hyponatriämie, Hypokaliämie).
- Aldosteronanatagonisten wirken besonders bei Erkrankungen mit primärem oder sekundärem Hyperaldosteronismus (Leberirrhose mit Aszites, Herzinsuffizienz).
- Bei fehlender Wirksamkeit eines Schleifendiuretikums kann eine Umstellung auf eine intravenöse Gabe bzw. eine Steigerung der Dosis sowie eine sequentielle Nephronblockade (z. B. durch Kombination mit einem Thiazid) sinnvoll sein.

Physiologie

Ziel der Regulation des Säure-Basen Haushalts ist die **Kontrolle der H^+-Ionen-Konzentration** innerhalb enger Grenzen, da diese durch **Veränderungen in der Tertiärstruktur die Funktion von Proteinen** (z. B. Proteinsynthese, zelluläre Transportproteine) und damit letztendlich auch Organfunktionen beeinflusst (z. B. Herz-Kreislauf-System). Der pH-Wert ist der **negative dekadische Logarithmus der H^+-Konzentration** und ein pH von 7,4 entspricht einer H^+-Konzentration von 40 nmol/l.

> Der **physiologische Bereich des pH-Werts** liegt im Bereich von **7,36–7,44** (entsprechend einer H^+-Konzentration von 37–43 nmol/l). Ein pH-Wert unterhalb von 6,8 (160 nmol/l) oder oberhalb von 7,8 (16 nmol/l) ist grundsätzlich nicht mit dem Leben vereinbar.

Täglich fallen aber im Rahmen von **Stoffwechselprozessen** (v. a. Proteinmetabolismus) ca. 50–100 mmol an H^+-Ionen an, was um den Faktor 1 000 höher ist als die H^+-Konzentration pro Liter Körperflüssigkeit. Um diese abzufangen, gibt es im Organismus eine Reihe von **Puffersystemen,** die H^+ binden und dadurch die **pH-Veränderungen gering halten** können:

- Bikarbonatpuffer ($H^+ + HCO_3^- \rightarrow H_2CO_3^- \leftrightarrow H_2O + CO_2$)
- Phosphatpuffer (H^+ $HPO_4^- \leftrightarrow H_2PO_4^-$)
- Proteine (v. a. Hämoglobin)

Wichtig ist hier v. a. das **Bikarbonat,** das als **offenes Puffersystem** durch eine Abatmung von CO_2 über die Lunge eine große Pufferkapazität aufweist. Die **Ausscheidung von H^+-Ionen** erfolgt dann im Weiteren durch die **Niere.** Der pH-Wert des Harns kann aber nur auf maximal 4,5 gesenkt werden, was einer H^+-Konzentration von 0,03 mmol/l entspricht. Durch **titrierbare Säuren** im Harn (v. a. HPO_4^-) können jedoch deutlich mehr Protonen eliminiert werden (10–40 mmol/Tag). Die effektivste H^+-Elimination gelingt der Niere zusammen mit der Leber durch **Ausscheidung von Ammonium** (20–100 mmol/Tag): Bei Azidose kann durch eine gesteigerte direkte Ausscheidung von Ammonium (NH_4^+) über die Niere sowohl **H^+ eliminiert** werden als auch **HCO_3^-** in der **hepatalen Harnstoffsynthese eingespart** werden ($2\ NH_4^+ + 2\ HCO_3^- \rightarrow H_2N\text{-}CO\text{-}NH_2 + CO_2 + H_2O$). Bei Alkalose wird dagegen über die Niere vermehrt HCO_3^- ausgeschieden und zusätzlich in der Leber durch vermehrte Harnstoffsynthese vermehrt HCO_3^- verbraucht.
Eine überschießende Abweichung des pH kann somit durch Puffer unmittelbar abgefangen werden. Auch eine **pulmonale Gegenregulation** führt **innerhalb von Stunden** zu einer Abatmung von CO_2, wohingegen die **renale H^+-Elimination** bzw. Regeneration von HCO_3^- **über Tage** erfolgt.

Tab. 6.1 Normalwerte der BGA

	Arterielle BGA	Venöse BGA
pH	7,36–7,44	7,32–7,38
pCO_2	36–44 mmHg	42–50 mmHg
$[HCO_3^-]$	22–26 mmol/l	23–27 mmol/l
BE (Base Excess)	−2 bis 2 mmol/l	−2 bis 2 mmol/l
Anionenlücke im Plasma	6–12 mmol/l	

Meistens wird zur Interpretation von Säure-Basen-Störungen die Bikarbonat-basierte **„physiologische" Methode** angewendet (so wie in diesem Kapitel dargelegt). Daneben gibt es aber noch den **„Stewart Approach"** (*strong iron difference*), auf den hier aber nicht eingegangen werden kann. Im klinischen Alltag kommen beide Methoden zumeist zu sehr ähnlichen Ergebnissen.

> Basierend auf der physiologischen Methode wird der pH des Plasmas durch die pCO_2-Spannung sowie die HCO_3^--Konzentration bestimmt **(Henderson-Hasselbalch-Formel).**

Henderson-Hasselbalch-Formel:

$$pH = 6{,}1 + \log([HCO_3^-]/0{,}03 \times pCO_2)$$

Blutgasanalyse

Durch eine arterielle (oder venöse) Blutgasanalyse gelingt in den meisten Fällen eine korrekte Abschätzung des Säure-Basen-Haushalts. Normalwerte der BGA sind in → Tab. 6.1 dargestellt. Zur Interpretation von metabolischen Störungen sollte aber besser die **Standard-Bikarbonatkonzentration** bzw. der **Base Exzess** (BE) verwendet werden, da hier durch Angleichen der pCO_2-Konzentration auf 40 mmHg während der Messung der Einfluss der pCO_2-Spannung eliminiert wird (respiratorische Komponente) und beim BE zusätzlich durch Titrierung des Bluts auf einen pH von 7,4 eine **Abschätzung der gesamten Pufferkapazität** gelingt.
Bei einem **pH < 7,35** spricht man von einer **Azidämie,** bei einem **pH > 7,45** von einer **Alkalämie.** Störungen, die zu einer Erniedrigung des pH-Werts führen, werden als **Azidose** bezeichnet. Veränderungen, die mit einer Erhöhung des pH-Werts assoziiert sind, werden **Alkalose** genannt.
Wichtig ist aber v. a. die **Identifikation der zugrunde liegenden Ursache** einer Säure-Basen-Störung, um diese korrigieren zu können.

Zusammenfassung

- Der physiologische Bereich des pH-Werts liegt im Bereich von 7,37–7,43, was einer H^+-Konzentration von 37–43 nmol/l entspricht.
- Es werden respiratorische und metabolische Störungen unterschieden.
- Der pH des Plasmas wird durch die pCO_2-Spannung sowie die HCO_3^--Konzentration bestimmt (Henderson-Hasselbalch-Formel).

metab. Azidose ⇒ Aniongap?

Einfache Säure-Basen-Störungen

pH-Abweichungen können einerseits durch Veränderungen der pCO_2-Spannung verursacht werden (respiratorische Störungen), andererseits kann aber auch primär eine Veränderung der HCO_3^--Konzentration vorliegen (metabolische Störungen). Bei Auftreten von Säure-Basen-Störungen versucht der Körper durch Gegenregulationsmaßnahmen den pH-Wert aber wieder in einen akzeptablen Bereich zu bringen (→ Tab. 7.1). Bei **metabolen Störungen** erfolgt eine respiratorische Gegenregulation und bei **respiratorischen Störungen** wird über die Niere gegengesteuert.

> Bei einfachen Störungen des Säure-Basen-Haushalts kommt es durch die jeweilige Gegenregulation zu einer gleichsinnigen Veränderung von HCO_3^- und pCO_2.

Am besten lässt sich der Säure-Basen-Status durch eine **Waage** symbolisieren (→ Abb. 7.1). Auf der einen Seite finden sich die **respiratorischen Veränderungen** und auf der anderen Seite die **metabolischen.** Daran ist ersichtlich, dass eine Erhöhung des pCO_2 (mehr „Gewicht" in der Schale) ebenso zu einer Abnahme des pH führt wie eine Abnahme des HCO_3^- (weniger „Gewicht" in der anderen Schale).

Metabolische Azidose

Eine metabolische Azidose ist durch einen **pH < 7,35 und einem BE < –2** charakterisiert. Zusätzlich findet sich eine kompensatorische Erniedrigung des pCO_2 durch Hyperventilation (→ Tab. 7.1).

Tab. 7.1 Einfache Störungen des Säure-Basen-Haushalts und Kompensationsmechanismen

Störung	Primäre Abweichung in BGA	Kompensationsmechanismen
Metabole Azidose	$[HCO_3^-]$ ↓	Hyperventilation → pCO_2 ↓ $[HCO_3^-]$ um 10 mmol/l ↓ → pCO_2 um 12 mmHg ↓
Metabolische Alkalose	$[HCO_3^-]$ ↑	Hypoventilation → pCO_2 ↑ $[HCO_3^-]$ um 10 mmol/l ↑ → pCO_2 um 7 mmHg ↑
Respiratorische Azidose	pCO_2 ↑	renale Bikarbonatregeneration → $[HCO_3^-]$ ↑ pCO_2 um 10 mmHg ↑ → • **Akut:** $[HCO_3^-]$ um 1 mmol/l ↑/pH um 0,075 ↓ • **Chronisch:** $[HCO_3^-]$ um 3,5 mmol/l ↑/pH um 0,025 ↓
Respiratorische Alkalose	pCO_2 ↓	renale Bikarbonatausscheidung → $[HCO_3^-]$ ↓ pCO_2 um 10 mmHg ↓ → • **Akut:** $[HCO_3^-]$ um 2,0 mmol/l ↓/pH um 0,085 ↑ • **Chronisch:** $[HCO_3^-]$ um 4,0 mmol/l ↓/pH um 0,02 ↑

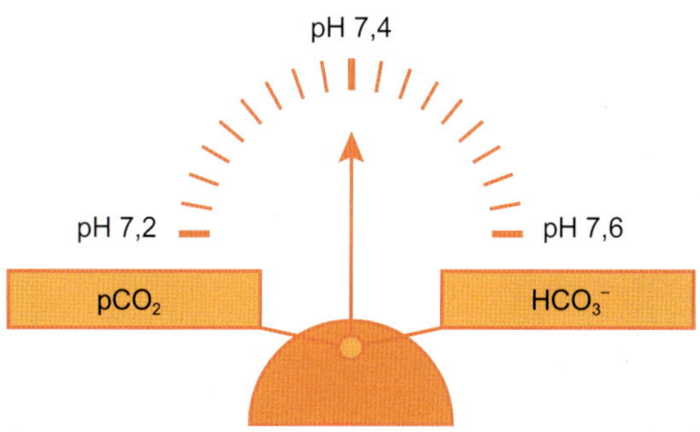

Abb. 7.1 Gleichgewicht des Säure-Basen-Haushalts [L271]

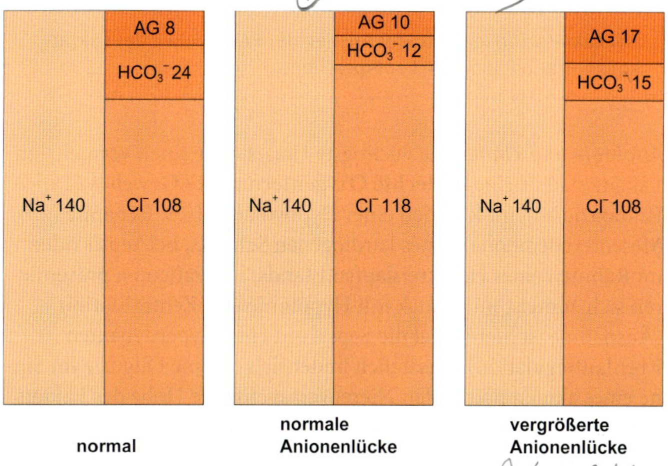

Abb. 7.2 Anionenlücke [L271]

Normwert: 12 (±)

Ätiologisch unterscheidet man eine metabolische Azidose mit **normaler Plasmaanionenlücke** (hyperchloridämische Azidose) von einer mit **erhöhter Plasamanionenlücke** (PAG, → Abb. 7.2):

- Eine erhöhte PAG entsteht durch die Pufferung einer **zugeführten** (z. B. Salicylatvergiftung, Ethylenglykol, Methanol) bzw. **im Stoffwechsel angefallenen** und nicht abgebauten Säure (Ketonkörper, Laktat) und der Akkumulation des Anions, wodurch zur Erhaltung der Elektroneutralität „Chlorid verdrängt" wird.
- Zu einer Azidose mit normaler Anionenlücke kommt es zumeist durch einen **Verlust von Pufferbasen** (v. a. Bikarbonat), was zum Anstieg der Chloridkonzentration führt.

Berechnung der normalen Anionenlücke:

$$PAG = [Na] - ([HCO_3^-] + [Cl^-]) = 12$$

Metabolische Azidose mit erhöhter PAG

Für eine Azidose mit erhöhtem PAG hat sich das Akronym **KUSMEL** etabliert. Die wichtigsten Ursachen sind in → Tab. 7.2 dargestellt.
Klinisch auffallend ist bei einer metabolischen Azidose oft **die respiratorische Gegenregulation** mit Hyperventilation (in extremster Form: Kußmaul-Atmung). Die metabolische Azidose selbst hat **keine charakteristische Symptomatik** (Übelkeit, Erbrechen, Tachykardie). Bei schwer Azidämie (pH < 7,0) kann es aber zu kardialen Komplikationen oder komatösen Zuständen kommen. Vorsicht ist bezüglich der Entwicklung einer Hyperkaliämie geboten.

Laktatazidose

Das im tägliche Stoffwechsel **physiologisch anfallende Laktat** aus dem Glukosestoffwechsel (ca. 20 mmol/kg) wird in der Leber metabolisiert und dabei HCO_3^- regeneriert. Laktat entsteht als **Endprodukt der anaeroben Glykolyse.** Die Diagnose gelingt durch die Messung der Laktat-Konzentration (z. B. in der BGA).

Tab. 7.2 Ursachen einer metabolischen Azidose

Erhöhte Anionenlücke	Normale Anionenlücke
• **K**etoazidose • **U**rämie • **S**alicylatintoxikation (z. B. Aspirin) • **M**ethanolintoxikation • **E**thylenglykolintoxikation • **L**aktatazidose • Andere Intoxikationen	• Gastrointestinale Verluste: Diarrhö, Gallengangs- oder Pankreasdrainage • Chronische Niereninsuffizienz • Renal-tubuläre Azidose • Nebenniereninsuffizienz

Laktat ≙ Hypoxie

> Bei Laktatazidose sollte der Anstieg der PAG in etwa der Laktatkonzentration in mmol/l entsprechen.

Ätiologie und Klinik Die wichtigste Ursache für einen vermehrten Laktatanfall ist eine **schlechte Oxygenierung des Gewebes** (Typ-A-Laktatazidose) im Rahmen einer Hypovolämie bzw. Ischämie (z. B. Mesenterialembolie), eines kardiogenen Schocks, bei Sepsis oder im Rahmen eines Herzkreislaufstillstands. Die Patienten präsentieren sich zumeist im Schock mit Hypotonie und Zentralisation (Ausnahme ist hier initial die Sepsis mit einer hyperdynamen Kreislaufregulation). Zusätzlich findet sich oft eine Oligurie im Sinne eines akuten prärenalen Nierenversagens. Die Höhe des Laktats korreliert mit dem Outcome und die Prognose hängt davon ab, ob eine adäquate Gewebeperfusion rasch wiederhergestellt werden kann (z. B. Volumengabe bei septischem Schock oder Hypovolämie).

> Bei kritisch kranken Patienten ist das **Laktat** ein wichtiger Parameter zur Steuerung der Therapie (Katecholaminsupport und Volumengabe) sowie zur Prognoseabschätzung und sollte daher bei allen akut und schwer erkrankten Patienten zur Triagierung erhoben werden.

Die Sinnhaftigkeit einer **Bikarbonatgabe** wird kontrovers diskutiert und sollte nur bei **schwerer Azidose erfolgen.** Insgesamt dient die Azidosekorrektur v. a. der Verbesserung der Wirksamkeit von Katecholaminen bei kreislaufinstabilen Intensivpatienten.
Daneben kann es auch ohne Hypoxämie zu einem vermehrten Laktatanfall kommen (Typ-B-Laktatazidose). Hier spielen v. a. eine **toxische Störung** des zellulären Glukosemetabolismus eine Rolle (z. B. Metformin, Ethanol). Daneben kann eine Laktatazidose auch bei Tumorerkrankungen, Thiaminmangel oder angeborenen Stoffwechselerkrankungen auftreten. Eine Sonderform ist eine Laktatazidose bei Patienten mit Kurzdarmsyndrom nach übermäßigem Kohlehydratkonsum. Hier kommt es zu einem vermehrten Anfall von D-Laktat durch den enteralen bakteriellen Kohlenhydratstoffwechsel (beim Menschen findet sich sonst nur L-Laktat). D-Laktat wird in der BGA nicht gemessen.
Bei **Metformin**-assoziierter Laktatazidose (häufig in Kombination mit einem akuten Nierenversagen) soll bei einem pH < 7,0 bzw. bei einer Laktatkonzentration > 20 mmol/l und fehlendem Ansprechen auf eine Bikarbonat- sowie Volumengabe eine Dialyse begonnen werden. Bei beatmeten Patienten kann durch Hyperventilation eine Anhebung des pH erfolgen.

Ketoazidose

Eine Ketoazidose kann durch **absoluten Insulinmangel** (Typ-1-Diabetiker) oder nach einer länger andauernden **Hungerperiode** (v. a. in Kombination mit exzessiven **Alkoholkonsum,** da durch Alkohol die Glukoneogenese in der Leber gehemmt wird) auftreten. Die Ketonkörper (z. B. Acetoacetylsäure, Beta-Hydroxybuttersäure) entstehen bei fehlender Insulinwirkung und hoher Glukagonsekretion durch partielle Oxidation von Fettsäuren und können v. a. vom Gehirn und von Muskelzellen bei Glukosemangel verstoffwechselt werden. Klinisch fällt der typische Foetor acetonicus auf, der wie Nagellackentferner riecht.
Diagnostik Die Diagnose gelingt durch den **Nachweis von Ketonkörpern im Harn** (und Plasma) sowie erhöhten Glukosespiegel beim Typ-1-Diabetiker.
Therapie Die Therapie der Ketoazidose bei Typ-1-Diabetikern beruht auf **dem Ausgleichen des zumeist bestehenden hochgradigen Flüssigkeitsdefizits** und der begleitenden Hyperosmolarität (z. B. NaCl 0,9 % mit initial 1 000 ml/h). Zusätzlich sollte eine niedrig dosierte i. v. Insulingabe begonnen werden (0,1 IE/kg KG als Bolus gefolgt von 0,1 IE kg KG pro Stunde über einen Perfusor). Zusätzlich muss auf einen Kaliummangel geachtet werden und eine Substitution bei initialem Kaliumspiegel < 3,3 mmol/l bereits vor Beginn der Insulintherapie erfolgen. Natriumbikarbonat sollte nur bei einem initialen pH < 6,9 verabreicht werden.

Methanol- und Glykolvergiftung

Ätiologie und Diagnostik Auch durch Ingestion von Methanol bzw. Glykol kann es zu einer metabolischen Azidose kommen: Durch die Alkoholdehydrogenase wird normalerweise Ethanol abgebaut. Es können jedoch auch andere Alkohole wie Methanol bzw. Glykol als Substrat dienen. Dabei kommt es aber zur Generierung von **toxischen Metaboliten.** Bei Intoxikation mit Alkoholen fällt eine erhöhte **osmotische Lücke** im Serum auf und kann in der Diagnostik richtungweisend sein (→ Kap. 3).
Therapie Die Therapie ist eine Hemmung der Alkoholdehydrogenase durch z. B. Ethanol bzw. Fomepizol. Bei schweren Intoxikationen kann auch eine Dialyse notwendig sein.

Salicylatintoxikation

Ätiologie Eine lebensbedrohliche Intoxikation mit Salicylat findet sich nach einer Einnahme von 10–30 g Aspirin. Auffallend ist eine **überschießende respiratorische Gegenregulation** (Hyperventilation), die durch eine direkte Stimulation des Atemzentrums verursacht wird.
Therapie Die Gabe von Bikarbonat kann durch **Alkalisierung** des Harns eine vermehrte Ausscheidung von Salicylat begünstigen.

Metabolische Azidose mit normaler PAG

Ursächlich ist hier zumeist ein gastrointestinaler Verlust von HCO_3^- bzw. eine Störung der renalen H^+-Elimination. Zur Differenzierung kann die Anionenlücke im Urin (UAG) berechnet werden und dadurch indirekt die Ammoniumproduktion als wichtigsten H^+-Eliminationsmechanismus abgeschätzt werden:

$$UAG = [Na^+_{Urin}] + [K^+_{Urin}] - [Cl^-_{Urin}]$$

Bei **gastrointestinalen Verlusten** kommt es durch eine vermehrte Ammoniumproduktion und renale Säureelimination zu einer negativen UAG. Bei renal-tubulärerer Azidose (→ Kap. 2) findet sich dagegen eine erhöhte UAG. Bei einer hyperchlorämischen Azidose als Folge eines Verlusts von HCO_3^- ist eine Gabe von Natriumbikarbonat indiziert (0,7 × kg KG × (12 – HCO_3^-)). **Cave:** hohe Natriumzufuhr!

Niereninsuffizienz

Bei Patienten mit CKD findet sich zumeist **eine renal tubuläre Eliminationsstörung von H^+.** Erst bei Auftreten einer Urämie kommt es zu einer metabolischen Azidose mit hoher PAG. Bei Patienten mit CKD und metabolischer Azidose ist eine orale Substitution mit Bikarbonat sinnvoll (→ Kap. 15).

Metabolische Alkalose

Die metabolische Alkalose ist durch einen pH > 7,45 bei erhöhtem BE von > 2 charakterisiert. Kompensatorisch kommt es zu einer Hypoventilation mit Anstieg des pCO_2 (→ Tab. 7.1).

Ätiologie

Die wichtigsten Ursachen für das Entstehen einer metabolischen Alkalose sind:

- Vermehrter **renaler Protononenverlust** durch Diuretikatherapie oder einen primäreren Hyperaldosteronismus mit vermehrter Kalium- und H^+-Sekretion am Sammelrohr. Ein **sekundärer Hyperaldosteronismus** bei reduziertem effektiven Blutvolumen (z. B. Herzinsuffizienz, Hypovolämie, Zirrhose) führt meist nicht direkt zu einer Alkalose und Hypokaliämie, da durch die gesteigerte proximale Natriumresorption das distale Natriumangebot im Sammelrohr deutlich reduziert wird. Erst durch Gabe von Diuretika kommt es zur Entwicklung einer Alkalose.
- **Gastrointestinale Verluste** durch Erbrechen oder bei villösem Adenom
- **Kontraktionsalkalose** durch Verlust von bikarbonatarmen und chloridreichen Flüssigkeiten (z. B. Therapie mit Schleifendiuretika, Schweiß). Durch Kontraktion des Extrazellularvolumens mit vermehrter Aldosteronwirkung kann Bikarbonat im Weiteren auch nicht renal eliminiert werden.
- **Hypokaliämie** mit vermehrtem Shift von H^+-Ionen in den intrazellulären Raum

Auch eine überschießende Infusion von Bikarbonat oder Citrat (wird in der Leber zu Bikarbonat metabolisiert, z. B. durch Blutprodukte) sowie eine vermehrte Bikarbonatretention nach Hyperkapnie kann zu einer Alkalose führen.
Darüber hinaus ist zur Erhaltung einer Alkalose eine vermehrte renale Rückresorption von HCO_3^- notwendig. Diese wird v. a. durch eine Volumenkontraktion, Hypochlorämie und Hypokaliämie aufrechterhalten.

Diagnostik und Therapie

Durch Bestimmung der Harnchloridkonzentration ist eine Differenzierung in eine Chlorid-sensitive metabolische Alkalose (Harnchlorid < 20 mmol/l) und eine Chlorid-insensitive Form (Harnchlorid > 20 mmol/l) möglich:

- Bei der **Chlorid-sensitiven** metabolische Alkalose liegt meist ein extrarenaler Säure- und Volumenverlust zugrunde. Es findet sich eine Volumenkontraktion und die Alkalose zeigt ein gutes Ansprechen auf eine Volumensubstitution mit isotonem NaCl. Zusätzlich kann bei Erbrechen durch einen Protonenpumpenhemmer der gastrointestinale Verlust minimiert werden.
- Dem entgegen zeigt sich bei einer **Chlorid-insensitiven** metabolischen Alkalose kein Ansprechen auf eine chloridhaltige Infusion (z. B. bei laufender Diuretikatherapie, Tubulopathien mit renalem Salzverlust wie z. B. bei Bartter- oder Gittelmann-Syndrom oder primärem Hyperaldosteronismus).

Bei Hyperaldosteronismus ist die Gabe eines **Aldosteronantagonisten** sinnvoll. Zusätzlich sollte eine Hypokaliämie ausgeglichen werden. Bei Intensivpatienten kann durch die **Hemmung der Carboanhydrase** eine vermehrte Ausscheidung von HCO_3^- erzielt werden, um z. B. den atemdepressiven Effekt einer metabolischen Alkalose zu reduzieren (→ Kap. 5).
Klinisch kann es bei schweren metabolischen Alkalosen zu Krampfanfällen oder Herzrhythmusstörungen kommen (**Cave:** Hypokaliämie!).

Auch die im Routinelabor oft gemessenen **Chloridkonzentration im Serum** gibt indirekt Hinweise auf eine möglicherweise bestehende metabolische Störung des Säure-Basen-Haushalts: So ist eine Hypochlorämie häufig mit einer metabolischen Alkalose assoziiert, wohingegen eine Hyperchlorämie auf das Vorliegen einer Azidose hinweisen kann.

Respiratorische Azidose

Bei der respiratorischen Azidose komm es primär zu einer **verminderten Abatmung von CO_2.** Kompensatorisch kommt es zu einem **Anstieg von HCO_3^-** durch renale Gegenregulation. Dieser Prozess benötigt 2–3 Tage, bis seine volle Kapazität erreicht ist und in der Akutphase kann der pH nicht so gut adaptiert werden (→ Tab. 7.1).

Ätiologie

Häufigste Ursache ist **eine chronisch obstruktive Lungenerkrankung** mit akuter Exazerbation im Rahmen eines bronchopulmonalen Infektgeschehens. Eine respiratorische Azidose kann aber grundsätzlich bei allen neurologischen bzw. pulmonalen Erkrankungen mit verminderter alveolärer Ventilation auftreten (z. B. Thoraxtrauma, Obstruktion der Atemwege, Lähmung bzw. Erschöpfung der Atemmuskulatur, verminderter Atemantrieb).

Kalium & H^+-Ionen verhalten sich ähnlich

$\Rightarrow K^+\uparrow \hat{=} H^+\uparrow$

$K^+\downarrow \hat{=} H^+\downarrow$

Klinik

Neben der Azidose ist v. a. auf die **Oxygenierung** zu achten, da eine Hyperkapnie immer mit einer Hypoxämie einhergeht (außer unter O_2-Insufflation), Aufgrund der um den Faktor 20 schlechteren Diffusion von O_2 im Vergleich zu CO_2 entsteht zuerst eine isolierte Hypoxämie (partielle respiratorische Insuffizienz), die erst bei Fortbestehen der Ursache zu einer zusätzlichen Hyperkapnie führt (respiratorische Globalinsuffizienz).

Therapie

Die Therapie beruht auf einer Steigerung der Ventilation (z. B. Absaugen, Entfernen von Fremdkörpern, Entlastung eines Pneumothorax). Bei deutlich erhöhten pCO_2-Werten kann es auch **zum Auftreten einer CO_2-Narkose** kommen. Vorsichtig ist hier v. a. bezüglich einer unkritischen O_2-Gabe bei Patienten mit COPD und chronisch erhöhtem pCO_2 geboten, da es durch den Wegfall des hypoxischen Reizes zu einer Abnahme des Atemantriebs kommen kann. Bei Hypoxämie ist aber die Sicherstellung einer adäquaten **Oxygenierung vorrangig.** Eine O_2-Sättigung von 90 % ist jedoch ausreichend.
Bei Patienten mit COPD-Exazerbation kommt es durch die vermehrte Atemarbeit zu einer zunehmenden **Erschöpfung der Atemmuskulatur.** Das Vorliegen einer respiratorischen Azidose (pH < 7,2) stellt eine Indikation zur nicht-invasiven Beatmung (NIV) dar. Zusätzlich gibt es die Möglichkeit, durch **extrakorporale CO_2-Elimination** (ECCO2R) eine Intubation zu vermeiden, da diese bei COPD-Patienten mit einem langen Weaning und einer insgesamt deutlich verschlechterten Prognose assoziiert ist.
Bei fehlender Besserung stellt sich im Weiteren aber die **Indikation zur Intubation** und kontrollierten Beatmung. Ziel der Ventilation ist eine Normalisierung der respiratorischen Azidose, aber nicht eine Normalisierung des pCO_2. Insgesamt erlauben moderne Beatmungskonzepte eine **permissive Hyperkapnie** zur Lungenprotektion (geringere Beatmungsvolumina und Drücke).

Respiratorische Alkalose

Eine respiratorische Alkalose wird durch **Hyperventilation** und eine dadurch bedingte vermehrte CO_2-Abatmung verursacht. Kompensatorisch kommt es zu einer Verminderung des Bikarbonats (→ Tab. 7.1).

Ätiologie

Wichtige Ursachen sind **Oxygenierungsstörungen** (z. B. Lungenembolie, Lungenödem, Pneumonie, Lungenfibrose) mit sekundärer Hyperkapnie. In der BGA findet sich dann neben dem erniedrigten pCO_2 auch eine verminderte pO_2-Spannung. Die initiale Therapie beruht auf einer Sauerstoffgabe und Abklärung der zugrunde liegenden Pathologie. Daneben kann es aber auch durch **psychische Erregung,** bei Fieber oder durch ZNS-Störungen (z. B. Insult, Enzephalitis) zu einer Hyperventilation kommen.

Klinik und Therapie

Symptomatisch finden sich bei akuter respiratorischer Alkalose oft Schwindel sowie Desorientiertheit, die von perioralen Parästhesien sowie „Kribbeln" der Extremitäten begleitet werden und bis zur Tetanie führen können („Pfötchenstellung"). Die Tetanie entsteht durch die **vermehrte Bindung von Kalzium** an Proteine im Rahmen der **Alkalose,** die zu einer Absenkung des ionisierten Kalziums führt.
Bei **Tachypnoe** besteht immer die Gefahr einer respiratorischen Erschöpfung. Bei einem Asthmaanfall kann daher eine Normalisierung des pCO_2-Werts bereits als Warnsignal für eine beginnende Erschöpfung angesehen werden.
Bei psychogener Hyperventilation kann **eine vermehrte CO_2-Rückatmung** (z. B. durch Vergrößerung des Totraums durch Atmen in eine Tüte oder eine diskonnektierte Atemmaske) die Symptomatik bessern.

Gemischte Säure-Basen-Störungen

Häufig finden sich aber **gleichzeitig mehrere Störungen** der Säure-Basen-Haushalts, was eine Interpretation schwierig machen kann: So kann eine metabolische Azidose (z. B. Diarrhö) in Kombination mit einer respiratorischen Azidose (z. B. COPD) zu einer schweren Azidämie führen. Genauso ist aber bei erhöhtem pCO_2 und gleichzeitig erhöhtem BE ein normaler pH-Wert Ausdruck einer respiratorischen Azidose (z. B. bei Aspirationspneumonie) und gleichzeitig bestehender metaboler Alkalose (nach Erbrechen), da eine Gegenregulation nie zur Normalisierung des pH-Werts führt.

Ein **strukturiertes Herangehen** ist daher entscheidend:

- Wie ist der pH-Wert: Liegt eine Azidämie oder Alkalämie vor?
- Wie ist der pCO_2: Erklärt die pCO_2-Veränderung den pH?

CO_2 hoch → respratorische Azidose; CO_2 niedrig → respiratorische Alkalose

- Wie ist der BE: Erklärt der BE die pH-Veränderung?

BE niedrig → metabolische Azidose; BE hoch → metabolische Alkalose?

- Was ist die primäre Störung: respiratorisch oder metabolisch?
- Sind die Veränderungen von HCO_3^- und pCO_2 gleichsinnig oder gegensinnig: Kompensation oder gemischte Säure-Basen-Störung?
- Ist die Kompensation adäquat? Sonst besteht ebenfalls ein Hinweis auf eine gemischte Störung (→ Tab. 7.1).
- Wie groß ist die Anionenlücke? Diese ist zur Differenzierung komplexer gemischter metabolischer Störungen notwendig: z. B. metabolische Azidose und gleichzeitig bestehender metabolischer Alkalose.

Beispiel 1 pH 7,1; pCO_2 55 mmHg; BE −6.
Es besteht eine Azidämie. Bei erhöhtem pCO_2 liegt eine respiratorische Azidose vor. Gleichzeitig findet sich bei einem BE von −6 aber auch eine metabole Azidose. Somit liegen eine respiratorische und metabolische Azidose vor (gegensinnige Veränderung von pCO_2 und BE).

Beispiel 2 pH 7,2; pCO_2 42 mmHg; BE −8.
Es besteht ebenfalls eine Azidämie. Bei einem BE von −8 liegt eine metabole Azidose vor. Der pCO_2 ist jedoch nicht verändert und liegt im Normbereich. Als Gegenregulation würde man eine metabolische Kompensation mit Hyperventilation und erniedrigtem pCO_2 erwarten. Somit findet sich hier neben der metabolen Azidose auch eine respiratorische Azidose (fehlende respiratorische Kompensation ist Ausdruck einer respiratorischen Störung).

Beispiel 3 pH 7,35; pCO_2 25 mmHg; BE −8.
Der pH-Wert liegt noch im Normbereich (grenzwertig niedrig). Ein BE von −8 ist Ausdruck einer metabolischen Azidose. Als respiratorische Gegenregulation würde man eine Abnahme des pCO_2 um ca. 10 mmHg erwarten (→ Tab. 7.1). Der pCO_2 liegt jedoch bei 25 mmHg und der pH im Normbereich, was eine zusätzliche respiratorische Alkalose demaskiert. Somit finden sich hier sowohl eine metabole Azidose als auch eine respiratorische Alkalose (überschießende „Kompensation“ demaskiert eine zusätzliche respiratorische Störung).

Beispiel 4 pH 7,45; pCO_2 36 mmHg; BE 0.
Auf den ersten Blick wirkt dies wie ein unauffälliger Säure-Basen-Status. Sowohl pH als auch pCO_2 und der BE sind im Normbereich. Ein Blick auf die weiteren Laborparameter Na^+ 142 mmol/l, Cl^- 98 mmol/l, Bikarbonat 24 mmol/l zeigt aber eine PAG von 19 mmol/l, der auf das Vorliegen einer komplexen metabolischen Störung mit metabolischer Azidose und gleichzeitig bestehender metabolischen Alkalose hinweist, durch die sich die Veränderung des BE und des pH-Werts ausgleichen können. Laktat und Ketonkörper sollten in diesen Fällen bestimmt werden. Solche komplexen Veränderungen finden sich oft bei Patienten auf der Intensivstation.

Hinweisend auf eine komplexe Störung des Säure-Basen-Haushalts sind somit:

- **Normaler pH bei Veränderungen von pCO_2 und HCO_3^-**
- **Gegensinnige Veränderung von pCO_2 und HCO_3^-**
- **Inadäquate Kompensation** der primären Störung

Zusätzlich sollte die **Plasma-Anionenlücke** berechnet werden, um gemischte metabolische Störungen zu demaskieren.

Zusammenfassung

- Der physiologische Bereich des pH-Werts liegt im Bereich von 7,37–7,43, was einer H^+-Konzentration von 37–43 nmol/l entspricht.
- Es werden respiratorische und metabolische Störungen unterschieden.
- Der pH des Plasmas wird durch die pCO_2-Spannung sowie die HCO_3^--Konzentration bestimmt (Henderson-Hasselbalch-Formel).
- Bei einer metabolischen Störung findet sich eine respiratorische Gegenregulation.
- Eine respiratorische Störung wird metabolisch kompensiert.
- Häufig bestehen mehr als eine Säure-Basen-Störung gleichzeitig, was die Interpretation schwierig macht. Ein strukturiertes Herangehen ist daher notwendig.
- Eine Evaluation des Säure-Basen-Haushalts gelingt durch eine Blutgasanalyse (pH, HCO_3^-, BE, pCO_2, Anionenlücke).
- Die Anionenlücke im Serum entsteht durch ungemessene Anionen (z. B. Laktat, Ketonkörper, Salicylat).

Die glomeruläre Filtrationsrate (GFR) gilt als bestes Maß zur Abschätzung der Gesamtnierenfunktion (→ Kap. 2). Die wichtigsten Marker für die GFR im klinischen Alltag sind das **Serumkreatinin** und der **BUN** (bzw. Harnstoff). Der Normalwert der GFR bei Gesunden beträgt etwa 100 ± 20 ml/min/1,73 m^2 KOF und nimmt mit dem Alter ab.

> Die GFR kann vereinfacht auch als Prozent der noch bestehenden Restnierenfunktion interpretiert werden. So entspricht bei einer chronischen Niereninsuffizienz eine GFR von 30 ml/min noch einer Restfunktion von ca. 30 %.

Kreatinin

Bei Kreatinin handelt es sich um ein **Abbauprodukt von Kreatin** im Muskel. Es wird glomerulär frei filtriert (113 Da) und bei erhöhten Konzentrationen aber auch in geringen Mengen tubulär sezerniert. Die Normalwerte sind 0,7–1,2 mg/dl für Männer und 0,6–1,1 mg/dl für Frauen. Die tägliche Ausscheidung im Harn liegt bei etwa 1,5–2,5 g/24 h und hängt vorrangig von der Muskelmasse ab. Auch bei eingeschränkter Nierenfunktion bleibt die täglich im Harn ausgeschiedene Menge weiterstgehend konstant. Um bei reduzierter GFR aber die gleiche Menge Kreatinin filtrieren zu können, sind höhere Plasmaspiegel notwendig und es kommt zur Ausbildung eines neuen Steady-State mit erhöhtem Serumkreatinin.
→ Abb. 8.1 zeigt die nicht-lineare **Korrelation zwischen GFR und Serumkreatinin:**

- Bei niedrigen Kreatininwerten ist ein Anstieg des Serumkreatinins von 1 auf 2 mg/dl mit einem hochgradigen GFR-Verlust von z. B. 125 auf 55 ml/min assoziiert (basierend auf der CKD-EPI Formel, 20-jähriger Mann).
- Bei bereits höhergradig eingeschränkter Nierenfunktion ist ein weiterer Anstieg des Kreatinins von z. B. 6 auf 7 mg/dl aber nur Ausdruck eines GFR-Abfalls von 14 auf 12 ml/min (gleicher Patient).

> Bei Patienten mit **chronisch-progredienter Niereninsuffizienz** zeigt sich normalerweise eine lineare Abnahme der GFR über die Jahre (**Cave:** Die Kreatininwerte suggerieren aber oft aufgrund der nicht linearen Kinetik eine raschere Abnahme der Nierenfunktion bei bereits deutlich erhöhten Werten!)

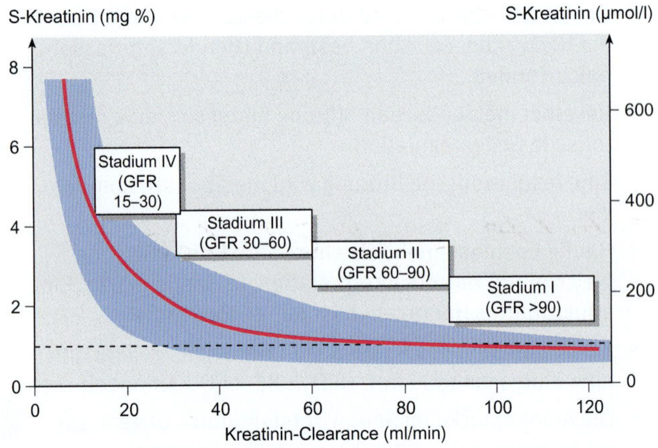

Abb. 8.1 Korrelation GFR und Kreatinin [L106]

In → Abb. 8.1 ist auch ersichtlich, dass ein normales Kreatinin eine eingeschränkte Nierenfunktion nicht ausschließen kann, da trotz „Normalwerten" im Labor bereits eine eingeschränkte GFR bis ca. 50 ml/min vorliegen kann, was als „Kreatinin-blinder Bereich" bezeichnet wird (z. B. Kreatinin von 1 mg/dl bei einer kachektischen Patientin mit 85 Jahren).
Da der tägliche Anfall an Kreatinin von der Muskelmasse abhängt, finden sich bei Patienten mit **Kachexie** und **Sarkopenie** oft deutlich erniedrigte Serumkreatininwerte, wodurch die Nierenfunktion bei diesen Patienten überschätzt werden kann.
Aufgrund dieser Limitation ist es sinnvoll, zur Abschätzung der GFR auf epidemiologisch validierte Formeln (MDRD, CKD-EPI, Cockcroft-Gault) oder eine Messung der Kreatinin-Clearance zurückzugreifen.
Bei vollkommenem Verlust der exkretorischen Nierenfunktion steigt das Kreatinin in etwa um 1–2 mg/dl pro Tag an. Aufgrund des fehlenden Steady-State bei akutem Nierenversagen ist daher die Dynamik des Kreatins entscheidend und nicht die absolute Höhe. Ein rückläufiges Kreatinin ist daher auch bei noch erhöhten Werten ein Ausdruck einer Besserung der Nierenfunktion.

Kreatinin-Clearance

Unter Clearance versteht man im Allgemeinen das pro Zeiteinheit von einer bestimmten Substanz gereinigte Plasmavolumen, das sich aus der glomerulären Filtration sowie tubulären Sekretion und Resorption ergibt. Bei Substanzen, die zu 100 % glomerulär filtriert werden und bei denen keine tubuläre Sekretion oder Resorption erfolgt, entspricht die Clearance der GFR (z. B. Inulin). Näherungsweise wird im klinischen Alltag dafür das Kreatinin verwendet. Zur Berechnung ist eine aufwendige (und dadurch oft mit Sammelfehlern behaftete) **24-Stunden-Harnsammlung** notwendig. Sie wird daher meist nur auf Intensivstationen routinemäßig durchgeführt.

$$\text{Kreatinin-Clearance (ml/min)} = ([\text{Krea}_{\text{Urin}}]/[\text{Krea}_{\text{Serum}}]) \times (\text{Urin-Volumen/Sammelzeit})$$

Cockcroft-Gault-Formel

Die Cockcroft-Gault-Formel wurde in den 70er-Jahren publiziert und erlaubt eine Abschätzung der Kreatinin-Clearance (eCrCl in ml/min) auch ohne Harnsammlung, basierend auf Serumkreatinin, Alter, Geschlecht und Körpergewicht. Vor allem bei einer GFR unter 30 ml/min sind die Ergebnisse allerdings nicht sehr valide und die Kreatinin-Clearance wird meist überschätzt.

eGFR

Zusätzlich zur Cockcroft-Gault-Formel wurden seither die MDRD-Formel (1999) und die CKD-EPI-Formel (2009) zur Abschätzung der GFR entwickelt, basierend auf dem Serumkreatinin (estimated GFR oder eGFR).

> Definitionsgemäß liegt eine Nierenerkrankung dann vor, wenn entweder die **GFR < 60 ml/min** liegt oder eine Albuminurie von **> 30 mg/g Kreatinin** vorliegt.

MDRD und CKD-EPI

Sowohl die MDRD- als auch die CKD-EPI-Formel beinhalten neben dem Serumkreatinin auch Alter und Geschlecht sowie einen zusätzlichen Korrekturfaktor für die afrikanische Abstammung als Covariablen.
Für beide Formeln stehen heute zahlreiche Online-Kalkulatoren bzw. Apps zur Verfügung, was die Anwendbarkeit dieser abstrakten und komplexen Formeln deutlich vereinfacht hat. Häufig wird die eGFR, basierend auf einer dieser Formeln, auch bereits im Routinelaborbefund ausgegeben.
Wichtig ist zu beachten, dass die eGFR normalisiert auf eine **Körperoberfläche von 1,73 m²** angegeben wird (ml/min/1,73 m²). Dies hat den Vorteil einer besseren Vergleichbarkeit und wird daher auch in der **Stadieneinteilung der chronischen Niereninsuffizienz** so berücksichtigt (→ Kap. 14).
Vor allem bei Patienten mit Adipositas oder Kachexie sowie bei hochaltrigen Patienten sind alle drei Formeln zur Abschätzung der GFR bzw. Kreatinin-Clearance schlecht validiert und dadurch unzuverlässig. Die MDRD-Formel wurde bei Patienten mit bestehender chronischer Niereninsuffizienz entwickelt und unterschätzt daher v. a. bei einer GFR > 60 ml/min die tatsächliche GFR. Insgesamt wird heute die **CKD-EPI** favorisiert, da sie sowohl bei hoher als auch niedriger GFR eine adäquate Abschätzung der GFR erlaubt.

Die eGFR, basierend auf der MDRD- oder der CKD-EPI-Formel bzw. eine Abschätzung der Kreatinin-Clerance durch die Cockcroft-Gault-Formel sind bei **akutem Nierenversagen** aufgrund des fehlenden Steady State nicht aussagekräftig.

Dosisempfehlungen von Medikamenten bei Patienten mit eingeschränkter Nierenfunktion werden normalerweise basierend auf der Kreatinin-Clearance angegeben (ml/min). Beim „Standardpatient“ entspricht die auf 1,73 m² normalisierte eGFR auch weitestgehend der Kreatinin-Clearance. Bei Patienten, die weit oberhalb bzw. weit unterhalb der Norm liegen, sollte zur besseren Abschätzung der Dosisanpassung die sog. „Raw“-GFR (d. h. nicht normalisierte GFR) errechnet werden (eGFR/1,73 × tatsächlicher Körperoberfläche).

Cystatin C

Neben dem Serumkreatinin wurde Cystatin C als zusätzlicher endogener Marker zur Abschätzung der GFR postuliert. Cystatin C wird in allen kernhaltigen Zellen gebildet und die Serumkonzentraton ist weitestgehend unabhängig von Alter, Geschlecht, Muskelmasse, Ernährungs- und Inflammationszustand. Cystatin C wird glomerulär frei filtriert und anschließend in den Tubuluszellen fast vollständig rückresorbiert und anschließend metabolisiert. Eine tubuläre Sekretion findet nicht statt. Die **Elimination** erfolgt somit ausschließlich über die **glomeruläre Filtration.**

BUN

Die Harnstoffkonzentration wird im Laborbefund oft als **Harnstoff-Stickstoff (BUN)** angegeben. BUN (*blood urea nitrogen*) und Harnstoff sind in der klinischen Bedeutung aber gleichwertig und lassen sich wie folgt umrechnen:

$$\text{Harnstoff (mg/dl)} = \text{BUN} \times 2{,}14\ \text{(mg/dl)}$$

Harnstoff wird tubulär frei filtriert und danach in Abhängigkeit des tubulären Flusses zu 40–70 % tubulär rückresorbiert. So kommt es bei einer verminderten GFR aufgrund eines vermindertem zirkulatorischen Blutvolumens zu einem überproportionalen Anstieg des BUN (prärenales ANV, → Kap. 8).
Eine deutliche **Auslenkung des BUN** findet sich auch bei proteinreicher Ernährung (z. B. parenterale Ernährung), katabolen Zuständen (Infektion, Kortikosteroidtherapie) oder gastrointestinalen Blutungen (enterale Reabsorption). Ein niedriger BUN trotz eingeschränkter Nierenfunktion zeigt sich dagegen bei Patienten mit Leberzirrhose oder proteinarmer Ernährung.

GFR-Messung durch exogene Marker

Die genaueste Messung der GFR gelingt durch Bestimmung der Inulin-Clearance. Diese hat aber in der klinischen Routine keinen Stellenwert. Alternativ besteht die Möglichkeit der Bestimmung der GFR mittels **radioaktiver Marker** im Rahmen einer **Nierenszintigrafie** (z. B. ^{51}Chrom-EDTA). Die Verwendung von Tc-99 m-DTPA erlaubt zusätzlich eine seitengetrennte Beurteilung der GFR.

Zusammenfassung

- Die wichtigsten Parameter zum Abschätzen der Nierenfunktion in der klinischen Routine sind Kreatinin und BUN.
- Im Steady State kann eine eGFR durch die MDRD- oder CKD-EPI-Formel, basierend auf dem Serumkreatinin errechnet werden.
- Bei prärenalem Zustand kommt es zu einer deutlichen Auslenkung des BUN im Vergleich zum Kreatinin.
- Bei vollkommenen Verlust der Nierenfunktion steigt das Kreatinin um ca. 1–2 mg/dl pro Tag an (abhängig von der Muskelmasse).
- Bei Patienten mit ausgeprägter Kachexie kann eine Kreatinin-basierte Abschätzung der Nierenfunktion die tatsächliche GFR überschätzen.

Symptomatik

Meist ist die Symptomatik einer Nierenerkrankung unspezifisch:
- Pathologischer Harnbefund mit z. B. Makrohämaturie, schäumenden Urin (hochgradige Proteinurie) bzw. eine Einschränkung der Harnmenge (z. B. akutes Nierenversagen)
- Dyspnoe oder Ödembildung (bei z. B. Hypervolämie oder nephrotischem Syndrom)
- Arterielle Hypertonie (renoparenchymatöser Hypertonus)
- Allgemeine Symptome wie Abgeschlagenheit, Unwohlsein, Appetitlosigkeit und Erbrechen bei Urämie (→ Kap. 15).

Bei **akuter Nierenschädigung** tritt v. a. die Symptomatik der zugrunde liegenden Erkrankung in den Vordergrund (Hypotonie bei pränrenalem akutem Nierenversagen, Schock, Sepsis, Herzinsuffizienz; → Kap. 11).
Eine **chronisch-progrediente Einschränkung der Nierenfunktion** verläuft lange Zeit asymptomatisch. Häufig fällt daher ein erhöhtes Serumkreatinin erst als Zufallsbefund im Rahmen einer Laboruntersuchung auf. Bei Patienten mit erhöhtem Risiko (z. B. Diabetes mellitus, arterielle Hypertonie, positive Familienanamnese) sind daher regelmäßige Kontrollen indiziert.
→ Tab. 9.1 erklärt im klinischen Alltag häufig verwendete Begriffe zur Beschreibung einer pathologischen Miktion bzw. Harnausscheidung.

Diagnostik

Die spezifisch-nephrologische Diagnostik zur Abklärung einer Nierenerkrankung beruht neben Anamnese und körperlichem Status (z. B. Volumenstatus) auf folgenden Untersuchungen:
- **Quantifizierung der exkretorischen Nierenfunktion,** basierend auf dem Serumkreatinin (eGFR) sowie einer Einschränkung der Harnproduktion (Oligurie, Anurie) als funktionellem Parameter
- **Harndiagnostik** (Albuminurie/Proteinurie, Hämaturie, aktives Harnsediment) als Hinweis auf strukturelle Schädigungen v. a. im Bereich des glomerulären Kapillarbetts (Differenzialdiagnose Glomerulonephritis). Zusätzlich gibt die Harnchemie Auskunft über tubuläre Resorptionsprozesse und damit Einblick in Regulation und Dysregulation des Wasser- und Elektrolythaushalts (Volumenkonservierung, tubuläre Funktionsstörungen) (→ Kap. 11).
- **Spezifische Laboruntersuchungen** zur Differenzierung der möglichen zugrunde liegenden Pathologien (Autoimmunologie, Systemerkrankungen)
- **Renale Bildgebung** (Ultraschall, Computertomografie) zum Nachweis von morphologischen Veränderungen (Harnstau, Nierengröße)
- **Nierenbiopsie,** die neben einer histologischen Diagnosestellung (z. B. Glomerulonephritis, interstitielle Nephritis, akute Tubulusnekrose) auch eine Abschätzung der Prognose erlaubt (Aktivität der Erkrankung, bereits bestehende Fibrose oder Schwielen) und somit auch die Therapieentscheidung beeinflusst.

Tab. 9.1 Miktionsstörungen

Störung	Symptomatik
Dysurie	Brennen bzw. Missempfinden beim Harnlassen
Algurie	Schmerzen bei der Miktion
Pollakisurie	häufiges Harnlassen
Polyurie	große Harnmengen
Nykturie	Miktion während der Nacht
Oligurie	Harnmenge unter 500 ml/Tag
Anurie	Harnmenge unter 100 ml/Tag

Harndiagnostik

Die Harndiagnostik spielt eine zentrale Rolle in der Nephrologie. Für viele Untersuchungen ist ein **Spontanurin** ausreichend (Mittelstrahlharn) und nur mehr in seltenen Fällen erfolgt routinemäßig eine 24-Stunden-Harnsammlung.
Bereits die visuelle Begutachtung und der Geruch können wichtige Hinweise geben:
- Konzentrierter vs. dilutierter Urin
- Farbe:
  - Trüb (z. B. Harnwegsinfekt mit Leukozyturie)
  - Schaumig (z. B. Proteinurie)
  - Rot bis braun (z. B. Hämaturie, Myoglobulinurie)
  - Rot (z. B. Porphyrine, Rifampicin)
  - Gelb-grün (z. B. Bilirubin bei Cholestase)
  - Grün (z. B. durch Propofol)
  - Violett (z. B. durch *Klebsiella pneumoniae* oder *Proteus mirabilis* bei liegendem Dauerkatheter)

Harnstix

Schnell und unkompliziert können mittels eines **semiquantitiven Harn-Teststreifen** („Stix") folgende Parameter bestimmt werden:
- Hämoglobin: positiv bei Hämaturie bzw. Myoglobulinurie; weitere Abklärung mittels Harnsediment: Bei Myoglobulinurie finden sich keine Erythrozyten.
- Granulozyten: Hinweis auf Harnwegsinfekt, interstitielle Nephritis
- Glukose: Glukosurie
- Protein: wenig Sensitivität für Mikroalbuminurie, da erst bei über 10–15 mg/dl positiv; **falsch-negativ bei Bence-Jones-Proteinurie**
- Ketonkörper: diabetische Ketoazidose, Fasten
- Urobilinogen: Hämolyse, Leberschädigung
- Nitrit: positiv bei z. B. E. *coli,* Klebsiellen, *Proteus mirabilis,* Citrobacter
- pH-Wert (Harn pH liegt zwischen 4,5 und 8; → Kap. 6)
- Spezifisches Gewicht (korreliert mit der Harnosmolarität):
  - 1000: destilliertes Wasser
  - < 1003: stark verdünnter Urin (z. B. Diabetes insipidus)
  - < 1010: verdünnter Urin (maximale Diurese)
  - 1010 = Isosthenurie (Urinosmolarität = Plasmaosmosmolarität); Unfähigkeit einer Urinkonzentrierung
  - > 1020: gute Konzentrationsfähigkeit der Niere
  - > 1025: maximale Antidiurese oder z. B. Glukosurie

24-Stunden-Urin

24-Stunden-Harnmessungen werden aufgrund der Fehleranfälligkeit durch ungenaues Sammeln nur noch selten zur Quantifizierung einer Proteinurie verwendet. Bedeutung kommt dem 24-Stunden-Harn v. a. bei der Berechnung der Kreatinin-Clearance sowie der Abklärung einer sekundären Hypertonie bei Phäochromozytom (Katecholamine im Harn) zu.

Proteinurie

Die Quantifizierung der Eiweißausscheidung erfolgt am besten durch die Bestimmung der **Albumin-Kreatinin-Ratio** bzw. **Protein-Kreatinin-Ratio.** Hier wird die Albuminkonzentration (oder die Gesamtproteinkonzentration) im Spontanharn auf die konstante Kreatininausscheidung im Urin (ca. 1,5 g pro 24 h) normiert und

in mg/g Kreatinin angegeben. Diese entspricht weitestgehend der Proteinausscheidung im 24-Stunden-Sammelharn.
Qualitativ ist die v. a. **erhöhte Albuminausscheidung** hinweisend auf eine glomeruläre Proteinurie. Normalerweise scheiden gesunde Menschen kein Protein (Albumin) im Harn aus. Nach starker körperlicher Aktivität oder fieberhafter Infektion kann die Albuminurie bis auf maximal 30 mg/g Kreatinin ansteigen. Eine Albuminurie zwischen 30 mg/g und 300 mg/g Kreatinin wird als **Mikroalbuminurie** bezeichnet und spielt v. a. bei der Diagnostik und Verlaufskontrolle der diabetischen Nephropathie eine wichtige Rolle (→ Kap. 24). Die routinemäßig verwendeten semiquantitativen Harnteststreifen zeigen in diesem Bereich nur eine geringe Sensitivität.

Bei der **Albuminurie** handelt es sich um einen unabhängigen Risikofaktor für die kardiovaskuläre Mortalität.

Ab einer Albuminausscheidung von mehr als 300 mg/g Kreatinin spricht man von einer **Makroalbuminurie.** Eine Proteinurie von über 3 g in 24 h ist mit dem nephrotischen Syndrom assoziiert.
Neben einer glomerulären Proteinurie (Albuminurie) kann es aber auch bei tubulären Störungen zu einer **renalen Eiweißausscheidung** kommen (→ Tab. 9.2). Niedermolekulare Plasmaproteine werden glomerulär filtriert und im Normalfall tubulär rückresorbiert. Bei Schädigung der Resorption kommt es aber zu einer tubulären Proteinurie (z. B. Beta-2-Mikroglobulin). Auch bei vermehrtem Anfall von niedermolekularen Proteinen (z. B. freie Leichtketten bei multiplen Myelom) können durch die tubuläre Resorption nicht alle Proteine vollständig rückresorbiert werden und es kommt zu einer **„Überlaufproteinurie“**. Es findet sich dabei eine deutlich erhöhte Protein-Kreatinin-Ratio bei meist nicht signifikant erhöhter Albuminurie. Zur weiteren Differenzierung der Proteine ist eine **Harnelektrophorese** (SDS-PAGE) zur Auftrennung nach Molekülgröße (tubuläre Proteinurie) bzw. eine **Immunfixation** zum Nachweis von monoklonalen bzw. oligoklonalen Banden (z. B. Paraprotein bei Myelom) möglich.

Sediment

Die Analyse des Harnsediments zielt vorrangig auf den Nachweis von sog. **glomerulären bzw. dysmorphen Erythrozyten** als Hinweis für eine **Glomerulonephritis** ab. Zusätzlich können sich Leukozyten, Epithelzellen (Übergangsepithel aus Harnleiter und Blase sowie Plattenepithel aus der Harnröhre), Tumorzellen, Harnzylinder oder auch Bakterien finden.
Zirka 10 ml eines frischen Harns werden in einem normalen Harnröhrchen für 5 min bei ca. 1500–3000 Umdrehungen pro Minute zentrifugiert. Am Boden befinden sich nun die zellulären Bestandteile des Harns. Überstand wird bis auf ca. 0,5 ml fast vollständig verworfen und das Sediment in der verbleibenden Flüssigkeit resuspendiert und anschließend auf einen Objektträger aufgebracht. Die Beurteilung erfolgt mittels Phasenkontrastmikroskopie.

Tab. 9.2 Formen der Proteinurie

Glomeruläre Proteinurie	Tubuläre Proteinurie	„Überlaufproteinurie“
• v. a. Albuminurie als Ausdruck eines gestörten glomerulären Filters	• Niedermolekulare Plasmaproteine bis MW 25 000; z. B. **Beta-2-Mikroglobulin** • Physiologische Filtration, aber gestörte Rückresorption	• Vermehrt produziertes niedermolekulares Protein, das glomerulär filtriert wird, aber tubulär nicht mehr vollständig rückresorbiert werden kann (z. B. **freie Leichtketten**) • Keine strukturelle renale Schädigung

Hämaturie

Unter Hämaturie versteht man das **Ausscheiden von Erythrozyten im Harn.** Basierend auf der typischen Morphologie der Erythrozyten kann differenziert werden, ob eine intrinsische Nierenerkrankung oder ein postrenales Problem vorliegt.

Erythrozyten werden beim Durchtritt durch die glomerulären Filtrationsschlitze deformiert. Aufgrund ihrer speziellen Form in der Harnmikroskopie werden sie als **dysmorphe Erythrozyten** bezeichnet (→ Abb. 9.1). Mehr als 30 % dysmorphe Erythrozyten im Ausstrich des Urinsediments sind hinweisend auf einen glomerulären Ursprung der Hämaturie. Eine Hämaturie postrenaler Genese zeigt hingegen keine dysmorphen Erythrozyten.
Wenn der Urin makroskopisch rot erscheint, spricht man von einer **Makrohämaturie,** wenn nur im Sediment mehr als 5 Erythrozyten pro Gesichtsfeld oder mehr als 5/ml zu finden sind, von einer **Mikrohämaturie.** Zu beachten ist, dass schon einige wenige Tropfen Blut 1 l Urin deutlich rot erscheinen lassen.
Ursachen für eine Hämaturie umfassen:

- Prärenale Ursachen: Antikoagulation, Thrombozytenaggregationshemmer, Gerinnungsstörung, Thrombopenie
- Renale Ursachen: v. a. Glomerulonephritis mit dysmorphen Erythrozyten
- Postrenale Ursachen: Nephro- bzw. Urolithiasis, Harnwegsinfekt, traumatisch, Malignom

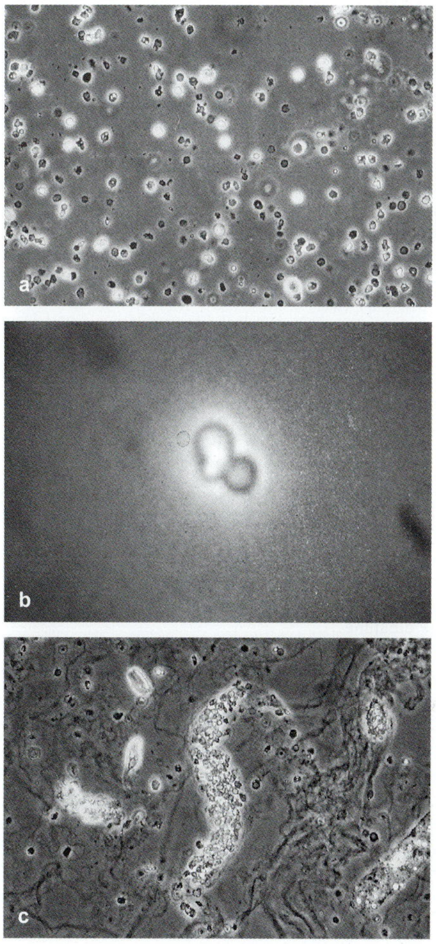

Abb. 9.1 Glomeruläre Erythrozyturie: a), b) Dysmorphe Erythrozyten mit Ausstülpungen der Zellmembran (z. B. Akanthozyten, „Mickey Mouse Ohren“); c) Erythrozytenzylinder [R236]

Leukozyturie

Eine Leukozyturie liegt bei mehr als 5 Leukozyten pro Gesichtsfeld bzw. einem positiven Ergebnis im Harnstix vor. Die wichtigste Ursache ist ein **Harnwegsinfekt (HWI).** Von einer **Pyurie** spricht man bei > 100 Leukozyten/Gesichtsfeld.

Bei Patientinnen mit unkompliziertem HWI wird eine empirische antibiotische Therapie eingesetzt. Als kompliziert gelten Harnwegsinfekte hingegen bei Kindern, Männern oder Schwangeren sowie nach rezenter antibiotischer Therapie bzw. bei Patienten mit liegendem Harnkatheter oder bei bekannten anatomischen Anomalitäten des Urogenitaltrakts (z. B. Reflux). Hier besteht eine größere Gefahr eines komplizierten Verlaufs und eine **differenziertere Diagnostik** ist notwendig: zumindest Ultraschall der Blase und Nieren zum Ausschluss einer postrenalen Obstruktion sowie Anlegen einer Harnkultur.

Durch **Harnkultur** gelingt beim HWI in den meisten Fällen ein Keimnachweis (positiv ist eine Harnkultur bei einer Keimzahl von mehr als 10^5 koloniebildenden Einheiten [KBE]/ml). Bei Nachweis von Keimen in der Harnkultur ohne Vorliegen einer klinischen Symptomatik spricht man von einer asymptomatischen Bakteriurie, die nur bei Risikopatienten (z. B. nach Nierentransplantation) bzw. vor Eingriffen im Urogenitaltrakt therapiert werden muss. Bei „steriler Leukozyturie" (negatives Ergebnis in der Kultur) ist differenzialdiagnostisch an eine Urogenitaltuberkulose, eine interstitielle Nephritis oder eine chronische Prostatitis zu denken.

Beim Mann muss bei Leukozyturie und typischer Klinik mit Fieber, Schüttelfrost und Miktionsstörung differenzialdiagnostisch eine **akute Prostatitis** abgeklärt werden. Ein erhöhter PSA-Wert im Serum ist hier richtungweisend. Durch Harnkultur gelingt bei der akuten Prostatitis im Gegensatz zur chronischen meist ein Keimnachweis. Wichtig ist, dass bei Prostatitis eine langdauernde antibiotische Therapie über 3–4 Wochen erfolgen muss.

Eine **eosinophile Leukozyturie** findet sich typischerweise bei einer **interstitiellen Nephritis** (→ Kap. 27).

> Bei **liegendem Dauerkatheter** finden sich häufig eine Leukozyturie bzw. Mikrohämaturie und Bakterien in der Harnkultur.

Harnzylinder

Zylinder sind Ausgüsse der Tubuli mit einer Matrix aus Tamm-Horsfall-Protein. → Tab. 9.3 gibt einen Überblick über die verschiedenen Formen der Harnzylinder und ihre klinische Bedeutung.

Harnchemie

Die Harnchemie (Elektrolyte sowie Osmolarität aus dem Spontanharn) hilft bei der Abklärung von Elektrolyt- (→ Kap. 4) bzw. Säure-

Tab. 9.3 Harnzylinder

Form des Zylinders	Bedeutung
hyaline Zylinder	unspezifisch
Erythrozytenzylinder	Glomerulonephritis
Leukozytenzylinder	Pyelonephritis, interstitielle Nephritis
Epithelzylinder	AKI, ATN (→ Kap. 12)
granulierte Zylinder	unspezifisch
Wachszylinder	chronische Nierenerkrankung

Tab. 9.4 Differenzialdiagnostik im Harn

Parameter	Ergebnis	Hinweisend auf
Harnstix – semiquantitativ	Erythrozyten	Glomerulonephritis/Vaskulitis (→ Kap. 16)
	Protein	
		isolierte Proteinurie → Diabetes mellitus (→ Kap. 24)
	Leukozyten	HWI
Albumin-Kreatinin-Ratio Protein-Kreatinin-Ratio	Quantifizierung der Proteinurie	→ Tab. 9.2 (Proteinurie)
SDS-Elektrophorese	Differenzierung der Proteine im Harn nach Molekülgröße	tubuläre Proteinurie
Immunfixation	Paraprotein	Myelom (→ Kap. 22)
Freie Leichtketten im Harn	Bence-Jones-Proteinurie	
Mikroskopisches Harnsediment	dysmorphe Erythrozyten/glomeruläre Erythrozyturie	Glomerulonephritis
	Zylinder	→ Tab. 9.3 (Harnzylinder)
	Leukozyten	HWI, interstitielle Nephritis (→ Kap. 27), geringe Erhöhung auch bei Glomerulonephritis möglich
	Tubuluszellen	akutes Nierenversagen, ATN (→ Kap. 11)

Tab. 9.5 Differenzialdiagnostik Blut

Parameter	Ergebnis	Hinweisend auf
Blutbild (BB) mit mikroskopischem Differenzial-BB	Leukozytose	Vaskulitis, Infekt
	Fragmentozyten	TMA
	Eosinophilie	EPGA = „Churg Strauss"
CRP	erhöht	Akut-Phase-Protein (Infekt, Inflammation)
Kreatinin/BUN	erhöht	Quantifizierung der Nierenfunktionseinschränkung
	Ratio größer 1 : 10	prärenales Nierenversagen
Albumin/gesamtes Eiweiß	erniedrigt	nephrotisches Syndrom
Triglyzeride	erhöht	
LDH	erhöht	TMA (intravasale Hämolyse)
Haptoglobin	erniedrigt	
Immunglobuline	erhöht	Vaskulitiden, SLE, Poststreptokokken-Glomerulonephritis
Komplementfaktoren (C3, C4)	erniedrigt	aHUS, SLE, MPGN, C3-Glomerulonephritis, Poststreptokokken-Glomerulonephritis, Kryoglobulinämie
Anti-GBM-Antikörper	nachweisbar	Goodpasture-Syndrom/RPGN Typ 1
ANCA	nachweisbar	ANCA-assoziierte systemische Vaskulitis (GPA, MPA, EGPA)
Kryoglobuline	Typ I	multiples Myelom, Morbus Waldenström
	Typ II	HCV (HBV selten),
	Typ III	HCV, SLE, lymphoproliferative Erkrankungen, chronisch-entzündliche Erkrankungen
Immunfixation im Serum	Paraptrotein	Myelom
Freie Leichtketten im Serum	Kappa-Lambda-Ratio	
Anti-Phospholipid-A2-Rezeptor-Antikörper	nachweisbar	membranöse Glomerulonephritis
C3 Nephritic Factor	nachweisbar	MPGN Typ II, SLE (selten)
Serologie (+ PCR)	HIV, HBV, HCV	Virus-assoziierte Glomerulopahtie (MPGN, HIVAN, Kryoglobulinämie)
	Hantavirus	
	Leptospiren	

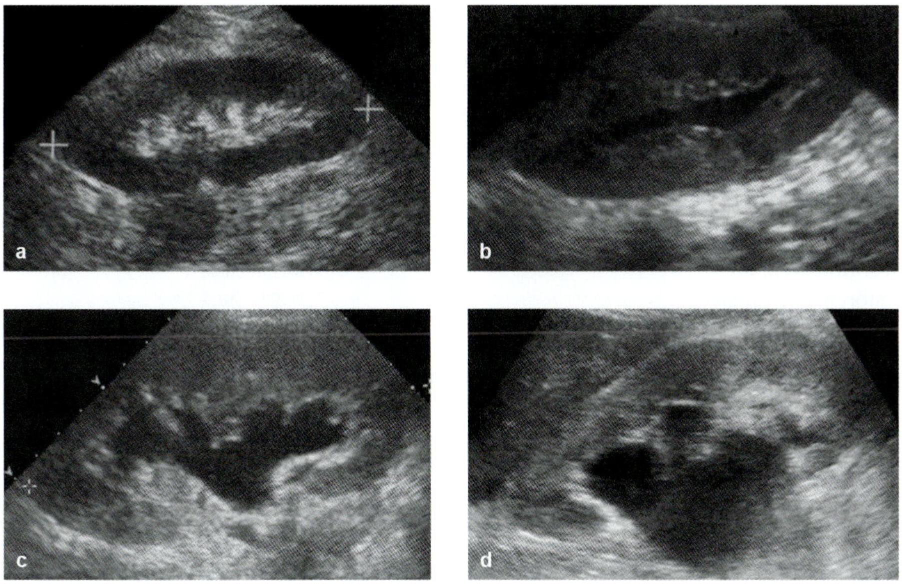

Abb. 9.2 Hydronephrose: a) normale Niere; b) erweitertes Nierenbecken (Hydronephrose Grad I); c) Dilatation v. a. der Hauptkelche (Hydronephrose Grad II); d) Dilatation aller Kelche, Kelche erscheinen stumpf (Hydronephrose Grad III). [G293]

Basen-Störungen (→ Kap. 7) sowie bei der Differenzierung eines prärenalen sowie renalen akuten Nierenversagens (→ Kap. 11).

Spezifische Labordiagnostik

Bei akutem Nierenversagen bzw. Abklärung der Genese einer chronischen Niereninsuffizienz sind weitere v. a. **immunologische Untersuchungen** indiziert („Nephritisblute"). → Tab. 9.5 gibt einen Überblick über spezifische Untersuchungen und Differenzialdiagnostik.

Bildgebung

Die wichtigste bildgebende Untersuchung in der Nephrologie ist der **Ultraschall.** In den meisten Fällen gelingt eine adäquate Darstellung der Nieren:

- Beurteilung von Form und Größe (z. B. Schrumpfniere als Hinweis auf eine chronische Nierenschädigung oder Nachweis von Nierenzysten)
- Ausschluss eines postrenalen Problems mit Dilatation des Nierenbeckens (→ Abb. 9.2)
- Darstellung der renalen Perfusion mittels Farbdoppler

Eine Computertomografie ist zur Beurteilung einer Nierenarterienstenose (NAST) oder bei Verdacht auf Pyelonephritis indiziert (**Cave:** Kontrastmittelgabe bei Niereninsuffizienz! → Kap. 27). Alternativ besteht die Möglichkeit einer Magnetresonanztomografie (MR-Angiografie oder MR-Urografie).

Nierenbiopsie

Zur Diagnosestellung (bzw. Bestätigung einer Verdachtsdiagnose) und Abwägung der möglichen Therapieoptionen (z. B. langdauernde Immunsuppression bei Glomerulonephritis) sind meist eine Nierenbiopsie und histologische Untersuchung des Nierengewebes notwendig. Die Nierenbiopsie erfolgt i. d. R. transkutan und ultraschallgezielt. Indikationen und Kontraindikation sind in → Tab. 9.6 zusammengefasst. Insgesamt ist die Nierenbiopsie mit einer **niedrigen Komplikationsrate** behaftet (v. a. Blutungen, Transfusionsbedürftigkeit) und nur sehr selten ist eine interventionelle Embolisation bzw. chirurgische Blutstillung notwendig.

Tab. 9.6 Nierenbiopsie

Indikation zur Nierenbiopsie – diagnostisch (→ spezifische Therapie) und/oder prognostisch
• Akutes nephritisches Syndrom • Nephrotisches Syndrom • Akutes und chronisches Transplantatnierenversagen • Persistierendes akutes Nierenversagen unklarer Genese (Wochen)
Keine Indikation zur Nierenbiopsie (da keine Erkrankung mit Indikation zu einer spezifischen Therapie zu erwarten ist)
• Isolierte Mikrohämaturie (meist IgA oder Thin Basement Membrane Disease) • Isolierte Proteinurie < 1,5 g/Tag ohne Kreatininerhöhung (DD diabetische Nephropathie, membranöse Glomerulonephritis, FSGS)
(Relative) Kontraindikationen zur Nierenbiopsie
• Schrumpfnieren • Einzelniere • Multiple bilaterale Zysten • Blutungsneigung • Schwere Hypertonie (therapierefraktär) • Hydronephrose • Pyelonephritis

Zusammenfassung

- Durch Mikroskopie des Harnsediments kann eine glomeruläre von einer nicht-glomerulären Hämaturie anhand der Morphologie der Erythrozyten differenziert werden: Bei einer Glomerulonephritis finden sich typischerweise dysmorphe Erythrozyten.
- Die Quantifizierung der Eiweißausscheidung erfolgt am besten durch Bestimmung der Albumin-Kreatinin- bzw. Protein-Kreatinin-Ratio.
- Eine differenzierte serologische Untersuchung kann Hinweise auf die Genese einer renalen Erkrankung liefern (Autoantikörper, Paraprotein etc.).
- Meist gelingt durch Ultraschall eine adäquate Beurteilung der Nieren (Größe, Perfusion, Harnstau).
- Die Nierenbiopsie ist sowohl in der Diagnosestellung als auch zur Abwägung der Therapieoptionen wichtig. Bei beträchtlicher chronischer Schädigung der Niere muss das Risiko einer potenziell nebenwirkungsreichen Therapie gegen den therapeutischen Nutzen abgewogen werden.

Autoimmunologie

Entscheidend für ein adäquat funktionierendes Immunsystem des Menschen ist die Fähigkeit, zwischen „selbst" und „fremd" zu unterscheiden. Richten sich Abwehrmechanismen gegen körpereigene Gewebe, wie im Falle von Autoimmunerkrankungen, ist diese Fähigkeit gestört. Derzeit geht man von einer fälschlichen Aktivierung **autoreaktiver T-Zellen** aus, die direkt oder über Umwege, zytotoxische T-Zellen, B-Zellen und Makrophagen stimulieren, die letztlich körpereigene Gewebe angreifen und zerstören. Die Entstehung autoimmuner Prozesse ist multifaktoriell. Neben **genetischen Faktoren,** wie einem gehäuften Auftreten von bestimmten **HL-Antigenen** (z. B. HLA-B27 bei Morbus Bechterew), sind auch **Umweltfaktoren** Gegenstand aktueller Forschung.
Analog zu den Typ-I–IV-Überempfindlichkeitsreaktionen unterscheidet man je nach Auftreten von Antikörpern und T-Zellen **Typ-II–IV-Autoimmunitätsreaktionen.** Aufgrund der fehlenden Beteiligung von IgE-Immunglobulinen existiert keine Typ-I-Autoimmunitätsreaktion.

Autoimmunitätsreaktion vom Typ II (antikörpervermittelt)

Hier binden IgM- oder IgG-Antikörper an Zelloberflächen- und Matrixantigene, wodurch eine antikörpervermittelte Gewebszerstörung resultiert.
Beispiele für Krankheiten dieses Typs sind:
- Immunthrombozytopathien
- Autoimmunhämolytische Anämien

Autoimmunitätsreaktion vom Typ III (immunkomplexvermittelt)

Es bilden sich IgG-Antikörper gegen lösliche Antigene. Es kommt zur Immunkomplexbildung mit anschließender Aktivierung des Komplementsystems und Freisetzung von Entzündungsmediatoren. Krankheitsbilder, die der Autoimmunitätsreaktion Typ III zuzuordnen sind:
- Systemischer Lupus erythematodes
- Immunkomplexvaskulitis
- Kryoglobulinämie

Autoimmunitätsreaktion vom Typ IV

Typisch für den Typ IV der Autoimmunitätsreaktionen ist eine Vermittlung der Gewebeschädigung über autoreaktive T-Zellen. Charakteristische Krankheitsbilder einer Autoimmunitätsreaktion vom Typ IV sind:
- Rheumatoide Arthritis
- Diabetes mellitus Typ 1

Rheumatologie

Das Fachgebiet der Rheumatologie ist international nicht einheitlich definiert. In Deutschland befassen sich Rheumatologen vorwiegend mit **nicht-traumatischen Erkrankungen der Gelenke** und ihren umliegenden Strukturen. Hinzu kommen **chronisch-entzündliche Systemerkrankungen** des **Bindegewebes (Kollagenosen)** und der **Gefäße (Vaskulitiden).** Rheumatische Erkrankungen sind eine nicht zu verachtende Gruppe. Sie zählen neben den Atemwegs- und Herz-Kreislauf-Erkrankungen zu den häufigsten Diagnosen der westlichen Welt.

Tab. 10.1 Einteilung rheumatischer Erkrankungen und Differenzialdiagnosen

Pathogenese	Krankheitsgruppe	Krankheitsbilder
Entzündlich-rheumatisch	Entzündliche Arthritiden	• Rheumatoide Arthritis • Spondylarthritiden: – Ankylosierende Spondylitis – Reaktive Arthritis – Psoriasis-Arthritis – Enteropathische Arthritis
	Kollagenosen	• Systemischer Lupus erythematodes • Sklerodermie • Sjögren-Syndrom • Poly-/Dermatomyositis • Mischkollagenosen
	Vaskulitiden	• Vaskulitiden der großen Gefäße: – Riesenzellarteriitis – Takayasu-Arteriitis • Vaskulitiden der mittelgroßen Gefäße: – Kawasaki-Syndrom – Polyarteriitis nodosa • Vaskulitiden der kleinen Gefäße: – Mikroskopische Polyangiitis – Polyangiitis mit Granulomatose – Churg-Strauss-Syndrom – Purpura-Schönlein-Henoch – Kryoglobulinämie
Degenerativ		• Arthrose
Weichteilrheumatisch		• Fibromyalgie
Metabolisch	(Kristall-)Arthropathien	• Gicht (Hyperurikämie) • Chondrokalzinose • Diabetes mellitus

Eine Einteilung der rheumatischen Erkrankungen lässt sich anhand pathogenetischer Gesichtspunkte vornehmen. Es wird zwischen **entzündlichen Systemerkrankungen, degenerativen, weichteilrheumatischen** und **metabolischen** Krankheitsbildern unterschieden (→ Tab. 10.1).

Rheumatologische Diagnostik

Allgemein gilt in der Rheumatologie die klinische Ausprägung der Symptome als Hauptindikator zur Diagnosestellung. Deswegen sind eine eingehende ausführliche Anamnese und körperliche Untersuchung des Patienten essenziell für die weitere Diagnostik und Therapie.

Anamnese

Neben der allgemeinen Anamnese zur aktuellen Beschwerdesymptomatik sollte auch ein Augenmerk auf die medizinische Vorgeschichte sowie die Familienanamnese gelegt werden. Ebenso können Angaben zur beruflichen Tätigkeit und der Freizeit-/Alltagsgestaltung wertvolle Hinweise liefern. Mögliche differenzialdiagnostische Überlegungen anhand der Anamnese:
- Psoriasis in der Familie bzw. Vorgeschichte → **Psoriasis-Arthritis**
- Zurückliegende Infektionen des Urogenital- oder Gastrointestinaltrakts → **reaktive Arthritis**
- Übermäßige berufliche oder sportliche Beanspruchung bestimmter Gelenke → **Arthrose** (degenerative Veränderungen)
- Ernährungs- und Bewegungsgewohnheiten → **Arthritis urica** (Hyperurikämie)
- Milde B-Symptomatik (Fieber, Nachtschweiß, Gewichtsverlust) kann neben Malignität auch ein Hinweis auf **Kollagenosen** oder **Vaskulitiden** sein.
- Flüchtiges lachsfarbenes Exanthem abends → **Still-Syndrom**

Tab. 10.2 Übersicht über gängige in der Rheumatologie verwendeten Antikörper

	RA	SLE	PDM	SS	SCL	PMG	CSS	MPA
RF	X	X	X	X	X			
ANA	X	X	X	X	X	X	X	X
Anti-dsDNA		X						
Anti-Smith		X						
Anti-RNP		X			X			
Anti-CCP	X							
Anti-Jo-1			X					
Anti-Ro				X				
Anti-La				X				
Anti-Centromer					X			
Anti-Scl-70					X			
cANCA						X		
pANCA							X	X

Abkürzungen: RA = rheumatoide Arthritis, SLE = systemischer Lupus erythematodes, PDM = Poly-/Dermatomyositis, SS = Sjögren-Syndrom, SCL = Sklerodermie, PMG = Polyangiitis mit Granulomatose, CSS = Churg-Strauss-Syndrom, MPA = mikroskopische Polyangiitis

Körperliche Untersuchung

Da die meisten rheumatologischen Erkrankungen und deren Differenzialdiagnosen relativ spezifische Symptome zeigen, sei auf die jeweiligen Kapitel mit der zugehörigen Klinik und den Klassifikationen verwiesen.

Bildgebende Verfahren

Neben dem konventionellen Röntgen finden auch die Sonografie und die Magnetresonanztomografie (MRT) Anwendung in der Rheumatologie.
Das **konventionelle Röntgen** dient in erster Linie der Verlaufskontrolle chronisch-progredienter Gelenkerkrankungen oder aber der Befundsicherung bei bereits fortgeschrittener Erkrankung. Gut feststellbare Befunde sind Gelenkfehlstellungen und arthrotische Veränderungen der gelenknahen Strukturen.
Die **Sonografie** ist als einfaches und schnelles Verfahren ideal zum Nachweis von Gelenkergüssen. Des Weiteren können damit Begleiterscheinungen im Rahmen von Kollagenosen und Vaskulitiden (z. B. Hepatosplenomegalie, Veränderungen der Temporalarterie, Enthesiopathien) dargestellt werden.
Die **MRT** ist bisher in der Rheumatologie ein eher selten angewandtes Verfahren. Es dient vorwiegend der Frühdiagnostik von Gelenkveränderungen bei unspezifischer Symptomatik oder als Prä-OP-Planung vor Implantation von Totalendoprothesen bei Arthrose.

Laborchemische Untersuchungen

Generell zeigen rheumatische Erkrankungen häufig unspezifische Befunde in der Serumchemie. Häufig sind erhöhte Entzündungsparameter, wie das C-reaktive Protein **(CRP),** die **Blutsenkungsgeschwindigkeit** (insbesondere bei der Riesenzellarteriitis) sowie erhöhte **Leukozyten.**

Antikörperdiagnostik

Abseits der anamnestischen und klinischen Befunde spielt die Antikörperdiagnostik in der Rheumatologie eine große Rolle. Es existiert derzeit eine Vielzahl an Antikörpern, die sich hinsichtlich Spezifität jedoch deutlich unterscheiden.
Relativ unspezifisch sind die **antinukleären Antikörper (ANA).** Hierbei handelt es sich um Autoantikörper, die gegen Zellkernbestandteile gerichtet sind. Sämtliche Kollagenosen und Vaskulitiden sowie die rheumatoide Arthritis können erhöhte Titer aufweisen.
Ebenso unspezifische Autoantikörper sind die **Rheumafaktoren (RF).** Sie richten sich gegen körpereigene Immunglobuline der Klasse G (IgG). Häufig sind sie bei Kollagenosen oder Arthritiden anzutreffen. Wichtig ist hier der Begriff **„seronegative (Spondyl-) Arthritiden".** Damit sind Erkrankungen gemeint, die sich durch das Fehlen von Rheumafaktoren auszeichnen.

> Rheumafaktoren können auch bei gesunden Menschen erhöht sein (bis zu 5 %!).

Eine Übersicht über weitere (spezifischere) Antikörper und der Zugehörigkeit zu den einzelnen rheumatologischen Erkrankungen zeigt → Tab. 10.2.

Zusammenfassung

- Autoimmunologische Prozesse beruhen auf einer fälschlichen Aktivierung von autoreaktiven T-Zellen.
- Es werden drei Autoimmunitätsreaktionen unterschieden.
- Rheumatische Erkrankungen können ätiopathologisch eingeteilt werden (entzündlich, degenerativ, weichteilrheumatisch, metabolisch).
- Essenziell in der rheumatologischen Diagnostik ist eine ausführliche (Symptom-)Anamnese.
- Der Begriff seronegative Spondylarthritiden leitet sich von dem Fehlen von Rheumafaktoren ab.

Spezieller Teil – Nephrologie

BASICS

Akutes Nierenversagen

Chronische Niereninsuffizienz

Glomerulopathien

Primäre Glomerulopathien

Systemische Erkrankungen

Tubulointerstitielle Nierenerkrankungen

Infektassoziierte und hereditäre Nierenschädigung

Nierenersatztherapie

Akutes Nierenversagen

Das akute Nierenversagen ist durch eine rapide Verschlechterung der Nierenfunktion definiert, die sich über Stunden bis Tage entwickelt. Der Schweregrad reicht von einer nur geringen Einschränkung der GFR bis zum vollständigen Funktionsverlust des Organs. Ebenso ist das zugrunde liegende pathophysiologische Spektrum sehr heterogen und umfasst rein funktionelle Einschränkungen der Nierenfunktion **(prärenal)** sowie histologisch nachweisbare strukturelle Schädigungen des Organs **(intrarenal).** Darüber hinaus kann auch ein Problem der ableitenden Harnwege zu einer Einschränkung der exkretorischen Nierenfunktion führen **(postrenal).**
Das folgende Kapitel gibt einen Überblick über die allgemeine **Definition** sowie **Epidemiologie** des akuten Nierenversagens und behandelt **prärenale** und **postrenale** Ursachen. Erstere stellen ein häufiges Phänomen bei ambulanten und hospitalisierten Patienten dar und müssen von jedem allgemeinen Internisten beherrscht werden. Postrenale Ursachen müssen bei akutem Nierenversagen immer ausgeschlossen werden und bedürfen häufig einer urologischen Therapie. In → Kap. 12 werden dann die renalen Ursachen eines akuten Nierenversagens behandelt, die eine Kerndomäne der Nephrologie darstellen.
Im klinischen Alltag werden die Patienten zumeist mit einem erhöhten Serumkreatinin vorstellig. Nicht immer sind Vorbefunde vorliegend und somit ist eine Dynamik schwer abschätzbar. Bei vollkommenem Verlust der exkretorischen Nierenfunktion steigt das Kreatinin in etwa um 1–2 mg/dl pro Tag an.

> Je nach **Schweregrad des akuten Nierenversagens** kann es zu Störungen der Natrium- und Wasserhomöostase mit Volumenakkumulation, einer Einschränkung der Kalium- und Phosphatausscheidung sowie Störungen des Säure-Basen-Status mit metaboler Azidose kommen.

Die wichtigsten **Marker** zur Abschätzung der Nierenfunktion sind unverändert das Serumkreatinin und der BUN. Große Anstrengungen wurden in den letzten Jahren unternommen, um neue **Biomarker** zur Differenzierung einer funktionellen (z. B. Kreatinin, Cystatin C) und strukturellen (z. B. NGAL, KIM-1) Nierenschädigung zu finden (→ Abb. 11.1). Eingang in die klinische Routinediagnostik haben diese bisher aber nur eingeschränkt gefunden.
Für einen Überblick zu differenzialdiagnostischen Untersuchungen bei Patienten mit eingeschränkter Nierenfunktion wird auf → Kap. 9 verwiesen. → Tab. 11.1 zeigt die wichtigsten Differenzialdiagnosen eines erhöhten Serumkreatinins, basierend auf dem initialen Ergebnis der Harnanalyse.

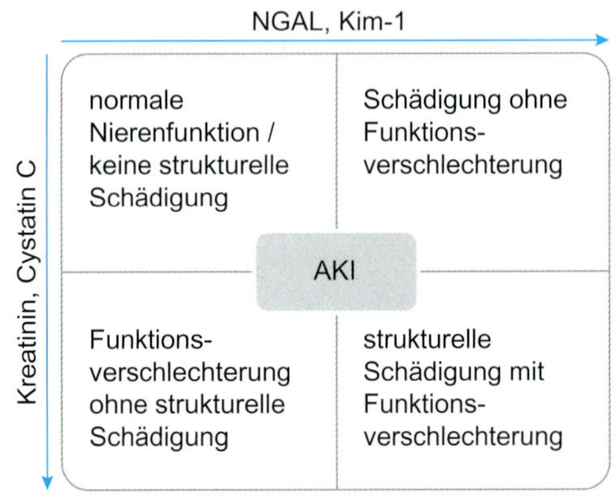

Abb. 11.1 Funktionelle und strukturelle Nierenschädigung beim akuten Nierenversagen und Biomarker [L271]

Definition

Um dem breiten Spektrum der akuten Nierenfunktionsstörung gerecht zu werden, wurde v. a. in der englischsprachigen Literatur seit der Konsensuskonferenz des Acute Kidney Injury Network im Jahr 2007 der früher gebräuchliche Begriff des akuten Nierenversagens (*acute kidney failure*) durch das breitere Konzept der akuten Nierenschädigung (*acute kidney injury* = **AKI**) ersetzt. Der Begriff der akuten Nierenschädigung soll auch die potenzielle Reversibilität der Funktionsbeeinträchtigung reflektieren.

Es gibt aktuell zwei validierte Klassifikationssysteme des akuten Nierenversagens, die aber hauptsächlich zur Stadieneinteilung im Rahmen von klinischen Studien herangezogen werden, um dadurch eine Vergleichbarkeit von Patientenkollektiven und Outcome-Daten zu ermöglichen.

- **RIFLE-Kriterien** der Acute Dialysis Quality Initiative (ADQI): Sie unterscheiden als Akronym **R**isk, **I**njury, **F**ailure, **L**oss und **E**ndstage renal disease und schließen so die langfristige und chronische Einschränkung der Niereninsuffizienz mit ein.
- **AKIN-Kriterien** des Acute Kidney Injury Network: Sie legen ein besonderes Augenmerk auf den raschen Funktionsverlust in einem Zeitfenster von 48 h als Diagnosekriterium.

Tab. 11.1 Wichtigste Differenzialdiagnosen eines erhöhten Serumkreatinins, basierend auf dem Ergebnis des Harnteststreifens

Proteinurie		**Keine Proteinurie**
Mit Hämaturie	**Ohne Hämaturie**	
• **Akute Glomerulonephritis** → Nierenbiopsie → immunsuppressive Therapie **Cave:** bei zusätzlicher Leukozyturie Differenzialdiagnose Harnwegsinfekt!	• **Diabetische Nephropathie** Aber auch: • **Nephrotisches Syndrom** • **Paraproteinurie** (Myelom) • Amyloidose • **Interstitielle Nephritis** (bis 2 g Proteinurie + Leukozyturie)	• **Vaskuläre Nephropathie** (Hypertonie, NSAR) • Seltener: **ADPKD**
Volumenstatus inkl. Diuretika/Medikamentenanamnese → NSAR, RAAS aktive Medikamente: → **„prärenale Komponente?“/„Volume responsive?“**		
Akute vs. chronische Schädigung: • Zeitlicher Verlauf (Kreatinin-Vorbefunde?) • Ultraschall (Schrumpfnieren → chronische Erkrankung)		

Tab. 11.2 Definition des akuten Nierenversagens

Stadien der Nierenschädigung		**Serumkreatinin**	**Urinvolumen**
RIFLE-Stadium	**AKIN-Stadium**		
Risk	1	1,5- bis 2-facher Kreatininanstieg (RIFLE/AIN) oder Kreatininanstieg ≥ 0,3 mg/dl (AKIN)	< 0,5 ml/kg/h für 6 h
Injury	2	2- bis 3-facher Kreatininanstieg	< 0,5 ml/kg/h für 12 h
Failure	3	> 3-facher Kreatininanstieg oder Serumkreatinin > 4 mg/dl mit einem akuten Anstieg ≥ 0,5 mg/dl	< 0,3 ml/kg/h für 24 h oder Anurie für 12 h
Loss	–	dauerhaftes Nierenversagen für > 1 Monat	
ESRD	–	dauerhaftes Nierenversagen für > 3 Monate	

Abgesehen davon sind die beiden Definitionen jedoch weitestgehend identisch (→ Tab. 11.2).
Wichtig ist v. a. das Erkennen einer Einschränkung der Nierenfunktion, basierend auf den Parametern Serumkreatinin und Harnausscheidung. Die akute Nierenschädigung ist somit durch eine **rasche Abnahme der Nierenfunktion** (innerhalb von 48 h) durch eines der folgenden **drei Kriterien** definiert:

- Absoluter Anstieg des Serumkreatinins um > 0,3 mg/dl
- Prozentualer Anstieg des Serumkreatinins um > 50 % (auf mindestens das 1,5-Fache des Ausgangswerts)
- Verminderung der Urinausscheidung auf < 0,5 ml/kg KG/h über mehr als 6 h

> Epidemiologische Daten haben gezeigt, dass bereits ein minimaler Anstieg des Kreatinins von 0,3–0,5 mg/dl mit einem deutlichen **Anstieg der Mortalität** assoziiert sind.

Die Harnproduktion ist variabel und reicht vom **anurischen** (< 100 ml/Tag) bzw. **oligurischen** (< 400 ml/Tag) bis zum **poylurischen Nierenversagen** (> 3000 ml/Tag). Wichtig ist in diesem Zusammenhang, dass die Aufrechterhaltung einer Harnproduktion die Möglichkeit eines akuten Nierenversagens nicht vollkommen ausschließen kann. Dementgegen ist aber das Fehlen einer Harnproduktion immer gleichbedeutend mit einem akuten Nierenversagen.

Epidemiologie

Die Ursachen der akuten Nierenschädigung werden nach der Genese in **prärenal, renal** und **postrenal** unterteilt. Die Inzidenz und die Ursachen unterscheiden sich stark in Abhängigkeit des untersuchten Patientenkollektivs (→ Tab. 11.3).
Das akute Nierenversagen bei **ambulanten Patienten** (*community-acquired*) hat eine Inzidenz von knapp 1 % bei Krankenhausaufnahme. In etwa die Hälfte dieser Patienten hat eine akute Funktionsverschlechterung auf Basis einer vorbekannten chronischen Nierenerkrankung (*acute on chronic*). Bei 70 % dieser Patienten besteht eine **prärenale Genese,** gefolgt von postrenalen Ursachen in ca. 15 % der Fälle. Eine renale Ursache findet sich nur bei etwa jedem 10. Patienten mit ambulant erworbenem AKI.
Beim **hospitalisierten Patienten** findet sich insgesamt eine deutlich höhere Inzidenz. Diese liegt zwischen 5–20 % je nach Studie und zugrunde liegender Definition des akuten Nierenversagens. Hier findet sich in über 50 % der Fälle eine renale Ursache. Am häufigsten besteht eine ischämische oder toxische akute Tubulusnekrose, die für knapp 80 % aller renalen akuten Nierenversagen verantwortlich ist.

> Beim **Intensivpatienten** ist die Genese meist **multifaktoriell** und tritt im Rahmen eines **Multiorganversagens** auf. Die Inzidenz liegt bei knapp 40 %. Der Schweregrad des akuten Nierenversagens auf der ICU korreliert mit der Mortalität (→ Kap. 13).

Tab. 11.3 Epidemiologie des akuten Nierenversagens

	Ambulant	Stationär	Intensivstation
Inzidenz	niedrig (< 1 %)	moderat (5 %)	hoch (20 %)
Ursache	eine Ursache: prä > post > renal	eine oder mehrere Ursachen: prä > renal	multifaktoriell (MODS)
Prognose	gut, Mortalität < 10 %	mittel, Mortalität 20 %	schlecht, Mortalität 40–60 %

Prärenales akutes Nierenversagen

Ätiologie

Pathophysiologisch liegt dem prärenalen akuten Nierenversagen eine verminderte Perfusion der Nieren zugrunde. Die renale Perfusion ist sowohl für die Aufrechterhaltung der GFR als auch für die renale Sauerstoffversorgung wichtig (aktive tubuläre Transporte). Sinkt der transkapilläre glomeruläre Filtrationsdruck unter eine kritische Grenze von etwa 20 mmHg, führt dies zu einer Abnahme der GFR. Es handelt sich dabei primär um eine **rein funktionelle Einschränkung** der Nierenfunktion ohne morphologische Schäden.
Ursächlich hierfür kann eine „echte" **(bei Hypovolämie)** oder „effektive" **(bei Kreislaufinsuffizienz)** Reduktion des intravasalen Volumens sein: Die häufigste Ursache bei nicht-hospitalisierten Patienten ist eine Dehydratation als Folge von Diarrhö oder diuretischer Therapie. Andere Ursachen einer „echten" intravasalen Hypovolämie umfassen Blutungen oder Verluste in den sog. „Dritten Raum" bei Pankreatitis oder Verbrennungen.
Eine Reduktion des „effektiven" Blutvolumens findet sich beim kardiorenalen Syndrom durch ein reduziertes Herzzeitvolumen oder beim hepatorenalen Syndrom mit systemischer und splanchnischer Vasodilatation (→ Kap. 26). Auch bei Patienten mit systemischer Vasodilatation im Rahmen einer Sepsis besteht eine prärenale Komponente.

> Das prärenale akute Nierenversagen kann insgesamt besser als **prärenales Syndrom** verstanden werden, da es sich dabei nicht um ein „Versagen" der Nieren im eigentlichen Sinne handelt.

Pathophysiologie

- Durch Aktivierung des RAAS (Angiotensin II) und des sympathischen Nervensystems (Katecholamine) wird durch systemische arterielle Vasokonstriktion der systemische Blutdruck (und dadurch intial auch die renale Perfusion) aufrechterhalten.
- Durch die gleichzeitige Vasokonstriktion der afferenten (präglomerulären) Arteriolen sinkt aber der renale Perfusionsdruck und es kommt zu einer Abnahme der GFR.
- **Prostaglandine** vermitteln eine gegenregulatorische Vasodilatation im afferenten Schenkel zur Aufrechterhaltung der renalen Hämodynamik und GFR.
- Die Bildung dieser vasodilatatorischen Prostaglandine wird aber durch **NSAR-Einnahme** gehemmt (→ Abb. 11.2).
- **Angiotensin II** vermittelt eine vorrangige Vasokonstriktion der efferenten (postglomerulären) Arteriolen und erhöht dadurch den glomerulären Filtrationsdruck, was ebenso zur Aufrechterhaltung der GFR beiträgt.
- **ACEi** und **ARB** können daher bei volumendepletierten Patienten durch Dilatation des Vas efferens zu einer Reduktion der GFR führen.

Histologisch findet sich anfänglich keine morphologische Schädigung. Auch auf einer funktionellen Ebene bleiben die tubuläre Natriumresorption und Konzentrationsfähigkeit erhalten. Bei prolongierter Aufrechterhaltung eines prärenalen Zustands über mehrere Tage kann es durch ischämische Schädigung am Tubulussystem aber zur Entwicklung einer akuten Tubulusnekrose kommen (→ Kap. 12).

Klinik und Diagnostik

Physikalische Untersuchung

> Zentral ist die Abschätzung des **Volumenstatus** des Patienten, wobei hierfür die klinische Untersuchung entscheidend ist.

Klinisch präsentieren sich die Patienten oft mit Hypotonie und Exsikkose bzw. eingeschränkten Harnmengen:

→

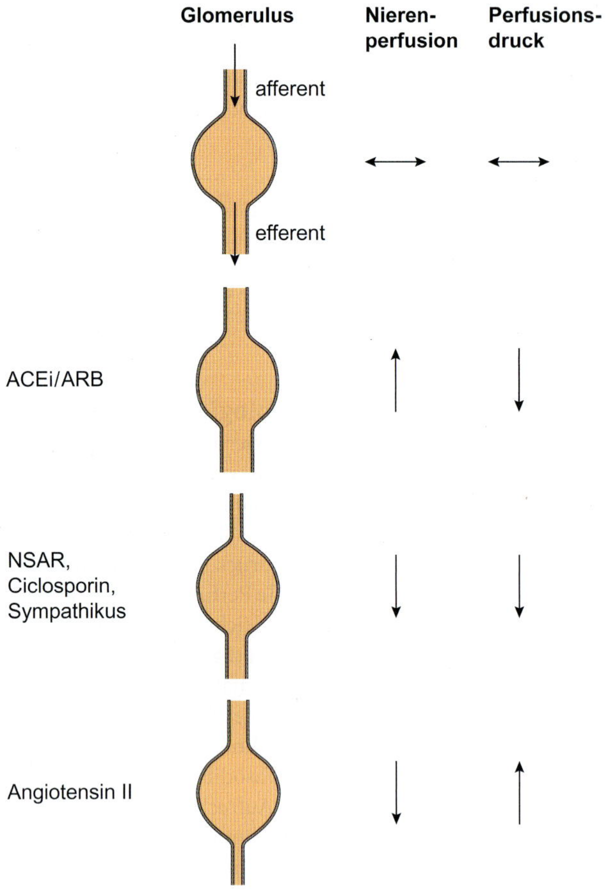

Abb. 11.2 Beeinflussung der renalen Hämodynamik [L271]

- Vitalparameter: Hypotonie und reflektorische Tachykardie bei Hypovolämie
- Haut/Schleimhäute: trocken, stehende Hautfalten, Ödeme
- Abschätzung des zentralen Venendrucks durch den Füllungszustand der Halsvenen
- Auskultation von Herz und Lunge: feuchte Rasselgeräusche

Gelegentlich gelingt durch die klinische Untersuchung keine adäquate Abschätzung des Hydratationszustands des Patienten. Hier kann die Bestimmung des Durchmessers der V. cava inferior bzw. der Lebervenen mittels Ultraschall wegweisend sein.

Labor

Im Labor findet sich bei Patienten mit prärenalem Nierenversagen eine **überproportionale Erhöhung des BUN** im Vergleich zum Serumkreatinin, was durch eine vermehrte passive Rückresorption von Harnstoff im proximalen Tubulus bei niedrigem tubulären Fluss bedingt wird (→ Kap. 2).

Harn

Beim akuten prärenalen Syndrom ist die tubuläre Funktion im Gegensatz zur akuten Tubulusnekrose (ATN) nicht beeinträchtigt. Aufgrund der RAAS-Aktivierung durch das verminderte zirkulatorische Volumen erfolgt eine **maximale Natriumretention** (Natriumkonzentration im Harn < 10 mmol/l). Auch durch Berechnung der fraktionellen Natriumausscheidung (FENa) im Harn kann ein prärenales AKI mit **erhaltener Tubulusfunktion** von einer **tubulären Schädigung** abgegrenzt werden.

> Bei prärenalem Syndrom liegt die **FENa** bei < 1 %.

Bei Patienten mit Diuretikatherapie ist die FENa aber nur eingeschränkt beurteilbar, weshalb in diesem Fall die **fraktionelle Harnstoffausscheidung (FEUrea)** herangezogen werden kann. Eine **FEUrea von < 35 %** ist Ausdruck eines prärenalen Nierenversagens. Aufgrund der nicht osmotischen ADH-Sekretion ist auch der Urin maximal konzentriert. Die Harnosmolarität ist bei intakter Tubulusfunktion dadurch auf das > 1,5-Fache der Plasmaosmolalität erhöht (→ Tab. 11.4).

Tab. 11.4 Differenzierung prärenales Nierenversagen und akute Tubulusnekrose

	Prärenal	ATN
BUN-Kreatinin-Ratio	> 10:1	< 10:1
[Na$^+$] im Urin	< 20 mmol/l	> 30–50 mmol/l
FENa	< 1 %	> 3 %
FEUrea	< 35 %	> 50 %
Harn-Osmo	> 500 mosmol/kg	< 400 mosmol/kg

Therapie und Verlauf

> Die Therapie zielt auf die Behebung der zugrunde liegenden hämodynamischen Ursache einer reduzierten renalen Perfusion ab. In erster Linie ist dies eine **adäquate Volumengabe** bei Patienten mit funktioneller Hypovolämie.

Bei **multimorbiden Patienten** mit z. B. Herzinsuffizienz oder Klappenstenose sollte eine Volumengabe vorsichtig erfolgen, um extravasale Flüssigkeitsansammlungen v. a. in der Lunge (Lungenödem) zu verhindern. Nach dem Ansprechen auf diese intiale Volumengabe (*volume challenge*) kann das akute Nierenversagen auch in eine **Volumen-responsive** und eine **nicht-Volumen-responsive Form** unterschieden werden.

> Zur **Optimierung der renalen Hämodynamik** sollen auch alle RAAS-aktiven Medikamente (ACEi, ARB, Aldosteronantagonist) sowie Diuretika und NSAR pausiert werden.

Falls die Anurie trotz adäquater Volumengabe über mehrere Tage persistiert und sich Zeichen einer beginnenden Volumenüberladung (z. B. pulmonalvenöse Stauung mit Atemnot) zeigen oder eine Hyperkaliämie von über 6 mmol/l trotz medikamentöser Intervention (→ Kap. 4) nicht korrigiert werden kann, ist in seltenen Fällen auch eine Dialyse notwendig.

Bei adäquater Therapie ist die Nierenfunktionsverschlechterung bei **prärenalen Nierenversagen** meist innerhalb weniger Tage reversibel. Beim **kardiorenalen** bzw. **hepatorenalen Syndrom** hängt die Prognose vorrangig von der Grunderkrankung ab.

Postrenales akutes Nierenversagen

Ätiologie

Ein postrenales akutes Nierenversagen wird durch eine **Obstruktion der ableitenden Harnwege** verursacht. Da aber im Normalfall die Funktion einer einzelnen Niere ausreicht, um die renale Exkretion aufrecht zu erhalten, muss die Obstruktion entweder beide Nieren betreffen (bilaterale Harnleiterobstruktion) bzw. unterhalb der Harnblase liegen oder eine (funktionelle) Einzelniere (z. B. nach Nierentransplantation) vorliegen.

Bei allen Patienten mit akutem Nierenversagen muss eine postrenale Problematik ausgeschlossen werden. Eine Diagnose gelingt durch **Ultraschall der Nieren,** bei dem sich eine Aufweitung des Nierenbeckens findet, die als **Hydronephrose** bezeichnet wird (→ Kap. 9).

Wichtige Ursachen umfassen:

- Obstruktion des Harnabflusses durch Harnkonkrement oder Blutkoagel
- Kompression des Harnleiters durch Tumor, Blutung (bei Antikoagulation) oder retroperitoneale Fibrose (Morbus Ormond)
- Prostatahyperplasie mit gestörter Blasenentleerungsstörung
- Verlegter Dauerkatheter (bei hospitalisierten Patienten)
- Neurogene Blasenentleerungsstörungen
- Kongenitale Anomalien

Therapie

Die akute Therapie zielt auf die Sicherstellung einer adäquaten Harnableitung ab: Bei Problemen oberhalb der Blase kann eine Schienung des Harnleiters durch retrograde Stent-Implantation erfolgen (Einbringen eines Double-J-Katheters in den Harnleiter im Rahmen einer Zystoskopie und Vorschieben bis ins Nierenbecken zur Überwindung der Obstruktion) bzw. eine direkte Harnableitung durch Nephrostomie (Punktion des Nierenbeckens von außen) erzielt werden. Bei Problemen unterhalb der Blase kann ein Harnkatheter bzw. ein suprapubischer Katheter den Harnabfluss sicherstellen. Insgesamt ist die Behandlung von postrenalen Problemen aber zumeist eine Domäne der Urologie.

Bei frühzeitiger **Beseitigung der Obstruktion** wird die Nierenfunktion zumeist rasch rekompensiert. Bei länger bestehender Harnabflussstörung kann es jedoch zu einer chronischen Niereninsuffizienz kommen (→ Kap. 14).

Zusammenfassung

- Das akute Nierenversagen ist durch einen plötzlichen Abfall der glomerulären Filtrationsrate definiert.
- Beim akuten Nierenversagen unterscheidet man eine prärenale, renale und postrenale Schädigung.
- Bei völligem Funktionsverlust beider Nieren steigt das Serumkreatinin im Durchschnitt um 1–2 mg/dl pro Tag.
- Wichtigstes Zeichen eines akuten Nierenversagens ist neben einem steigenden Serumkreatinin eine Einschränkung der Harnproduktion (Oligurie/Anurie).
- Die wichtigsten akut lebensbedrohlichen Komplikationen sind eine Hyperkaliämie mit der Gefahr von Herzrhythmusstörungen bzw. eine Hypervolämie mit Lungenödem.
- Die häufigste Ursache beim ambulanten Patienten ist ein prärenales Nierenversagen.
- Ursächlich findet sich beim prärenalen akuten Nierenversagen eine Verminderung des tatsächlichen oder effektiven zirkulatorischen Blutvolumens.
- Mögliche Ursachen umfassen: Diarrhö, Diuretikatherapie, Verbrennungen, Pankreatitis, Blutungen bzw. Herzinsuffizienz oder Leberinsuffizienz.
- Die wichtigste therapeutische Intervention ist der Ausgleich eines bestehenden Volumendefizits.
- RAAS-aktive Medikamente (ACE-Hemmer und Angiotensin-Rezeptorblocker), NSAR und Diuretika sollen pausiert werden.
- Eine postrenale Ursache muss mittels Ultraschall bei allen Patienten mit akutem Nierenversagen ausgeschlossen werden.

→ 12 Intrarenales akutes Nierenversagen

Das **akute intrarenale Nierenversagen** umfasst eine Reihe **heterogener Krankheitsbilder,** die auf sehr unterschiedlichen pathophysiologischen Mechanismen beruhen.

Eine mögliche Einteilung des akuten intrarenalen Nierenversagens unterscheidet nach der Lokalisation der zugrunde liegenden Schädigung in **vaskulär, glomerulär oder tubulointerstitiell** (→ Tab. 12.1).
Daneben gibt es auch **multifaktorielle Prozesse** bei kritisch kranken Patienten auf der Intensivstation (v. a. im Rahmen einer Sepsis). Gesondert wird noch das akute Nierenversagen im Rahmen einer **Schwangerschaft** behandelt.

Vaskuläre Schädigung

Eine vaskuläre Schädigung kann die gesamte arterielle Strombahn bis zum glomerulären Kapillarbett betreffen und wird daher auch als **präglomerulär** bezeichnet. Es werden **makrovaskuläre** (extrarenale Gefäße bis A. renalis) und **mikrovaskuläre** (kleine Arterien und Arteriolen bis zum Glomerulus) Pathologien unterschieden. Im venösen System kann eine Nierenvenenthrombose zu einem akuten Nierenversagen führen.

Makrovaskuläre Erkrankungen

Makrovaskuläre Erkrankungen, die zu einem akuten Nierenversagen führen können, umfassen:

- Thrombembolien bei kardialer Streuung (z. B. Klappenvegetation) oder Aortenaneurysma

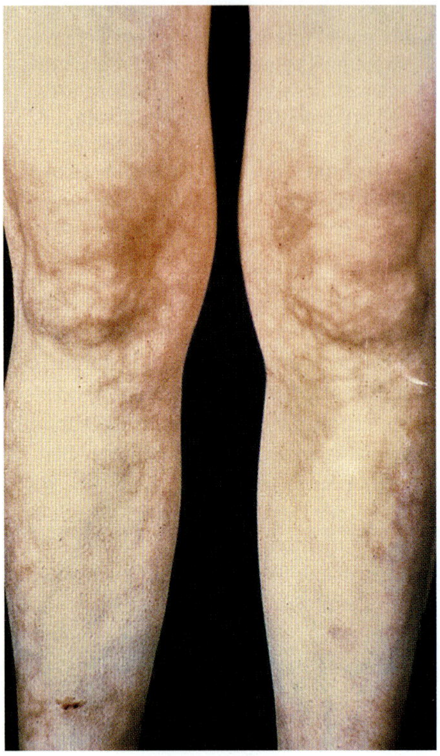

Abb. 12.1 Livedo reticularis [G516]

- Cholesterinembolien nach Ruptur einer atherosklerotischen Plaque (z. B. postinterventionell nach PTA)
- Vaskulitiden der großen und mittelgroßen Gefäße (→ Kap. 38 und → Kap. 39)

Klinische Zeichen einer akuten renalen Ischämie umfassen eine **LDH-Auslenkung, Flankenschmerz** und **Hämaturie.**

Histologisch finden sich in der Nierenbiopsie eine **Nekrose** als Zeichen der Ischämie sowie eine interstitielle Infiltration. Fokale Perfusionsdefekte führen nur bei großer Ausdehnung bzw. bei deutlich vorgeschädigter Niere zu relevanten Funktionsverschlechterungen. Häufig sind auch andere Organsysteme betroffen: **Livedo reticularis** bei Embolisation in die Haut (→ Abb. 12.1), **nekrotische Zehen, abdominale Ischämie** und **fokal neurologische Symptomatik** bei Insulten.

Mikrovaskuläre Schädigung

Veränderungen der renalen **Mikrozirkulation** finden sich bei:

- Vaskulitiden der kleinen Gefäße (→ Kap. 20 und → Kap. 40)
- Sklerodermie (→ Kap. 22 und → Kap. 37)
- Thrombotische Mikroangiopathie (TMA) (→ Kap. 23)
- Malige Hypertonie
- Disseminierte intravasale Gerinnung (DIC)

Bei der TMA handelt es sich um eine **histopathologische Diagnose,** die sich durch Thromben in der Mikrozirkulation von Gehirn und Nieren, aber auch anderer Organsystemen definiert. Laborchemisch imponieren eine Thrombopenie sowie Zeichen einer intravasalen Hämolyse (Coombs negativ) mit Fragmentozyten im Blutausstrich, eine LDH-Erhöhung und das Haptoglobin im Serum unterhalb der Nachweisgrenze.

Tab. 12.1 Akute Beeinträchtigung der Nierenfunktion: Einteilung nach Lokalisation der Schädigung in Relation zum glomerulären Kapillarbett

Vaskulär (=„präglomerulär")	Glomerulär	Tubulointerstitiell (= „postglomerulös")
• Mikroangiopathien: – TMA – Maligne Hypertonie – *Scleroderma renal crisis* • Vaskulitiden • Embolien/Verschlüsse der A. renalis	• Verschiedene Formen der akuten Glomerulonephritis: – RPGN – MPGN – Poststreptokokken-Glomerulonephritis – SLE – IgA-Nephritis • Amyloidose • *Light-chain deposition disease*	• Tubuläre Schädigung: – ATN – CAST-Nephropathie – Crush-Niere – Uratnephropathie • Interstitielle Schädigung: akute interstitielle Nephritis: – Medikamente – Virusinfekt – Sarkoidose – SLE • Thrombose der V. renalis
Prärenal: herabgesetzter glomerulärer Filtrationsdruck: • Hypovolämie • Reduziertes HZV („kardiorenal") oder • Vasodilatation (Sepsis, „hepatorenal")		**Postrenal:** postrenale Obstruktion der ableitenden Harnwege **Funktionell:** Dilatation des Vas efferens unter RAAS-Therapie

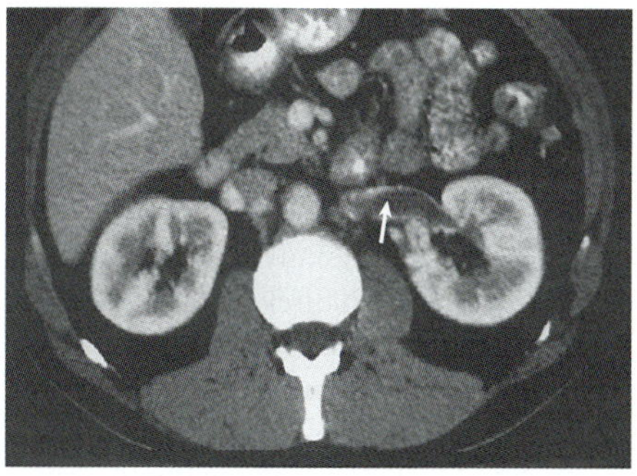

Abb. 12.2 CT-Bild mit Nierenvenenthrombose links [G516]

Nierenvenenthrombose

Eine Nierenvenenthrombose kann sich als Komplikation beim **nephrotischen Syndrom** (durch **Antithrombin-III-Mangel**), nach Nierentransplantation (chirurgische Komplikation), posttraumatisch oder bei prokoagulatorischen Zuständen (z. B. **Antiphospholipidsyndrom**) finden. Pathophysiologisch kommt es zu einem erhöhten intrarenalen Druck und dadurch zu reduzierter Perfusion. Die **Diagnostik** erfolgt mittels Bildgebung (Ultraschall, CT-Angiografie, MR, → Abb. 12.2). Die **Therapie** beruht auf einer **therapeutischen Antikoagulation.**

Glomeruläre Schädigung

Eine glomeruläre Schädigung kann durch eine Reihe von Mechanismen erfolgen. Die wichtigste Differenzialdiagnose ist aber die **akute** bzw. **rasch progrediente Glomerulonephritis (RPGN),** da hier in den meisten Fällen eine **umgehende** und **spezifische Therapie** notwendig ist.

Definition und Einteilung

Unter **RPGN** versteht man eine klinische Verlaufsform einer **akuten Glomerulonephritis** (GN) mit rasch progredienter Einschränkung der renalen Funktion. Die Definition von „rasch progredient" ist hier sehr breit gefasst und entspricht einem **Verlauf über Tage bis Wochen.** Klinisch präsentieren sich die Patienten oft mit Hypertonie und Ödemen.
Es wird eine isoliert die Nieren betreffende Form (primäre Glomerulonephritis, → Kap. 18 und → Kap. 19) von einer systemischen Form im Rahmen einer Autoimmunerkrankung (sekundäre Glomerulonephritis, → Kap. 20 und → Kap. 21) unterschieden. Ein simpler Harnteststreifen kann für die richtige Diagnostik wegweisend sein. Basierend auf den zugrunde liegenden **Pathomechanismen** werden drei Formen der RPGN unterschieden:

- Antikörper gegen die glomeruläre Basalmembran (Anti-GBM-Antikörper bei Goodpasture-Syndrom)
- Immunkomplexablagerungen (z. B. Kollagenosen)
- Pauci-Immun-Glomerulonephritis (z. B. Granulomatose mit Polyangiitis)

Darüber hinaus können auch Immunglobulinablagerungen (*light chain deposition disease*) bzw. eine Amyloidose eine glomeruläre Schädigung bedingen (→ Kap. 22).

Klinik und Diagnostik

Bei **aktivem Harnsediment** mit **dysmorphen Erythrozyten** bzw. **Erythrozytenzylindern** sowie **Albuminurie** ist eine Nierenbiopsie indiziert.

Zusätzlich erfolgt bei Verdacht auf eine akute Glomerulonephritis eine serologische Diagnostik mit Autoantikörpern (ANCA, ANA, Anti-GBM-Antikörper) und Komplementfaktoren (C3, C4) (→ Kap. 9). In der Nierenbiopsie findet sich das **histomorphologische Korrelat** einer **Zellproliferation** und **Halbmondbildung** in den Glomerula (*crescentic GN*).

Tubulointerstitielle Schädigung

Aufgrund des hohen Energiebedarfs der **aktiven Transportprozesse** entlang des Tubulussytems besteht in diesem Segment eine **hohe Vulnerabilität** für eine **ischämische Schädigung.** Darüber hinaus können auch **Noxen** eine akute Schädigung der Tubuluszellen verursachen. Beispiele hierfür sind Medikamente wie **Aminoglykosidantibiotika, Cisplatin oder hyperosmolare Röntgenkontrastmittel,** aber auch endogen Toxine wie **Hämpigmente** bei Rhambdomyolyse **(Crush-Niere).** Histomorphologisch werden diese Schäden unter dem Begriff der **akuten Tubulusnekrose** subsumiert.

Tubuläre Pathologien, die zum akuten Nierenversagen führen, umfassen:

- Akute Tubulusnekrose:
- Ischämisch
- Toxisch (→ Kap. 27)
- Crush-Niere
- Cast-Nephropathie (→ Kap. 22)
- Tumorlyse-Syndrom

Ischämische akute Tubulusnekrose (ATN)

Eine ischämische ATN bei findet sich nach prolongierten und schweren prärenalen Zuständen und kann als **Kontinuum** von einer **rein funktionellen Einschränkung** der Nierenfunktion bei verminderter renaler Perfusion („prärenal") hin zu **einer strukturellen Schädigung** mit nachweisbaren morphologischen Veränderungen verstanden werden.

Ätiologie und Pathophysiologie

Eine vorbestehende chronische Niereninsuffizienz oder eine Atherosklerose sind hier wichtige **Risikofaktoren** für eine ischämische Schädigung.
Auch im Rahmen eines Schockgeschehens bei Kreislaufversagen oder postoperativ v. a. nach Herz- oder abdominalen Gefäßoperationen mit verminderter renaler Perfusion oder intraoperativer Hypotension kann es zu einer ischämischen ATN kommen. In diesen Fällen prädisponiert eine vorbestehende **Hypovolämie** die Nieren zu ischämischen Schäden.
Auch beim Nierenversagen nach Transplantation (*delayed graft function*) handelt es sich um eine primär ischämische Nierenschädigung (→ Kap. 32).
Pathophysiologisch führt eine Ischämie zum Zelltod der Tubuluszellen durch **Apoptose und Nekrose** mit anschließender **Desquamation der Zellen und Obstruktion des Harnabflusses.** Aufgrund der unzureichende NaCl-Resorption der geschädigten Tubuluszellen erfolgt durch den **tubuloglomerulären Feedback-Mechanismus** eine Konstriktion des Vas efferens und dadurch eine Reduktion der GFR. Eine weitere Schädigung entsteht nach der Wiederherstellung der Durchblutung durch eine interstitielle Inflammationsreaktion, die durch zelluläre (Leukozyten) und humorale (Komplement) Komponenten des Immunsystems verursacht wird **(Ischämie-Reperfusions-Schaden).**

Diagnostik und Klinik

Als Zeichen einer Störung der tubulären Funktion kommt es im Vergleich zum prärenalen Syndrom zu einer inadäquaten Natriumrückresorption mit einer fraktionellen Natriumexkretion (FENa) von > 3 % (→ Tab. 11.4). Laborchemisch findet sich bei einer „Schockniere" neben den erhöhten Retentionsparametern auch eine Auslenkung von allgemeinen „Nekrosemarkern" wie Kreatinkinase (CK) und Laktatdehydrogenase (LDH). Eine Biopsie ist nur bei protahierten Verläufen indiziert (→ Abb. 12.3).
Neben dem klassischen oligurischen Nierenversagen finden sich bei der ATN auch Verläufe mit erhaltenem Harnvolumen (nicht-oligurisch).

Therapie und Verlauf

> Im Gegensatz zur rein funktionellen Einschränkung beim prärenalen Syndrom zeigt das Nierenversagen hier aber **kein Ansprechen** auf einen initialen Versuch mit **Flüssigkeitssubstitution** und eine übermäßige Volumenüberladung durch eine zu liberale Volumengabe muss im Weiteren verhindert werden.

Die Schädigung der Tubuluszellen ist potenziell reversibel. Der individuelle Verlauf

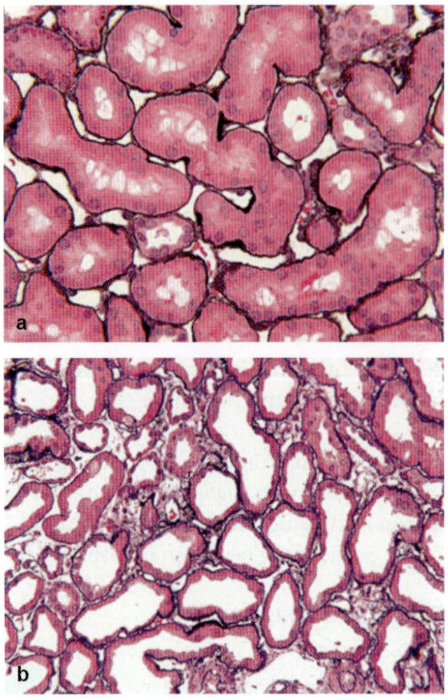

Abb. 12.3 Histologisches Bild der ATN: a) normales Tubulussystem; b) abgeflachtes Epithelium, frei liegende Basalmembran und intraluminaler Debris bei ATN [G516]

hängt vom Ausmaß des ischämischen Insults und einem möglicherweise bestehenden Vorschaden des Organs ab.

Crush-Niere

Ätiologie

Eine rasche Freisetzung großer Mengen an Hämpigmenten (Hämoglobin, Myoglobin) durch intravasale Hämolyse oder Rhabdomyolyse kann durch direkte Tubulotoxizität sowie Obstruktion der Tubuli zu einem akuten Nierenversagen führen. Die wichtigsten Ursachen einer Rhabdomyolyse umfassen eine Muskelschädigung durch Traumata, Kompartmentsyndrom, langes Liegen, generalisiertes Krampfgeschehen, extreme Muskelarbeit, Drogenintoxikation, Alkoholexzess, Intoxikation oder Sichelzellanämie.

Diagnostik und Therapie

Laborchemische Zeichen einer Rhabdomyolyse sind:

- Erhöhte Kreatinkinase (meist > 10 000 U/l) und LDH-Auslenkung
- Rötlich-brauner Urin durch Myoglobulinurie

> Zur Prävention eines akuten Nierenversagens sollte bei Rhabdomyolyse zur Aufrechterhaltung einer Harnausscheidung von ca. 200–300 ml/h eine **intravasale Volumengabe** erfolgen.

Zusätzlich scheint ein Anheben des Harn-pH-Werts auf über 6,5 sinnvoll, um eine Präzipitation des Hämpigments mit Tamm-Horsefall-Protein zu verhindern (Natriumbikarbonat-Infusion).

Tumorlyse-Syndrom

Aufgrund eines Tumorzerfalls (v. a. durch Chemotherapie bedingt) kommt es zur Freisetzung von Elektrolyten und Nukleotiden aus dem Intrazellulärraum. Laborchemisch finden sich:

- Hyperurikämie (Abbau von Purinen)
- Hyperphosphatämie
- Hyperkaliämie
- Hypokalzämie

Durch Ausfällen von Uratkristallen in den Tubuli kann es zu einem akuten Nierenversagen kommen. Die **Therapie** beruht auf einer intravenösen Volumengabe und Verabreichung einer rekombinanten Urikase (Rasburikase).
Daneben finden sich auch renale Komplikationen durch die onkologische Therapie selbst: z. B. thrombotische Mikroangiopathie nach Gemcitabine, akute Tubulusnekrose oder funktionelle Tubulupathien durch Cisplatin.

Akute interstitielle Nephritis

Bei der **akuten interstitiellen Nephritis (AIN)** handelt es sich um eine „Entzündung" des renalen Interstitiums, die durch eine Immunreaktion verursacht wird.

Histologisch findet sich dementsprechend ein zelluläres Infiltrat aus Immunzellen (Lymphozyten, Makrophagen eosinophile Granulozyten) mit Ödembildung und in weiterer Folge Fibrosierung (→ Kap. 27).
Mögliche Ursachen sind:

- Medikamentenassoziiert – im Sinne einer Hypersensitivitätsreaktion (Betalactam-Antibiotika, NSAR)
- Infektassoziiert (z. B. Hantavirus, Leptospirose, Tuberkulose)
- Im Rahmen von systemischen Erkrankungen (Sarkoidose, SLE, Sjögren-Syndrom)

Selten kann auch eine **interstitielle Infiltration durch maligne Zellen** im Rahmen eines Lymphoms oder einer Leukämie ein akutes Nierenversagen verursachen. Auffällig sind hier deutlich vergrößerte Nieren in der Bildgebung.

Zusammenfassung

- Eine Reihe sehr heterogener Erkrankungen kann zu einem akuten intrarenalen Nierenversagen führen.
- Beim akuten intrarenalen Nierenversagen werden vaskuläre, glomeruläre sowie tubulointerstitielle Schädigungen unterschieden.
- Bei den vaskulären Patholgien kann das gesamte arterielle Gefäßbett bis zu den glomerulären Kapillaren betroffen sein (Embolien, Vaskulitiden, thrombotische Mikroangiopathie).
- Bei den glomerulären Erkrankungen werden primäre (isoliert die Niere betreffende) von sekundären (im Rahmen von systemischen Erkrankungen) unterschieden.
- Wichtig ist die Identifikation einer akuten bzw. rasch progredienten Glomerulonephritis.
- Ein aktives Harnsediment mit dysmorphen Erythrozyten sowie einer Albuminurie kann richtungsweisend sein.
- Bei den tubulonterstiellen Erkrankungen sind v. a. die akute interstitielle Nephritis (meist durch Medikamente) und die akute Tubulusnekrose wichtig (ATN).
- Die ATN kann toxisch oder ischämisch bedingt sein.

Akutes Nierenversagen auf der Intensivstation

Aufgrund der Häufigkeit und der multifaktoriellen Genese sowie der klinischen Relevanz wird das akute Nierenversagen auf der Intensivstation hier gesondert abgehandelt.

Ätiologie

> Die Nieren sind bei Intensivpatienten meistens nicht primär geschädigt, sondern **sekundär** im Rahmen einer schweren **zugrunde liegenden systemischen Erkrankung** wie Sepsis, Kreislauf- oder Leberversagen.

Häufig tritt das Nierenversagen zusammen mit Störungen in anderen Organsystemen auf **(Multiorganversagen).**
Neben einer „prärenalen Komponente" und ischämischen ATN bei Schockgeschehen und Kreislaufversagen kommen häufig auch **toxische Schädigungen** durch Medikamente oder Kontrastmittel hinzu. Eine wichtige Ätiologie bei diesem Patientenkollektiv ist aber die akute Nierenschädigung im Rahmen einer **Sepsis.**

Pathophysiologie

Pathophysiologisch findet sich beim septischen akuten Nierenversagen:

- **Systemische Vasodilatation** mit erniedrigtem systemischen Widerstand durch systemische Inflammation (SIRS) und Endotoxine
- Ein dadurch bedingtes **Kreislaufversagen** mit Schockgeschehen, verminderter renaler Perfusion und RAAS-Aktivierung zur Natrium- und Wasserretention

Darüber hinaus kann es aber auch bei **septischen Patienten mit hyperdynamer Kreislaufsituation** und dadurch vermehrter renaler Perfusion zu einem akuten Nierenversagen kommen:

- Mikrozirkulationsstörungen in der Niere durch systemische Inflammation und oxidativen Stress

> Das akute Nierenversagen ist bei diesen Patienten daher mit einer deutlich **erhöhten Mortalität** assoziiert.

Diagnostik und Klinik

Bei Intensivpatienten ist eine klinische Abschätzung des intravasalen Volumenstatus oft schwer möglich. Die Patienten zeigen aufgrund einer initial oft sehr positiven Flüssigkeitsbilanz und der systemischen Inflammation (SIRS) generalisierte Ödeme. Hier können die Messung des zentral venösen Drucks (ZVD) sowie eine Echokardiografie zur Abschätzung der linksventrikulären Funktion bzw. des Füllungszustands der V. cava inferior (VCI) hilfreich sein.

Therapie

Bei Patienten im septischen Schock stehen die **hämodynamische Stabilisierung** durch eine Volumensubstitution (innerhalb der ersten Stunden) sowie eine möglichst frühzeitige empirische antimikrobielle Therapie im Vordergrund. Zielwerte sind hier:

- ZVD von 8–12 mmHg
- Mittlerer arterieller Druck > 65 mmHg
- Zentralvenöse Sättigung > 70 %

Nach dieser initialen Phase ist aber von einer weiteren positiven Bilanzierung keine Besserung der Nierenfunktion zu erwarten.

Bei oligo- bzw. anurischen Intensivpatienten finden sich dann **sekundäre Probleme** durch die Hypervolämie. Am wichtigsten ist hier ein erhöhter Beatmungsaufwand bei pulmonaler Überwässerung.
Bei noch bestehender Nierenfunktion ist hier der Versuch einer negativen Bilanzierung durch Gabe von **Diuretika** möglich, was bei Patienten mit AKI aber oft nicht ausreichend gelingt. Die Gabe von Diuretika ist auch bei Patienten mit akutem Nierenversagen nur von der klinischen Einschätzung des Volumenstatus getriggert und erfolgt mit dem Ziel, eine negative Volumenbilanz zu erzielen.

> Oft sind **höhere Dosen an Schleifendiuretika** notwendig, um eine effektive Steigerung der Diurese zu erzielen.

Die Gabe von Diuretika führt zu keiner weiteren Schädigung der Nieren. Nur bei **prärenalem Syndrom** kann eine Reduktion des zirkulatorischen Volumens durch Diuretika zu einer funktionellen Abnahme der GFR führen.
Wenn trotz Ausschöpfung der konservativen Möglichkeiten keine Rekompensation des Patienten gelingt, ist eine **Nierenersatztherapie** notwendig. Ob deren frühzeitiger Beginn Vorteile bringt, ist nicht sicher erwiesen. Der Beginn richtet sich zumeist nach der klinischen Notwendigkeit. Dringliche **Indikationen** zur akuten Nierenersatztherapie sind:

- Hyperkaliämie über 6,5 mmol/l (mit EKG-Veränderungen)
- Schwere metabolische Azidose (pH < 7,1)
- Akute Volumenüberladung bei Anurie (z. B. Lungenödem)

Weitere mögliche Indikationen umfassen:
- Steuerung des Volumenhaushalts bei Oligurie
- BUN > 100 mg/dl als Ausdruck der Urämie
- Laktatazidose
- Tumorlyse-Syndrom
- Schwere Elektrolytstörungen (z. B. Hyperkalzämie)

Bei Nierenersatztherapie besteht die Wahl zwischen zwei Verfahren (→ Kap. 30):
- **Kontinuierlich:** CVVHF (*continuous veno-venous hemofiltration*), CVVHDF (*continuous veno-venous hemodiafiltration*)
- **Intermittierend/diskontinuierlich:** Hämodialyse (HD), Hämodiafiltration (HDF)

Bei hämodynamisch-instabilen intensivpflichtigen Patienten unter Katecholamintherapie zur Kreislaufstabilisierung werden zumeist **kontinuierliche Verfahren** bevorzugt. Eine Überlegenheit eines Verfahrens gegenüber einem anderen konnte bisher nicht gezeigt werden.
Um eine Koagulation des extrakorporalen Kreislaufs zu verhindern, ist bei diesen Verfahren immer eine **Antikoagulation** notwendig. In den letzten Jahren hat sich bei den kontinuierlichen Nierenersatzverfahren bei Intensivpatienten eine regionale Antikoagulation mit Citrat durchgesetzt, die dadurch eine oft ungewollte systemische Antikoagulation verhindert werden kann (→ Kap. 30).

Verlauf und Prognose

In der größten bisher publizierten Studie zum akuten Nierenversagen auf der Intensivstation mit Daten von über 120 000 Patienten fand sich eine Mortalität von 9 % bei Patienten ohne Nierenversagen, im Vergleich zu 19 % bei AKIN Stadium 1, 28 % bei Stadium 2 und 33 % bei Stadium 3.
Die extrakorporale Therapie wird so lange fortgeführt, bis sich die renale Funktion deutlich gebessert hat (z. B. steigende Harnmengen) bzw. der klinische Zustand des Patienten eine Beendigung erlaubt.

Akutes Nierenversagen im Rahmen der Schwangerschaft

Neben physiologischen Anpassungen (Zunahme des Gesamtkörperwassers, renale Hyperfiltration) sind im Rahmen einer Schwangerschaft auch **spezifische Pathologien** beschrieben, die zu einem Nierenversagen führen können.

Ätiologie

Insgesamt sind diese Erkrankungen aber sehr selten. Folgende Komplikationen mit renaler Beteiligung sind beschrieben:
- Präeklampsie und Eklampsie
- HELLP-Syndrom
- TMA (TTP/HUS)
- Akute Schwangerschaftsfettleber
- Bilaterale Nierenrindennekrose

Bei Zeichen einer intravasalen Hämolyse und Thrombopenie sollte bei Schwangeren differenzialdiagnostisch an eine thrombotische Mikroangiopathie oder eine schwere Präeklampsie/Eklampsie bzw. ein HELLP-Syndrom gedacht werden.

Pathophysiologie und Klinik

Die **Präeklampsie** tritt normalerweise nach der 20. SSW auf. Die Pathogenese beruht auf fetalen und maternalen Faktoren, die zu einer gestörten Angiogenese und dadurch bedingten Hypoperfusion der Plazenta führen. Leitsymptome sind eine neu aufgetretene Hypertonie sowie Proteinurie. Zusätzlich kann es aber auch zu einer Thrombopenie, einem Anstieg des Serumkreatinins und der Leberenzyme kommen. Bei der **Eklampsie** kommen noch neurologische Symptome mit tonisch-klonischen generalisierten Anfällen hinzu. Bei deutlich erhöhten Transaminasen besteht der Verdacht auf ein **HELLP-Syndrom** (**h**emolysis, **e**levated **l**iver enzymes, **l**ow **p**latelets).
Insgesamt ist die klinische Differenzialdiagnose einer schweren Präeklampsie mit HELLP-Syndrom und eines schwangerschaftsassoziierten TTP/HUS schwierig. Dieses kann im Gegensatz zur Präeklampsie auch noch Wochen nach der Entbindung auftreten. Ursächlich sind zumeist Mutationen in Proteinen zur Regulation des alternativen Wegs der Komplementaktivierung (→ Kap. 23).

Zusammenfassung

- Das akute Nierenversagen auf der Intensivstation ist multifaktoriell. Der Schweregrad der renalen Funktionseinschränkung korreliert mit der Mortalität.
- Auch im Rahmen einer Schwangerschaft kann es selten zu einem akuten Nierenversagen kommen (Präemklampsie, HELLP-Syndrom, thrombotische Mikrangiopathie).

Chronische Niereninsuffizienz

Definition
Eine chronische Nierenerkrankung (*chronic kidney disease* = CKD) liegt vor, wenn
- **entweder** die glomeruläre Filtrationsrate (GFR) für mehr als 3 Monate unter 60 ml/min/1,73 m^2 Körperoberfläche liegt **(funktionelle Schädigung),**
- **oder** Zeichen einer chronischen Nierenschädigung für über 3 Monate persistieren: Hier dient v. a. eine Albuminurie von über 30 mg/g Kreatinin als Ausdruck einer glomerulären Schädigung **(strukturelle Schädigung).**

Epidemiologie
Es gibt keine genauen Zahlen zur Prävalenz der chronischen Niereninsuffizienz. Der Anteil an Patienten mit einer eingeschränkten Nierenfunktion wird in den industrialisierten Ländern auf **ca. 10 %** geschätzt. Aufgrund nationaler Dialyseregister gibt es aber **genaue Zahlen zur Prävalenz und Inzidenz des terminalen Nierenversagens** (CKD Stadium 5, s. u.). Hier findet sich in Europa und Nordamerika eine Inzidenz von ca. **10–20/100 000/Jahr.** Die Prävalenz liegt in etwa bei 50–100/100 000.

Nur etwa 1% aller Patienten mit chronischer Nierenschädigung erreicht das Stadium der Dialysepflichtigkeit. Die meisten Patienten sterben zuvor an einer **kardiovaskulären** oder **malignen Erkrankung** („kompetitive Risiken").

Insgesamt ist die **Inzidenz** der chronischen Nierenerkrankungen weltweit weiter **steigend.** Dies beruht zum einen auf der allgemeinen demografischen Entwicklung mit zunehmendem Lebensalter, als auch auf einer steigenden Prävalenz von insbesondere Diabetes mellitus und anderer kardiovaskulärer Risikofaktoren. Mittlerweile haben die sekundären Erkrankungen (v. a. **Diabetes und vaskuläre Nephropathie**) die primären renalen Erkrankungen als häufigste Ursache eines dialysepflichtigen Nierenversagens überholt.
Die häufigsten Ursachen einer terminalen Niereninsuffizienz sind:
- Diabetische Nephropathie (35 %)
- Arterielle Hypertonie (23 %)
- Glomerulonephritis (15 %)
- Interstitielle Nephritis (8 %)
- Unbekannte Ursachen (8 %)
- ADPKD (4 %)
- Systemerkrankungen (Amyloidose, GPA, 4 %)
- Kongenital (1 %)
- Sonstige (4 %)

In Europa und den USA werden für chronische Dialyseprogramme in **etwa 3–7 % des gesamten Gesundheitsbudgets** ausgegeben.

Ätiologie
Die Ursachen einer chronischen Niereninsuffizienz sind sehr **heterogen.** Einerseits können **primäre Nierenerkrankungen** einen chronisch-progredienten Verlauf zeigen:
- Glomerulonephritiden (→ Kap. 16 bis → Kap. 19)
- Interstitielle Nephritis (→ Kap. 27)

Darüber hinaus kann es auch im Rahmen von **systemischen internistischen Erkrankungen** zu einer sekundären chronischen Schädigung der Niere kommen:
- Diabetes mellitus (→ Kap. 24)
- Arterielle Hypertonie (→ Kap. 25)
- Vaskulitiden (→ Kap. 20)
- Kollagenosen (→ Kap. 21 und → Kap. 22)
- Thrombotische Mikroangiopathie (→ Kap. 23)
- Multiples Myelom (→ Kap. 22)
- Amyloidose (→ Kap. 22)
- Sarkoidose (→ Kap. 22)
- Uratnephropathie

Daneben gibt es auch **hereditäre Erkrankungen,** die zu einer chronischen Niereninsuffizienz führen können. Hier sind oft mehrere Familienmitglieder betroffen (→ Kap. 28):
- Alport-Syndrom
- ADPKD (autosomal-dominante polyzystische Nierenerkrankung)
- Morbus Fabry

Letztendlich bleibt noch eine Vielzahl **anderer** möglicher **Ursachen:**
- Chronische Infektion (Tuberkulose, chronische Pyelonephritis bei rezidivierenden Harnwegsinfekten) (→ Kap. 28)
- Nierenarterienstenose (→ Kap. 25)
- Postrenale („urologische") Ursachen (chronische Stauung, vesikoureterale Refluxkrankheit, Nephro- bzw. Ureterolithiasis)
- Toxische Schädigungen (→ Kap. 27)
- Kardiorenales Syndrom (→ Kap. 26)

Tab. 14.1 Stadieneinteilung der CKD und kardiovaskuläres Risiko

	Kategorie	Merkmale
Albuminurie	A1	normal bis leicht erhöht: < 30 mg/g
	A2	moderat erhöht: 30–300 mg/g
GFR (ml/min/1,73 m^2)	G1	normal oder hoch: ≥ 90
	G2	mild eingeschränkt: 60–89
	G3a	mild bis moderat eingeschränkt: 45–59
	G3b	moderat bis schwer eingeschränkt: 30–44
	G4	schwer eingeschränkt: 15–29
	G5	Nierenversagen: < 15

Einteilung
Seit dem Jahr 2002 erfolgt auch bei der chronischen Niereninsuffizienz eine **Stadieneinteilung** analog den **NYHA-Stadien der Herzinsuffizienz** (CKD Stadium 1–5). Bei Patienten an der Dialyse wird zusätzlich das Suffix „D" angehängt (CKD Stadium 5D). Zur genaueren Unterteilung wurde das Stadium 3 in weiterer Folge in 3a und 3b unterteilt, da innerhalb dieser Patientenkohorte erhebliche Unterschiede bezüglich Komorbiditäten und Prognose bestehen. Die kontinuierlichen Parameter **GFR** und **Proteinurie** werden hierbei in Kategorien (G1–5 bzw. A1–3) eingeteilt und ermöglichen somit eine bessere Stratifizierung des individuellen Risikos (→ Tab. 14.1).

Mit steigender Kategorie sowohl der GFR-Einschränkung als auch der Albuminurie zeigt sich sowohl ein **höheres Risiko** für die Progredienz der renalen Erkrankung als auch eine **erhöhte kardiovaskuläre bzw. Gesamtmortalität.**

Die **Stadieneinteilung** ermöglicht insgesamt eine bessere Vergleichbarkeit von Patienten mit chronischer Niereninsuffizienz und erleichtert somit sowohl die Behandlung als auch epidemiologische Untersuchungen.

Abhängig vom CKD-Stadium besteht ein anderer klinischer Fokus in der Behandlung der Patienten:

Stadium 1

Bei Patienten im CKD-Stadium 1 besteht noch eine **normale exkretorische Funktion.** Eine diagnostische Aufarbeitung der Nierenerkrankung zur Diagnosestellung ist wichtig. Im Stadium der Mikroalbuminurie kann z. B. durch optimale Blutzuckereinstellung bei Diabetikern eine weitere Progression verhindert werden (→ Kap. 24). Schon ab den frühen Stadien sollte versucht werden, die kardiovaskulären Risikofaktoren zu reduzieren und Komorbiditäten zu behandeln (Diabetes, Hypertonie, Hyperlipidämie).

Stadium 2

Ab dem CKD-Stadium 2 zeigt sich eine beginnende **leichtgradige Funktionseinschränkung** der Nieren. Wichtig ist in diesem Stadium die Abschätzung des weiteren Fortschreitens bzw. eine weitere Verzögerung des Verlaufs (z. B. durch ACE-Hemmer oder Angiotensin-Rezeptorblocker-Therapie bei Proteinurie).

Stadium 3a und b

Mit fortschreitender Niereninsuffizienz zeigen die Patienten eine **deutlich erhöhte kardiovaskuläre Mortalität,** weshalb eine weitere Optimierung des kardiovaskulären Risikoprofils entscheidend ist. Erste Symptome der **chronischen Niereninsuffizienz** können Auftreten (Azidose, Anämie) und müssen behandelt werden. Ebenso muss an eine Dosisanpassung bei Medikamenten mit vorwiegend renaler Elimination gedacht werden.

Stadium 4

Ab einer **GFR unter 30 ml/min/1,73m²** Körperoberfläche sollten Patienten mit chronischer Niereninsuffizienz einem Nephrologen vorgestellt werden, um das weitere Management zu optimieren. Wichtig sind v. a die Planung und **Vorbereitung der Nierenersatztherapie** und die Aufklärung der Patienten über die zur Verfügung stehenden Optionen (→ Kap. 29 und → Kap. 30)

Ab dem Übergang von CKD-Stadium 4 zu Stadium 5 treten die **allgemeinen Symptome einer chronischen Niereninsuffizienz** zunehmend in den Vordergrund (→ Kap. 15).

Stadium 5

Ab einer GFR unter 15 ml/min ist bei geplanter Hämodialyse die Anlage eines **chirurgischen Shunts** indiziert (→ Kap. 30).

Zusätzlich muss bei allem Patienten die Möglichkeit einer **Nierentransplantation** evaluiert werden und die Vorbereitungsuntersuchungen für eine Nierentransplantation sollten bis zum Dialysebeginn abgeschlossen sein. Bei Verfügbarkeit eines Lebendspenders sollte eine **präemptive Transplantation** (noch vor Beginn der Dialysepflichtigkeit) angestrebt werden (→ Kap. 31).

> In Abhängigkeit der **Urämiesymptomatik** muss der Beginn der Nierenersatztherapie individuell erwogen werden.

Das Stadium 5D wird dann auch als **terminale Niereninsuffizienz** bezeichnet.

Management der chronischen Niereninsuffizienz

Wichtig in der Behandlung von Patienten mit chronischer Niereninsuffizienz sind:

- Diagnostik (→ Kap. 9)
- Therapie der Grunderkrankung (s. einzelne Kapitel)
- Verzögerung der Progression durch allgemeine Maßnahmen (→ Kap. 15)
- Behandlung und Vermeidung von Komplikationen (→ Kap. 15)
- Vorbereitung und Beginn der chronischen Nierenersatztherapie (→ Kap. 29)

Zusammenfassung

- Eine chronische Niereninsuffizienz ist durch eine funktionelle Einschränkung der Niere (erniedrigte GFR) sowie eine strukturelle Schädigung (Albuminurie) definiert, die über 3 Monate besteht.
- Basierend auf der GFR und der Albuminurie erfolgt eine Stadieneinteilung. Mit höherer Kategorie des CKD-Stadiums steigen auch die kardiovaskuläre und Gesamtmortalität.
- Das Management der chronischen Niereninsuffizienz unterscheidet sich nach dem CKD-Stadium. Ab dem CKD-Stadium 4 sollten die Patienten einem Nephrologen vorgestellt werden und die chronische Nierenersatztherapie sollte geplant werden.
- Die Inzidenz und die Prävalenz der chronischen Niereninsuffizienz nehmen stetig zu.
- Mittlerweile haben die sekundären Ursachen einer Niereninsuffizienz (v. a. Diabetes mellitus und arterielle Hypertonie) die primären renalen Erkrankungen überholt.

Klinik und Therapie der Komplikationen

Bei den meisten Patienten verläuft die chronische Niereninsuffizienz **in den frühen Stadien weitestgehend asymptomatisch** (bis CKD-Stadium 3–4) und die klinischen Symptome der zugrunde liegenden Erkrankung können im Vordergrund stehen (z. B. Ödeme bei nephrotischem Syndrom).

> Trotz der großen pathophysiologischen Unterschiede sind die **Symptome** und **Folgen** einer chronischen Nierenerkrankung ab dem **CKD Stadium 4–5** bei den meisten Patienten aber **sehr einheitlich.**

Arterielle Hypertonie

Bei fortgeschrittener CKD ab dem **Stadium 3** leiden mehr als zwei Drittel der Patienten an einer arteriellen Hypertonie. Vor allem in Hinblick auf das dadurch erhöhte **kardiovaskuläre Risiko** ist eine optimale Einstellung des Bluthochdrucks entscheidend. Zumeist ist hier eine mehrfache Kombinationstherapie notwendig (→ Kap. 25).
Ein durch eine chronische Niereninsuffizienz verursachte Hypertonie wird auch als **renoparenchymatöser Hypertonus** bezeichnet und stellt eine wichtige Ursache für eine sekundäre Hypertonie dar (→ Kap. 25).

Hypervolämie

Fällt die GFR auf **unter 15–20 ml/min** kann es zu einer progredienten Flüssigkeitsakkumulation mit Hypervolämie und Ödembildung kommen, was dann als **„Dekompensation"** bezeichnet wird.

> Vor allem bei Patienten mit vorbestehender Herzinsuffizienz bzw. schlecht eingestellter Hypertonie mit rezidivierenden hypertensiven Krisen kann es aber auch schon bei noch besser erhaltender GFR zu einer **Volumenretention mit akutem Lungenödem** kommen.

Hier kann bei fehlendem Ansprechen auf eine diuretische Therapie eine akute Dialyse mit **Ultrafiltration** notwendig sein.
Auch bei Patienten mit **höhergradiger Proteinurie** (Amyloidose, nephrotisches Syndrom) findet sich frühzeitig eine **ausgeprägte Ödemneigung,** mit v. a. morgens bestehenden Lidödemen und deutlichen Beinödemen.

Elektrolytstörungen und Säure-Basen-Haushalt

Ab einer **GFR unter 20 ml/min** steigt die Gefahr einer potenziell lebensbedrohlichen **Hyperkaliämie** aufgrund der verminderten renalen Exkretion (→ Kap. 4).

> Durch Therapie mit z. B. **ACEi/ARB** oder **Aldosteronantagonisten** kann aber das Risiko für eine Hyperkaliämie auch schon in einem **früheren Stadium** einer chronischen Niereninsuffizienz deutlich ansteigen.

Bei diesen Patienten sind daher engmaschige Kontrollen des Serumkaliums indiziert. Daneben kann es auch durch Hämolyse, Zellzerfall (Tumorlyse, Nekrose) oder gastrointestinale Blutung zu einem vermehrten Kaliumanfall mit konsekutiver Hyperkaliämie kommen.
Zur Vermeidung der Hyperkaliämie ist bei Patienten mit CKD eine **kaliumreduzierte Kost** indiziert. Im klinischen Alltag werden zusätzlich oft enterale Kationenaustauscher (z. B. Natriumpolystyrensulfonat) verwendet, wodurch die enterale Kaliumausscheidung erhöht werden soll. Die klinische Wirksamkeit ist jedoch nicht bewiesen. Zusätzlich kann eine negative Kaliumbilanz durch **Diuretika** erzielt werden.
Bereits ab einem **CKD-Stadium 3–4** entwickelt sich eine **metabolische Azidose** durch eine nur mehr unzureichende renale Bikarbonat-Regeneration und Säureelimination. Eine metabolische Azidose begünstigt in weiterer Folge wiederum eine Hyperkaliämie. Darüber hinaus hat die metabole Azidose eine Vielzahl an renalen sowie extrarenalen Auswirkungen (Progression der Niereninsuffizienz, Muskelabbau, Verstärkung der renalen Osteodystreophie, systemische Inflammation, Wachstumsstörungen, eingeschränkte Leistungsfähigkeit) und ist mit einer erhöhten Mortalität assoziiert.
Ein Ausgleich der renalen metabolischen Azidose erfolgt durch orale oder parenterale **Natriumbikarbonatsubstitution** bzw. durch die Dialyse selbst (HCO_3^--Zielwert > 20 mmol/l).

Renale Anämie

Durch eine mangelnde Bildung von **Erythropoietin** in der Niere kommt es zum Auftreten einer **normochromen, normozytären Anämie** (renale Anämie). Deutlich erniedrigte Hämoglobinwerte (Hb) sind mit einer erhöhten kardiovaskulären Mortalität assoziiert.

Anhand der Parameter **Transferinsättigung (TSAT)** und **Ferritin** sowie **Hämoglobin (Hb)** wird die Behandlung der renalen Anämie mittels **Eisensubstitution** und **ESA-Medikation** (*erythropoetin stimulating agents*) gesteuert. Eine orale oder intravenöse Eisensubstitution sollte bei TSAT < 30 % oder Ferritin < 500 ng/ml gestartet werden. Eine ESA-Therapie ist nach Korrektur eines Eisenmangels ab einem Hämoglobinwert **zwischen 9 und 10 g/dl** indiziert. Eine Anhebung des Hb über 11,5 g/dl mittels ESA sollte aber nicht erfolgen, da danach das kardiovaskuläre Risiko wieder zunimmt.

Störung des Mineral- und Knochenstoffwechsels

Die Störung des Mineral- und Knochenstoffwechsels bei chronischer Niereninsuffizienz wird im Englischen als **CKD-MBD** abgekürzt (*chronic kidney disease-mineral bone disease*). Die wichtigsten Veränderungen betreffen:

- Serumphosphat
- Serumkalzium
- Vitamin D (1,25-$(OH)_2$-Vitamin-D_3 bzw. Calcitriol)
- Parathormon (PTH)
- FGF 23

Wissenschaftliche Erkenntnisse der letzten Jahre haben v. a. die **eingeschränkte Phosphatausscheidung** bei niedriger GFR als frühzeitige und primäre Störung identifiziert. Über eine durch **FGF 23** (und PTH) vermittelte Gegenregulation kommt es dann im Weiteren zu einer Steigerung der Phosphaturie sowie Hemmung der Konversion von 25-(OH)-Vitamin-D_3 (Speicherform) in das bioaktive 1,25-$(OH)_2$-Vitamin-D_3 (Calcictriol) in der Niere mit dadurch verminderter enteraler Phosphat- und Kalziumresorption (→ Abb. 15.1 und → Kap. 4). Beide Formen können im Labor bestimmt werden und sind neben der Bestimmung der PTH-Konzentration die entscheidenden Parameter in der Evaluation des Knochenstoffwechsels bei CKD.
Ein **Mangel** an **aktivem Vitamin D** begünstigt das Auftreten einer Hypokalziämie und trägt dadurch weiter zur Entwicklung des sekundären Hyperparathyreoidismus bei.
Die erhöhte **PTH-Sekretion** führt zu einer vermehrten Aktivierung von Osteoklasten und dadurch einer gesteigerten Kalziumfreisetzung aus dem Knochen (sekundärer Hyperparathyreoidismus).

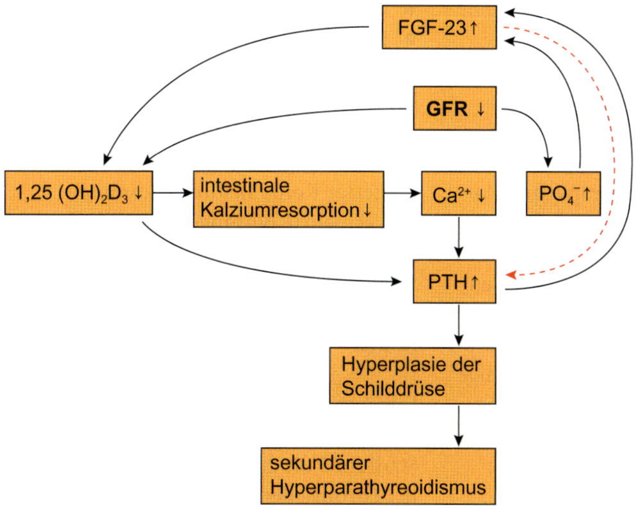

Abb. 15.1 Konzept der CKD-MBD mit sekundärem Hyperparathyreoidismus [L271]

Durch den gestörten Mineral- und Knochenstoffwechsel kommt es in weiterer Folge zum Auftreten der **renalen Osteodystrophie.** Diese umfasst die folgenden klinischen Entitäten:

- **Osteitis fibrosa:** Durch konstante Aktivierung der Osteoklasten und Osteoblasten kommt es zu einem hyperdynamen Knochenstoffwechsel.
- **Adyname Osteodystrophie:** Resistenz gegenüber der PTH-Wirkung bzw. übermäßige Senkung durch Vitamin-D-Substitution
- **Osteomalazie:** früher häufig durch Aluminium-haltige Phosphatbinder

> Darüber hinaus führt der sekundäre Hyperparathyreoidismus zu **einer akzelerierten vaskulären Kalzifizierung.** Diese betrifft im Gegensatz zur klassischen Atherosklerose als Erkrankung der Intima v. a. die Media und trägt in weiterer Folge zur hohen kardiovaskulären Begleitmorbidität der chronischen Niereninsuffizienz bei.

Therapeutische Interventionen sind die Kontrolle der enteralen Phosphataufnahme durch **orale Phosphatbinder** und **phosphatarme Ernährung.** Zur Behandlung des sekundären Hyperparathyreoidismus ist bei erhöhten bzw. steigenden PTH-Werten eine Substitution des bioaktiven **1,25-(OH)-Vitamin-D_3** indiziert (**Cave:** Hyperkalzämie, Hyperphosphatämie, adyname Osteopathie!). Sollte durch diese Interventionen keine adäquate Kontrolle des sekundären Hyperparathyreoidismus gelingen, besteht auch die Möglichkeit einer Therapie mit einem **Calcimimetikum** (z. B. Cinacalcet).

Dieses führt zu einer Konformationsänderung der Tertiärstruktur des calziumsensitiven Rezeptors und bewirkt dadurch eine erhöhte Empfindlichkeit dieses Rezeptors für Kalzium mit verminderter PTH-Sekretion.

Bei **medikamentös nicht kontrollierbarem** sekundärem Hyperparathyreoidismus bzw. Auftreten eines **tertiären Hyperparathyreoidismus** (noduläre Hyperplasie, Adenom) ist in schweren Fällen eine **Parathyroidektomie** notwendig. Bei Patienten mit geplanter Nierentransplantation sollte eine Autotransplantation eines der Epithelkörperchens (z. B. subkutanes Unterarmfettgewebe) erfolgen. Perioperativ muss auf einen sehr oft massiven Abfall des Serumkalziums mit adäquater Substitution geachtet werden.

Erhöhtes kardiovaskuläres Risiko

Durch die chronische Nierenerkrankung ist das kardiovaskuläre Risiko im Vergleich zur Allgemeinbevölkerung deutlich erhöht. Sowohl die chronische Niereninsuffizienz als auch eine Albuminurie sind unabhängige **Prädiktoren der kardiovaskulären Mortalität.**

Neben den traditionellen Risikofaktoren wie **Diabetes mellitus, arterielle Hypertonie** oder **Nikotinabusus** finden sich bei Patienten mit chronischer Niereninsuffizienz spezielle Risikofaktoren:

- Sympathikus- und RAAS-Aktivierung
- Hypervolämie
- Elektrolytstörungen
- CKD-MBD mit akzelerierter vaskulärer Kalzifizierung
- Urämietoxine
- Chronische Inflammation

> Im Rahmen eines akuten Koronarsyndroms bzw. Myokardinfarkts werden Patienten mit chronischer Niereninsuffizienz **oft nicht leitliniengerecht therapiert** (asymptomatische Präsentation, nicht eindeutige Interpretation der Biomarker, vorbestehende EKG-Veränderungen, Zurückhaltung bzgl. koronarer Intervention).

Die häufigste Todesursache bei Patienten an der Dialyse sind Herzrhythmusstörungen bzw. der **plötzliche Herztod.** Es zeigt sich hier eine Häufung am Ende des langen Dialyseintervalls (Fr auf Mo; Sa auf Di). Risikofaktoren sind:

- Linksventrikuläre Hypertrophie/Kardiomyopathie
- Vorbestehende KHK
- Kaliumschwankungen (v. a. Hyperkaliämie)
- Intradialytische Gewichtszunahme/chronische Hypervolämie

Neben **einer systolischen Dysfunktion** findet sich bei Patienten mit chronischer Niereninsuffizienz und Linksventrikelypertrophie v. a. auch eine **diastolische Herzinsuffizienz** (HFpEF = *heart failure with preserved ejection fraction*). Das **kardiorenale** Syndrom wird im → Kap. 26 behandelt. Die wichtigsten Therapieziele sind eine **gute Blutdruckeinstellung** sowie **Meidung einer Hypervolämie.** Eine medikamentöse Herzinsuffizienztherapie beinhaltet:

- RAAS-Blockade (ACEi und ARB)
- Betablocker
- Diuretika (höhere Dosierung bei reduzierter GFR, ggf. sequentielle Nephronblockade durch Kombinationstherapie, → Kap. 5)
- Aldosteronantagonisten bis **GFR von 45 ml/min** (**Cave:** Hyperkaliämie!)

Statine zeigen eine **Reduktion der Mortalität bei Patienten mit Hyperlipidämie bis zum CKD-Stadium 4.** Bei Patienten an der Dialyse konnte kein Benefit durch eine zusätzliche Lipidsenkung erzielt werden. Bei vielen Patienten besteht zum Zeitpunkt des Dialysebeginns aber schon eine Therapie mit einem Statin, die bei guter Verträglichkeit (**Cave:** CK-Anstieg und Muskelschmerzen) auch an der chronischen Dialyse fortgeführt werden soll.

Neurologische Symptome

Unter der **urämischen Neuropathie** versteht man ein sehr breites Spektrum an neurologischen Symptomen, die von einer Konzentrationsschwäche und Angeschlagenheit bis hin zu Koma und Krampfanfällen reichen.
Bei fortgeschrittener chronischer Niereninsuffizienz finden sich auch häufig eine **Polyneuropathie** (PNP) sowie ein **Restless-Legs-Syndrom** (RLS). Eine mögliche medikamentöse Therapie umfasst: Antiepileptika wie Gabapentin und Carbamazepin für die PNP und Dopaminagonisten für das RLS.
Aber auch mit Beginn der Dialyse kann es zu neurologischen Komplikationen kommen: Das **Dysäquilibrium-Syndrom** kann im Rahmen einer „Andialyse" durch zu schnelle Elimination von erhöhten Osmolyten wie dem Harnstoff aus dem Plasma mit nur verzögerter Diffusion von osmotisch aktiven Substanzen aus dem ZNS über die Blut-Hirn-Schranke auftreten. Durch den dadurch entstandenen osmotischen Gradienten kann es zu einem **Flüssigkeitsshift** nach **intrazerebral** und der Entwicklung eines **Hirnödems** kommen. Bei erhöhtem BUN (> 100 mg/dl) erfolgt daher anfänglich eine tägliche Dialyse über 3 Tage mit geringer Intensität (kleine Kapillare, niedriger Fluss) und kurzer Dauer (unter 2 h).

Dermatologische Symptome

Im **CKD Stadium 5** leiden über 50 % der Patienten an einem urämischen **Pruritus.** Die Pathogenese ist bisher noch nicht vollständig geklärt. Eine Assoziation mit erhöhtem Parathormon oder Urämietoxinen wird diskutiert. Zumeist erfolgt v. a. eine topische Therapie mit **fetthaltige Cremes. Antihistaminika** sind zumeist ineffektiv. Mögliche Therapieansätze beruhen auf der Gabe von **Gabapentin** oder **Opiatrezeptorantagonisten.**
Bei der **Kalziphylaxie** handelt es sich um eine Verkalkung der subkutanen Arteriolen, die bei Patienten mit schwerer Niereninsuffizienz auftreten kann (zumeist bei chronischen Dialysepatienten) und mit einer sehr hohen Mortalität assoziiert ist. Pathophysiologisch liegt ein erhöhtes Kalziumphosphatprodukt bei sekundärem Hyperparathyreoidismus und hoch dosierter Vitamin-D-Therapie zugrunde. Weitere Risikofaktoren sind eine Therapie mit Marcumar®, die eine Kalziphylaxie auslösen können. Die Behandlung beruht auf einer intensivierten täglichen Dialyse, einer Senkung des Kalzium und Phosphatprodukts sowie Therapie des sekundären Hyperparathyreoidismus mit Cinacalzet. Eine etwaige Therapie mit aktivem Vitamin D muss beendet werden. Als spezifische Therapiemöglichkeit besteht die postdialytische Gabe von **Natriumthiosulfat.**

Urämie

> Unter Urämie versteht man im Allgemeinen die „Vergiftung" des Bluts mit harnpflichtigen Substanzen.

Die Urämietoxine selbst sind insgesamt schlecht charakterisiert. Es kommt aber zur Retention von z. B. Harnstoff und Kreatinin sowie Phosphat, Polyaminen, Homocystein, β_2-Mikroglobulin oder Parathormon. Ein signifikanter Anteil scheint aus dem intestinalen Mikrobiom zu stammen.

> Die Urämie stellt insgesamt einen Zustand **erhöhter systemischer Inflammation** und **Katabolie** dar, der zu Malnutrition sowie Verminderung der Aktivität und Leistungsfähigkeit führt.

Sie tritt üblicherweise erst bei präterminaler Niereninsuffizienz im **CKD-Stadium 4–5** auf. Die Symptome sind oft sehr unspezifisch und umfassen:

- Übelkeit
- Inappetenz
- Müdigkeit
- Konzentrationsschwäche
- Verminderte Immunkompetenz mit Infektneigung
- Polyneuropathie
- Pruritus

Bei weiter fortgeschrittener Niereninsuffizienz im CKD-Stadium 5 kann es aber zum Auftreten spezifischer mit einer Urämie assoziierter Komplikationen kommen:

- Vermehrte Blutungsneigung („urämische Thrombozytopathie")
- Urämischer Perikarderguss
- Urämische Enzephalopathie bis hin zum Koma

Das Auftreten dieser Urämie-assoziierten Symptomatik stellt bei Patienten im CKD-Stadium 5 oft die Indikation zum Start einer chronischen Nierenersatztherapie dar (→ Kap. 29).

Verzögerung der Progression der CKD

Neben der Therapie der zugrunde liegenden Erkrankung kann durch **allgemeine Interventionen** die Progression der chronischen Niereninsuffizienz verzögert werden.

Pathophysiologie der Progression der CKD

Das pathophysiologische Konzept der Progression einer chronischen Niereninsuffizienz beruht auf:

- **Glomeruläre Hyperfiltration** mit **erhöhtem intraglomerulären Druck** in den verbleibenden Nephronen
- Dadurch kommt es initial **zu Kompensation eines primären Nephronverlusts** mit Stabilisierung der GFR.
- Im weiteren Verlauf **glomeruläre Sklerosierung** der noch funktionierenden Nephrone und weiterer Funktionsverlust

> Eine **Proteinurie** sowie eine (intrarenale) **RAAS-Aktivierung** stellen weitere Risikofaktoren für das Fortschreiten einer chronischen Niereninsuffizienz dar.

Antihypertensive Therapie

Eine **optimale Blutdruckkontrolle** ist die wichtigste Maßnahme zur Hemmung der Progression einer chronischen Niereninsuffizienz (→ Kap. 25).

RAAS-Blockade

> Vor allem **ACE-Hemmern (ACEi)** und **Angiotensin-Rezeptorblockern (ARB)** wird eine spezifische nephroprotektive Wirkung und eine Reduktion der Proteinurie zugesprochen.

Diese soll v. a. durch die **Reduktion des intraglomerulären Drucks** durch Erweiterung des Vas efferens erfolgen. Ob dadurch aber eine Verzögerung der Progression der Niereninsuffizienz bzw. der Proteinurie erzielt werden kann, die über den Effekt der Blutdruckkontrolle hinausgeht, ist unklar. Eine **übermäßige Kochsalzzufuhr** kann die **Effektivität einer RAAS-Blockade aufheben,** wohingegen eine reduzierte Zufuhr synergistisch die Wirkung erhöht. Eine duale RAAS-Blockade durch Kombination eines ACEi und ARB wird aufgrund des deutlich erhöhten Nebenwirkungsprofils (Hyperkaliämie, weitere Verschlechterung der Nierenfunktion) nicht empfohlen.

Diätetische Maßnahmen

Tierexperimentelle Daten zeigten eine **Verzögerung der Progression des GFR-Verlusts** durch **Proteinrestriktion.** Die MDRD-Studie (Modification of Diet in Renal Disease Study) wies aber keinen Vorteil einer ausgeprägten Proteinrestriktion (0,28 g/kg/Tag) in Hinblick auf das Fortschreiten der Niereninsuffizienz nach. Basierend auf aktuellen Empfehlungen scheint eine moderate Eiweißrestriktion auf 0,8 g/kg/Tag sinnvoll. Vor allem aber sollte eine exzessive Proteinzufuhr von über 1,3 g/kg/Tag vermieden werden.

Meidung nephrotoxischer Substanzen

Bei Patienten mit chronischer Niereninsuffizienz sollten bekannt nephrotoxische Substanzen soweit möglich gemieden werden bzw. eine strenge Prüfung der Indikationsstellung sowie adäquate Dosisanpassung erfolgen. Wichtige Beispiele hierfür sind **antimikrobielle Substanzen** wie Aminoglykoside, Vancoymcin, Aciclovir, Foscarnet und Amphotericin B. Das Gleiche gilt für die Anwendung von **Röntgenkontrastmitteln.**

> Bei vital gefährdetem Patienten muss aber die potenzielle Nephrotoxizität von **Medikamenten** oder **Röntgenkontrastmitteln** in Kauf genommen werden.

Nephrotoxine und allgemeine Pathomechanismen der Nierenschädigung werden im → Kap. 27 behandelt.

Dosisanpassung bei eingeschränkter Nierenfunktion

> Zur **optimalen Dosierung von Medikamenten** mit vorrangig renaler Elimination bei Patienten mit eingeschränkter Nierenfunktion wird auf Online-Ressourcen wie www.dosing.de verwiesen, die umfangreiche Informationen geben.

Die Abschätzung der Nierenfunktion gelingt am besten durch Berechnung der eGFR (→ Kap. 8). In der klinischen Routine sind Dosisanpassungen v. a. bei **Antibiotika** bzw. **Virostatika** zu beachten. Auch zahlreiche neurologische und psychiatrische Medikamente (Antidepressiva, Antiepileptika) benötigen eine Dosisanapassung.
Ziel der Dosisanpassung ist die **Vermeidung einer Akkumulation** und dadurch bedingten **Toxizität.** Bei Patienten mit akutem Nierenversagen ist die Dosierung aufgrund des fehlenden Steady State aber oft schwierig. Auch bei Beginn einer Nierenersatztherapie ist auf eine adäquate Adaptation der Dosierung sowie Unterschieden zwischen kontinuierlichen und intermittierenden Verfahren zu achten. Vor allem bei der Antibiotikadosierung bei kritisch kranken Patienten mit akutem Nierenversagen auf der Intensivstation (z. B. Sepsis) muss aber auch eine **Unterdosierung** vermieden werden.
Bei einigen Medikamenten muss bei fortgeschrittener Niereninsuffizienz auf systemische Nebenwirkungen geachtet werden:

- Metformin ist ab einer GFR von 30 ml/min wegen der Gefahr einer **Laktatazidose** kontraindiziert (→ Kap. 7).
- Sulfonylharnstoffe (außer Gliquidon) können zu einer **prolongierten Hypoglykämie** führen.

Zusammenfassung

- Eine adäquate Blutdruckkontrolle ist die wichtigste therapeutische Intervention zur Verzögerung der Progression der CKD.
- ACE-Hemmer und Antiotensin-Rezeptorblocker haben einen positiven Einfluss auf die Proteinurie.
- Nephrotoxische Substanzen sollten gemieden werden und bei einigen Medikamenten ist bei fortgeschrittenem CKD-Stadium eine Dosisanpassung notwendig.
- Patienten mit chronischer Niereninsuffizienz haben ein deutlich erhöhtes kardiovaskuläres Risiko.
- Häufige Komorbiditäten der chronischen Niereninsuffizienz umfassen eine arterielle Hypertonie, eine Hypervolämie, Elektrolytstörungen (Hyperkaliämie) und Störungen des Säure-Basen-Haushalts (metabolische Azidose), eine renale Anämie sowie neurologische als auch dermatologische Erkrankungen.
- Bezüglich der Dosisanpassung von Medikamenten bei Niereninsuffizienz wird am besten auf Online-Datenbanken wie www.dosing.de zurückgegriffen.

Systematik glomerulärer Erkrankungen

Anfänglich erscheint es oft schwierig, einen Überblick über die Vielzahl an Ursachen und Formen von glomerulären Erkrankungen zu gewinnen. Durch ein strukturiertes Herangehen und eine systematische Einteilung gelingt es aber rasch, die verschiedenen Kranheitsentitäten auseinanderzuhalten. Der Begriff **Glomerulopathie** bezeichnet eine glomeruläre Schädigung im Allgemeinen. Unter **Glomerulonephritis** versteht man eine durch immunologische Mechanismen bedingte Entzündung der Glomeruli. Es werden dabei isoliert die Nieren betreffende Formen von renalen Mitbeteiligungen im Rahmen systemischer Erkrankungen unterschieden.

Diagnostik

Neben den initialen differenzialdiagnostischen Überlegungen, basierend auf Anamnese, klinischer Präsentation, Labor- und Harnbefunden, ist für eine sichere Diagnosestellung so gut wie immer eine **Nierenbiopsie** indiziert.

Richtungweisend ist zumeist der **Harnbefund mit Proteinurie und/oder Erythrozyturie.** Die initiale Aufarbeitung sollte daher folgende Untersuchungen umfassen (→ Kap. 9):

- Harnteststreifen zum semiquantitativen Nachweis von Erythrozyten, Leukozyten, Albumin, Glukose, Ketonen und Nitrit
- Albumin-Kreatinin- bzw. Protein-Kreatinin-Ratio im Harn zur Quantifizierung der renalen Eiweißausscheidung
- Harnsediment zum Nachweis von glomerulärer Erythrozyturie (dysmorphe Erythrozyten, Erythrozytenzylinder)

Darüber hinaus sind **serologische Untersuchungen** indiziert:

- Autoimmunologische Abklärung inkl. ANCA, Anti-GBM AK, ANA, Anti-ds-DNA, Komplementfaktoren (C3, C4), Kryoglobuline
- HBV, HCV und HIV-Serologie
- Immunglobuline, Elektrophorese mit Immunfixation, freie Leichtketten im Serum
- LDH, Fragmentozyten, Haptoglobin

Systematische Einteilung

Traditionell basiert die Klassifikation der Glomerulopathien auf den **histologisch-beschreibenden Kriterien** in der Nierenbiopsie, die nun zunehmend um zugrunde liegende **pathophysiologische Mechanismen** erweitert werden.

Eine systematische Einteilung glomerulärer Schädigungen kann daher insgesamt nach mehreren Gesichtspunkten erfolgen:

- **Ätiologie:** primäre und sekundäre Glomerulopathien
- **Histologisches Schädigungsmuster**
- **Immunologische Pathomechanismen**
- **Klinische Symptomatik:** nephrotisches und nephritisches Syndrom

Ätiologie

Bei den glomerulären Erkrankungen werden nach der Ätiologie primäre und sekundäre Glomerulopathien unterschieden:

Primäre Glomerulopathien Es handelt sich um eigenständige und isoliert die Niere betreffende Erkrankungen. Die Schädigung betrifft vorrangig die glomerulären Kapillaren und ist durch **immunologische Prozesse** verursacht (s. primäre Glomerulonephritiden; → Kap. 18 und → Kap. 19).

Sekundäre Glomerulopathien Eine Vielzahl an systemischen Erkrankungen kann aber ebenso zu einer sekundären Schädigung der Glomerula führen. Wichtig sind hier v. a. die sekundären Glomerulonephritiden im Rahmen einer **systemischen Vaskulitis** (→ Kap. 20), bei **systemischem Lupus erythematodes** (→ Kap. 21) oder durch **virale Infekte** (z. B. Hepatitis C, HIV; → Kap. 28). Andere sekundäre Ursachen umfassen die **diabetische Nephropathie** (→ Kap. 24), eine renale Amyloidose (→ Kap. 22) sowie genetische Erkrankungen wie das **Alport-Syndrom** (→ Kap. 28).

Histologisches Schädigungsmuster

Histomorphologisch sinnvoll erscheint eine Einteilung der Glomerulonephritiden/Glomerulopathien nach **Lokalisation der glomerulären Schädigung** (→ Abb. 16.1):

- **Podozyten – viszerale Epithelzellen:**
  - Minimal-Change-Nephritis
  - Primär-segmentale Glomerulosklerose (pFSGS)
  - Fokale segmentale Glomerulosklerose (FSGS)
  - Diabetische Nephropathie
- **Subepithelial:**
  - Membranöse Glomerulonephritis
  - Lupus-Nephritis Klasse V
- **Glomeruläre Basalmembran:**
  - Anti-GBM-Antikörper (Goodpasture-Syndrom)
  - Alport-Syndrom (Defekt der a5-Kette des Typ-IV-Kollagens)
- **Endothelial:**
  - Pauci-Immun-Glomerulonephritis (ANCA-Vaskulitidien)
- **Subendothelial:**
  - Membranoproliferative Glomerulonephritis (MPGN) Typ 1
  - Kryoglobulinämie
  - Lupus-Nephritis Klasse III und IV
  - Poststreptokokken-Glomerulonephritis
- **Mesangial:**
  - Mesangioproliferative Glomerulonephritis (Purpura Schönlein-Henoch)
  - IgA-Nephritis
  - Lupus-Nephritis Klasse II
  - Diabetische Nephropathie

Basierend auf der lichtmikroskopischen Untersuchung werden **proliferative** (mit Zellvermehrung) und **nicht-proliferative** (ohne Zellvermehrung) Glomerulonephritiden unterschieden (→ Tab. 16.1). Sind über 50 % der Glomerula betroffen, spricht man von einem diffusen Ausbreitungsmuster, bei unter 50 % von fokalen Läsionen. Ebenso können innerhalb eines einzelnen Glomerulums alle Kapillaren (global) oder nur einige Kapillaren (segmental) betroffen sein (→ Abb. 16.2).

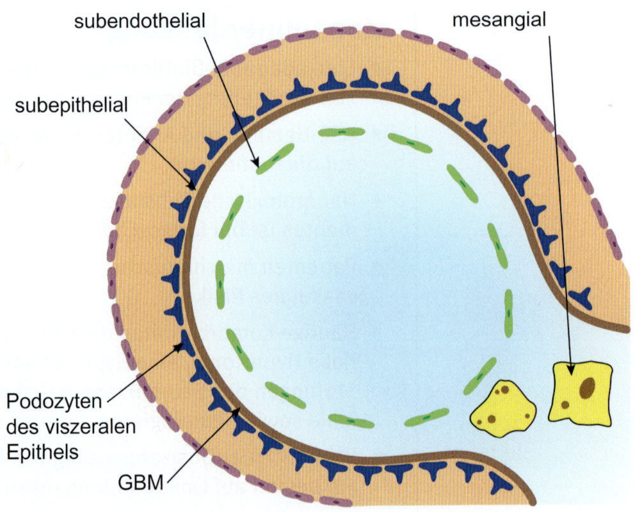

Abb. 16.1 Lokalisation der glomerulären Schädigung [L271]

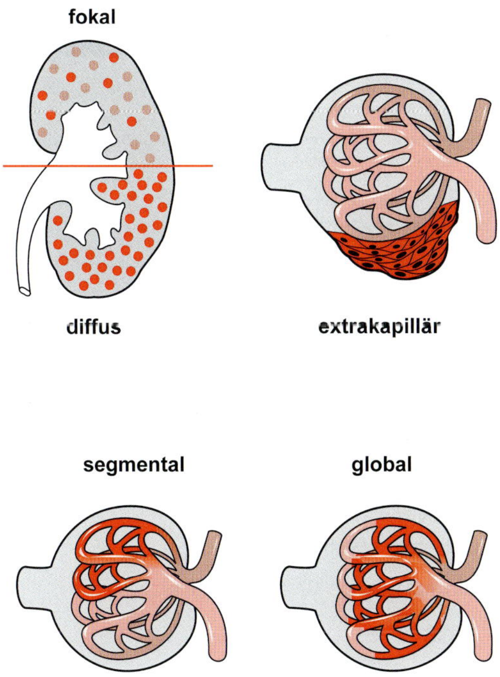

Abb. 16.2 Verteilungsmuster der Glomerulonephritis [L106]

Tab. 16.1 Histologische Klassifikation der Glomerulonephritis nach Proliferation

Histologische Klassifikation	Form der Glomerulonephritis
nicht-proliferativ	• Minimal-Change-GN • FSGS • Membranöse GN
proliferativ	• IgA/mesangioproliferativ • Poststreptokokken-Glomerulonephritis • MPGN • RPGN

Immunologische Pathomechanismen

Eine **immunologische Schädigung** der glomerulären Kapillaren ist durch verschiedene Pathomechanismen möglich:

- **Ablagerung** von **zirkulierenden Immunkomplexen** oder **In-situ-Immunkomplexformation:** Die Immunkomplexablagerungen finden sich dabei **mesangial** bei IgA-Nephritis, Purpura Schönlein-Henoch oder Lupus-Nephritis (LN) Klasse II, **subendothelial** bei Poststreptokokken-Glomerulonephritis, proliferativer LN Klasse III und IV, Kryoglobulinämie oder MPGN Typ 1, sowie **subepithelial** bei der membranösen Glomerulonephritis
- **Antikörper** gegen die **glomeruläre Basalmembran** (Goodpasture-Syndrom)
- **Pauci-Immun-Glomerulonephritis** ohne Nachweis von Immunkomplexablagerungen: Zu dieser Form zählen v. a. die Glomerulonephritiden im Rahmen von systemischen ANCA-assoziierten Vaskulitiden.

Klinische Symptomatik

Zwei typische klinische Verlaufsformen von glomerulären Erkrankungen werden unterschieden:

Nephritisches Syndrom

> Das nephritische Syndrom ist durch ein **aktives Harnsediment** mit glomerulärer Hämaturie (dysmorphe Erythrozyten, Erythrozytenzylinder) und Proteinurie definiert.

Zusätzlich bestehen oft eine **Hypertonie** sowie **Lid- und Beinödeme** aufgrund einer Natrium- und Flüssigkeitsretention. Häufig tritt es bei Pathologien auf, die v. a. die glomeruläre Basalmembran oder das kapilläre Endothel betreffen.

> Beim nephritischen Syndrom finden sich auch **akute Verläufe** mit rasch progredienter Verschlechterung der Nierenfunktion im Sinne eines akuten Nierenversagens.

Nephrotisches Syndrom

> Beim nephrotischen Syndrom findet sich vorrangig eine **große Proteinurie** (> 3 g/24 h bzw. 3000 mg/g Kreatinin) mit Hypoalbuminämie und Ödemen, aber **ohne aktivem Harnsediment.**

Zusätzlich besteht hier oft eine **Hyperlipidämie.** Zudem kommt es aufgrund des Verlusts von koagulationshemmenden Gerinnungsfaktoren (Antithrombin III, Protein C und S) zu einer **erhöhten Thromboseneigung.** Bei einem Serumalbumin unter 20 g/l sollte eine orale Antikoagulation mit Marcumar® erwogen werden.

> Nur **selten** kommt es auch im Rahmen eines nephrotischen Syndroms (v. a. bei stark ausgeprägter Hypoalbuminämie) zu einem akuten Nierenversagen.

Klinisch im Vordergrund steht hier oft eine ausgeprägte Ödembildung mit extravasaler Flüssigkeitseinlagerung. → Abb. 16.3 zeigt die beiden pathophysiologischen Mechanismen die zur Ausbildung von Ödemen bei diesen Patienten führt. Patienten mit primärer Natriumretention **(Overfill)** zeigen ein gutes Ansprechen auf Diuretika, wohin-

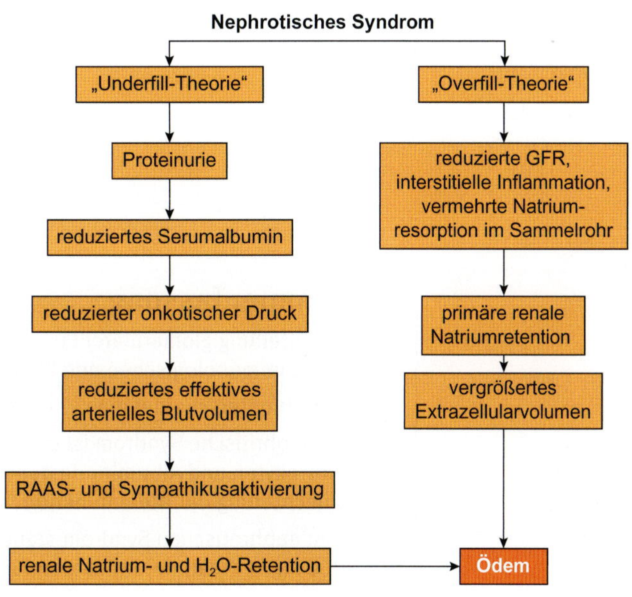

Abb. 16.3 Pathophysiologie des nephrotischen Syndroms [L271]

Tab. 16.2 Wichtige Ursachen eines nephrotischen bzw. nephritischen Syndroms

Ursachen eines nephrotischen Syndroms	Ursachen eines nephritischen Syndroms
Primäre GN	
• Minimal-Change-Nephropathie • Membranöse Glomerulonephritis • FSGS • MPGN	• IgA-Nephritis • RPGN • MPGN
Autoimmun-/Systemerkrankungen	
• SLE • Amyloidose • Diabetes mellitus • Kryoglobulinämie	• Goodpasture-Syndrom • ANCA-Vaskulitiden • SLE
Infektassoziiert	
• Hepatitis B und C	• Poststreptokokken-Glomerulonephritis

gegen Patienten mit reduziertem onkotischem Druck und RAAS-Aktivierung eine Volumenreduktion nur sehr schlecht tolerieren **(Underfill).** Beim nephrotischen Syndrom sind oft **hohe Dosen von Schleifendiuretika** notwendig. Eine **sequentielle Nephronblockade** durch Kombination eines Schleifendiuretikums mit z. B. einem Thiaziddiuretikum kann bei **Diuretikaresistenz** helfen (Diuretikatherapie, → Kap. 5). Bei allen Patienten mit ausgeprägter Proteinurie sollte eine Therapie mit **einem ACE-Hemmer** oder **Angiotensin-Rezeptorblocker** erfolgen.
→ Tab. 16.2 gibt einen Überblick über die **wichtigsten Ursachen für ein nephritisches bzw. nephrotisches Syndrom.** Manche Erkrankungen können aber sowohl einen nephritischen als auch nephrotischen Verlauf zeigen. Dazu gehören z. B. die membranoproliferative oder die mesangioproliferative Glomerulonephritis (SLE, IgA).

Tab. 16.3 Einteilung der Glomerulonephritis nach klinischem Bild

Glomerulonephritis	Klinisches Bild
Asymptomatischer pathologischer Harnbefund	Proteinurie (subnephrotische) ohne Nierenfunktionseinschränkung
Nephritisches Syndrom	„aktives Harnsediment" mit glomerulärer Proteinurie und Hämaturie; Nierenfunktionseinschränkung; Salz- und Wasserretention
RPGN	rasche Verschlechterung der Nierenfunktion über Tage/Wochen; nephritisches Syndrom; Histologie: zelluläre Halbmonde (extrakapilläre Proliferation)
Nephrotisches Syndrom	Proteinurie > 3,5 g/Tag; Hypoalbuminämie, Hyperlipidämie, Ödeme; **Cave:** Thrombose und Infekte!
Chronische Glomerulonephritis	persistierende Proteinurie mit/ohne Hämaturie; langsam progrediente Niereninsuffizienz

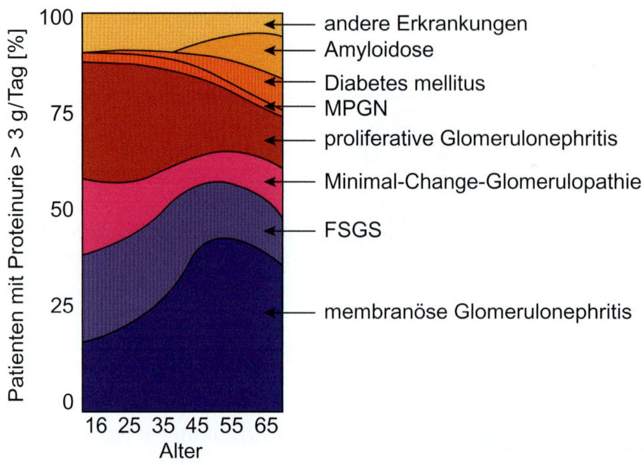

Abb. 16.4 Relative Altersverteilung nephrotischer Erkrankungen nach Biopsieergebnis [L271]

Der mögliche Verlauf einer Glomerulonephritis reicht von **oligosymptomatisch** mit nur im Harnsediment nachweisbarer Schädigung bis zu **fulminanten Verläufen mit akutem Nierenversagen** (→ Kap. 12). Bei der **rasch-progressiven Glomerulonephritis** (RPGN) handelt es sich um eine akute Verlaufsform, die sich häufig mit einem akuten Nierenversagen präsentiert, das sich über wenige Tage bis Wochen entwickelt. Histologisch zeigt sich eine proliferative Glomerulonephritis mit der Ausbildung von zellulären Halbmonden (→ Kap. 17).

Daneben finden sich auch chronische Verläufe mit langsam progredienter chronischer Nierenerkrankung (→ Kap. 14).
→ Tab. 16.3 gibt einen Überblick der möglichen Verlaufsformen einer Glomerulonephritis.
In → Abb. 16.4 ist die relative Häufigkeit nephrotischer Erkrankungen mit Proteinurie > 3 g/Tag nach Altersdekade, basierend auf den Ergebnissen von Nierenbiopsien dargestellt. (Patienten mit klinischem Verdacht auf eine diabetische Nephropathie werden oft nicht biopsiert und sind in dieser Darstellung unterrepräsentiert).

Zusammenfassung

- Die Einteilung glomerulärer Erkrankungen kann nach ätiologischen, histologischen, immunologischen und klinischen Parametern erfolgen.
- Klinisch unterscheidet man v. a. das nephritische und nephrotische Syndrom.
- Das nephritische Syndrom ist durch ein aktives Harnsediment mit dysmorphen Erythrozyten und Albuminurie definiert. Häufig findet sich auch eine akute Verschlechterung der Nierenfunktion.
- Beim nephrotischen Syndrom steht eine höhergradige Proteinurie (über 3000 mg/g Kreatinin) im Vordergrund.

17 Rasch-progressive Glomerulonephritis

Definition

Bei der rasch-progressiven Glomerulonephritis **(RPGN)** handelt es sich um eine klinische Verlaufsform einer **akuten Glomerulonephritis** mit rasch voranschreitender Einschränkung der renalen Funktion über Tage bis Wochen.

Aufgrund der **spezifischen Therapieoptionen** und des zumeist progredienten Verlaufs bis zu einer terminalen Niereninsuffizienz ist eine **frühzeitige und gezielte Diagnostik** entscheidend. Als histomorphologisches Korrelat finden sich **zelluläre Halbmonde** in den Glomerula (*crescentic GN*).

Klinik und Diagnostik

Die RPGN zeigt typischerweise einen **„nephritischen" Verlauf** und ist durch einen **raschen GFR-Verlust** und ein **aktives Harnsediment** gekennzeichnet.

Ein einfacher Harnteststreifen kann hier für die Diagnostik wegweisend sein. Eine **Nierenbiopsie** ist fast immer indiziert, um einerseits die Diagnose zu sichern und andererseits die Prognose besser abschätzen zu können.

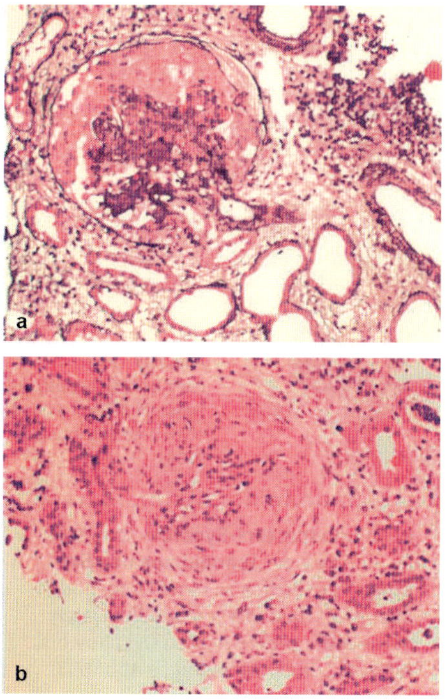

Abb. 17.2 Zellulärer (a) und fibrozellulärer Halbmond mit partieller Sklerosierung (b) [G067]

Bei der RPGN findet sich in der Histologie typischerweise eine als **Halbmonde** bezeichnete Morphologie, weshalb diese Entität auch als **„crescentic GN"** bezeichnet wird (→ Abb. 17.1).

Bei den Halbmonden handelt es sich **um organisierte Plasmaproteine (Fibrin) und Zellen im Bowman-Raum** (zelluläre Halbmonde, → Abb. 17.2a). Im späteren Stadium zeigen sie sich in Organisation als **fibrozelluläre Halbmonde** mit beginnender Sklerosierung (→ Abb. 17.2b).

Epidemiologie

Etwa **10 %** aller Glomerulonephritiden zeigen einen **akuten Verlauf.** Insgesamt ist die Inzidenz der RPGN niedrig und liegt bei unter 1/100 000/Jahr.

Therapie und Prognose

Grundlage der initialen Therapie der RPGN ist eine **Immunsuppression.** Die spezifische Therapie ist abhängig von den zugrunde liegenden Pathomechanismen: Üblicherweise erfolgt anfangs eine Induktionstherapie mit z. B. **Cyclophosphamid** oder **Rituximab** in Kombination mit **hochdosierten Kortikosteroiden.**

In der Erhaltungsphase finden zusätzlich **antiproliferative Medikamente** wie Azathioprin, Mycophenolat-Mofetil oder Methotrexat Anwendung.

Am besten lässt sich die **Prognose** anhand der morphologischen Schäden in der Nierenbiopsie abschätzen.

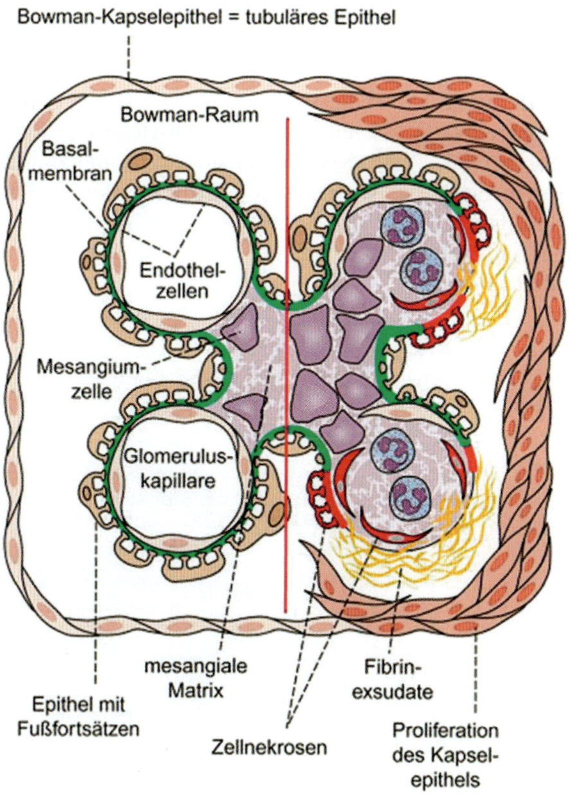

Abb. 17.1 Akute Glomerulonephrits bzw. RPGN (schematische Darstellung) [L106]

Tab. 17.1 Klassifikation der akuten Glomerulonephritis, basierend auf Komplementverbrauch und Pathophysiologie

	Primäre Nierenerkrankung	Systemische Erkrankung mit Nierenbeteiligung
Komplementsystem normal	• RPGN: – Idiopathisch – Typ I (Anti-GBM): (10 % aller Fälle): Antikörper gegen die glomeruläre Basalmembran – Typ II (Kollagenosen, Immunkomplex-Depots): (40 % aller Fälle): Immunkomplexablagerungen – Typ III (Pauci-Immun-Glomerulonephritis; 50 % der Fälle) • IgA-Nephropathie	• ANCA-Vaskulitiden (→ Kap. 20): – MPA – GPA – Churg-Strauss-Syndrom • Goodpasture-Syndrom
Komplementverbrauch	• Poststreptokokken-Glomerulonephritis • MPGN: – Typ I – Typ II (DDD) – Typ III	• SLE (→ Kap. 21) • Kryoglobulinämie (→ Kap. 20) • Purpura Schönlein-Henoch (→ Kap. 20)

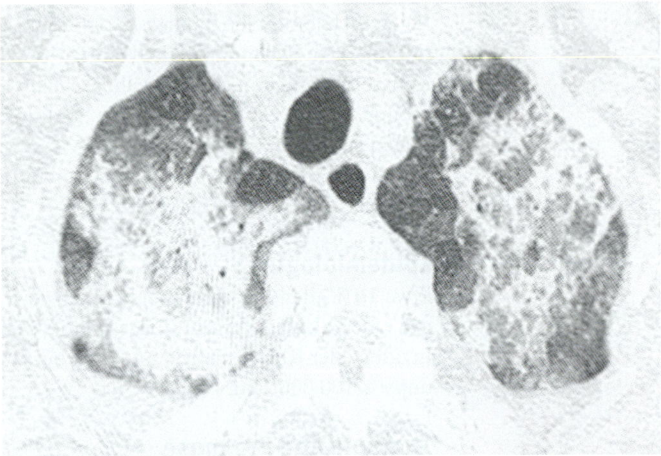

Abb. 17.3 Lungenbeteiligung beim Goodpasture-Syndrom (CT) mit akuten alveolären Einblutungen [G065]

Frische (zelluläre) Halbmonde sind potenziell reversibel und rechtfertigen eine nebenwirkungsreiche Therapie mit z. B. Cyclophosphamid oder hochdosierten Kortikosteroiden.
Bei histologischen Zeichen einer **Fibrosierung** bzw. überwiegend bereits bestehenden **glomerulären Schwielen** als Zeichen einer irreversiblen Schädigung ist die Prognose in Hinblick auf eine Besserung der renalen Funktion schlecht. In diesen Fällen bedarf die Entscheidung zur Therapie einer genauen Risiko-Nutzen-Abwägung.

Pathophysiologie

→ Tab. 17.1 gibt einen Überblick über die wichtigsten Ursachen einer akuten Glomerulonephritis. Die Einteilung erfolgt nach primären sowie sekundären Ursachen einer Glomerulonephritis sowie in Abhängigkeit des Komplementverbrauchs.

RPGN Typ I (Goodpasture-Syndrom)

Die glomeruläre Schädigung entsteht hier durch **Antikörper gegen die NC1-Domäne der alpha-3-Kette des Typ-IV-Kollagens** als integralem Bestandteil der glomerulären Basalmembran. Die systemische Verlaufsform wird als Goodpasture-Syndrom bezeichnet (ca. 60 % der Fälle).

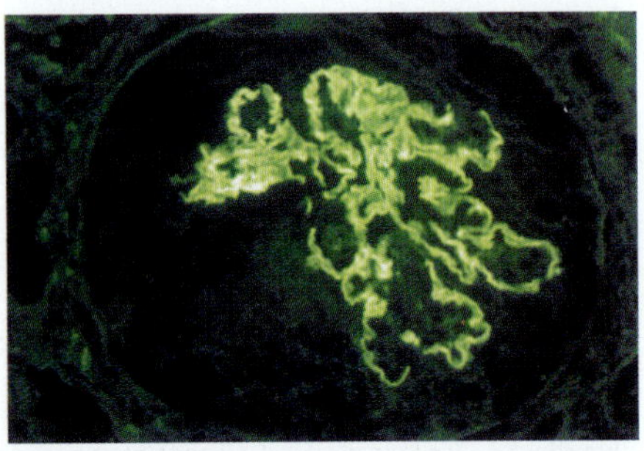

Abb. 17.4 Goodpasture-Syndrom: immunhistochemische Färbung mit IgG-Ablagerungen entlang der glomerulären Basalmembran [G531]

Beim **Goodpasture-Syndrom** kommt es im Sinne eines **„renopulmonalen Syndroms"** zusätzlich zu einer Lungenbeteiligung mit Hämoptysen und Infiltraten sowie einer progredienten Dyspnoe bis hin zum Lungenversagen (→ Abb. 17.3).

Das Goodpasture-Syndrom ist insgesamt **sehr selten** und hat eine Inzidenz von unter 1/100 000/Jahr. Klinisch präsentieren sich diese Patienten meist mit deutlich **herabgesetztem Allgemeinzustand** im Sinne einer akuten schweren Erkrankung sowie einer raschen Verschlechterung der Organfunktion.
Die Diagnose beruht auf dem **Nachweis von Antikörpern** gegen die glomeruläre Basalmembran im Serum (Anti-GBM-AK) sowie der **Nierenbiopsie** (akute proliferative Glomerulonephritis mit Halbmonden und linearer IgG-Ablagerung entlang der Basalmembran, → Abb. 17.4).
Die **Therapie** beruht auf der **Entfernung der Antikörper** mittels Plasmapherese sowie einer Hemmung der der Nachproduktion mittels immunsuppressiver Therapie.

- **Plasmaaustausch** mit 3–4 l Austauschvolumen gegen Humanalbumin (und FFP bei Hämoptysen) über zumindest 14 Tage mit initial täglicher Behandlung
- **Cyclophosphamid** oral mit 2–3 mg/kg KG pro Tag über 3–4 Monate mit Dosisreduktion um 50 % bei einer GFR < 10 ml/min. Alternativ besteht die Möglichkeit einer intermittierenden i. v. Bolusgabe alle 2–4 Wochen oder einer Therapie mit Rituximab (→ Kap. 20 zur Therapie der ANCA-assoziierten Vaskulitiden).
- Hochdosierte **Kortikosteroide:** 500–1000 mg Methylprednisolon i. v. über 3 Tage, gefolgt von 1 mg/kg KG oralem Prednisolon bis zur Remission und anschließendem Tapering

Bis vor wenigen Jahren war die **Mortalität** dieser Erkrankung noch dramatisch hoch. Durch eine konsequente und frühzeitige Therapie zeigt sich heutzutage ein 5-Jahres-Überleben von 80 % und etwa 70 % der Patienten können vor der Dialysepflichtigkeit bewahrt werden.
Als weitere Ursachen eines renopulmonalen Syndroms kommen **ANCA-positive Vaskulitiden** infrage (→ Kap. 20). Differenzialdiagnostisch muss auch an eine **Lungenembolie** bei z. B. Antiphospholipidsyndrom oder nephrotischem Syndrom mit Hyperkoagulopathie gedacht werden.

RPGN Typ II

Histologisch finden sich hier **Immunkomplexablagerungen in den Glomerula.** Eine Reihe von Erkrankungen kommt als Antigenstimulus für die Immunkomplexbildung infrage:

- Streptokokkeninfektionen (Poststreptokokken-Glomerulonephritis)
- Systemische Kollagenosen (systemischer Lupus erythematodes) (→ Kap. 20)
- IgA-Nephropathie (→ Kap. 19)
- Purpura Schönlein-Henoch (→ Kap. 20)
- Kryoglobulinämie (z. B. im Rahmen einer Hepatitis-C-Virusinfektion) (→ Kap. 28)

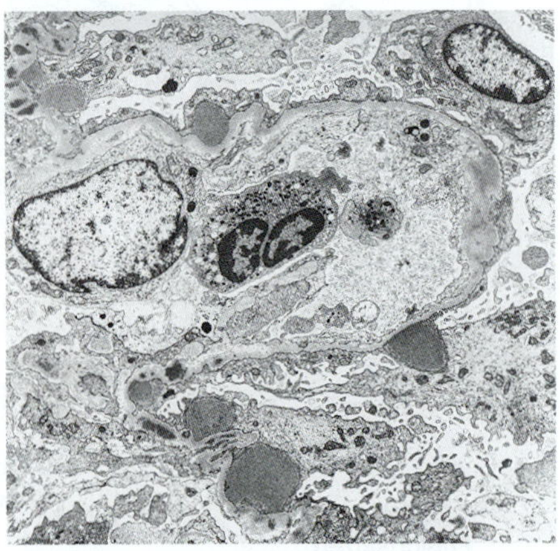

Abb. 17.5 Poststreptokokken-Glomerulonephritis: typische „Humps" als Zeichen der Immunkomplexablagerungen [G583]

Eine **ätiologische Zuordnung** gelingt meist durch die immunhistochemische Färbung in der Biopsie (z. B. „Full house" Staining bei SLE mit IgG, IgA, IgM, C3- und C1q-Ablagerungen sowie IgA-Depots bei IgA-Nephropathie) oder durch serologische Tests (Hepatitis-C-Virus, Kryoglobulinämie, Autoantikörper für SLE).

Die **Therapie** beruht auf der Behandlung des antigenbildenden Prozesses mit systemischer Immunsuppression. Bei Kryoglobulinämie im Rahmen einer HCV-Infektion ist zusätzlich eine virostatische Therapie indiziert.

Poststreptokokken-Glomerulonephritis

Es handelt sich um eine durch **Immunkomplexablagerungen** verursachte Glomerulonephritis. Sie tritt nach einer Latenzperiode von 1–6 Wochen nach einem Infekt mit **Beta-hämolysierenden Streptokokken** auf (z. B. Angina tonsillaris, Impetigo, Ottitis media).

Histologisch finden sich neben dem Bild einer diffus proliferativen Glomerulonephritis in der elektronenmikroskopischen Untersuchung typischerweise **subendotheliale Immunkomplexablagerungen** („Humps", → Abb. 17.5).

Eine **adäquate antibiotische Therapie** bei Streptokokkeninfektionen hat dazu geführt, dass dieses früher sehr häufige Krankheitsbild deutlich seltener geworden ist. Typische klinische Zeichen sind eine Makrohämaturie und Lidödeme.

Die **Diagnostik** beruht neben der Anamnese auf der Bestimmung **von Streptokokken-Antikörpern,** die aber nur bei knapp 75 % der Patienten mit abgelaufener Streptokokken Pharyngitis vorliegen. Serologisch findet sich zusätzlich ein **Komplementverbrauch.** Eine Biopsie ist aufgrund des zumeist selbstlimitierenden Verlaufs nicht indiziert. Die Mehrzahl der Patienten erreicht eine vollständige Remission. Eine spezifische Therapie gibt es nicht. Bei schweren Verläufen ist die Gabe von Methylprednislon-Boli möglich. Eine Evidenz für die Wirksamkeit einer systemischen Immunsuppression gibt es nicht.

RPGN Typ III

Bei der RPGN Typ III findet sich eine **negative Immunofluoreszenz** in der Histologie ohne Hinweis auf Immunkomplexablagerungen, weshalb sie auch als **Pauci-Immun-Glomerulonephritis** bezeichnet wird. In den meisten Fällen besteht eine Assoziation mit **ANCA-positiven Vaskulitiden** (→ Kap. 20).

Neben der Immunsuppression ist bei schweren Verläufen mit dialysepflichtigem akutem Nierenversagen, renopulmonalem Syndrom oder bei gleichzeitig nachweisbaren Anti-GBM-Antikörper zusätzlich ein **Plasmaaustausch** indiziert. Zusätzlich sollte eine *Pneumocystis-jirovecii*-**Prophylaxe mit Cotrimoxazol** erfolgen.

Zusammenfassung

- Die RPGN ist eine akute Verlaufsform der Glomerulonephritis mit einer renalen Funktionsverschlechterung über Tage bis Wochen.
- Histomorphologisch findet sich typischerweise eine extrakapilläre Proliferation, die als „Halbmonde" bezeichnet werden.
- Frische Läsionen („zelluläre Halbmonde") rechtfertigen eine systemische Immunsuppressive Therapie.
- Auf pathophysiologischer Ebene werden drei Formen unterschieden: RPGN Typ I mit Antikörpern gegen die glomeruläre Basalmembran, RPGN Typ II mit Immunkomplexablagerungen und RPGN Typ III als Pauci-Immun-Glomerulonephritis.
- Beim Goodpasture-Syndrom handelt es sich um eine systemische Verlaufsform der RPGN Typ I mit renopulmonalem Syndrom.
- Die Poststreptokokken-Glomerulonephritis (Immunkomplex-Glomerulonephritis) ist mittlerweile durch eine adäquate antibiotische Therapie sehr selten geworden.

Im Vergleich zu den sekundären Glomerulopathien als Folge von Systemerkrankungen wie dem Diabetes mellitus Typ 2 sind die **primären Glomerulopathien** mit einer Inzidenz von etwa 5–7/100 000/Jahr sehr selten. Die Inzidenz einer terminalen Niereninsuffizienz als Folge einer primären Glomerulonephritis liegt bei etwa 2/100 000/Jahr.

Erkrankungen der Podozyten (viszerale Epithelzellen) sind üblicherweise mit einer **ausgeprägten Proteinurie** und dem **klinischen Bild eines nephrotischen Syndroms** assoziiert.

Neben den hier behandelten primären Nephropathien können auch **sekundäre Ursachen** zu einer podozytären Schädigung führen (z. B. **diabetische Nephropathie,** → Kap. 24).

Minimal-Change-Nephritis (MCN)

Definition und Diagnostik

Die Minimal-Change-Nephritis ist eine **idiopathische Erkrankung der Podozyten,** die klinisch mit einem nephrotischen Syndrom assoziiert ist.

Morphologisch findet sich ein **Abflachen** und **Abheben der Podozyten von der glomerulären Basalmembran** sowie eine Verschmelzung der Fußfortsätze (→ Abb. 18.1). Diese Veränderungen sind allerdings nur in der Elektronenmikroskopie zu sehen (→ Abb. 18.2a). Lichtmikroskopisch finden sich dagegen meist keine nachweisbaren Pathologien, was der Erkrankung auch den Namen gibt (→ Abb. 18.2b). Die Ursache der podozytären Schädigung ist noch nicht geklärt. Pathophysiologisch wird eine Störung der T-Zellen diskutiert.

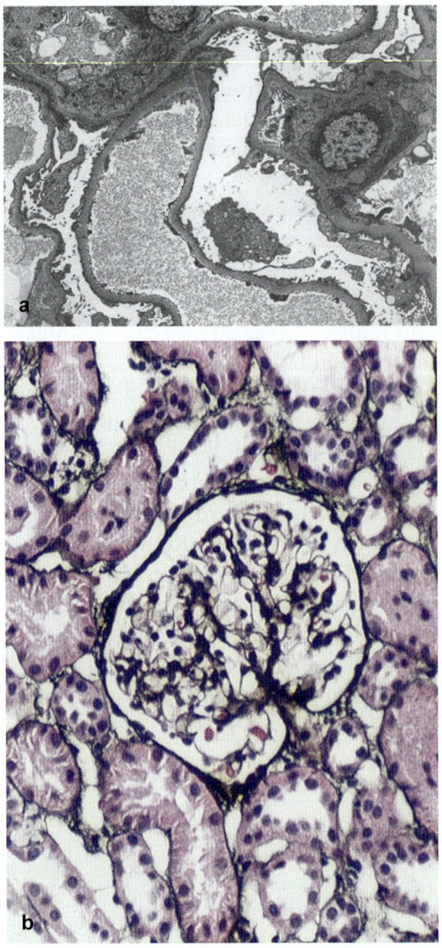

Abb. 18.2 Minimal-Change-Glomerulonephritis: a) Elektronenmikroskopie mit Abheben der Podozyten von der glomerulären Basalmembran; b) unauffälliges Glomerulum in der Lichtmikroskopie [G532]

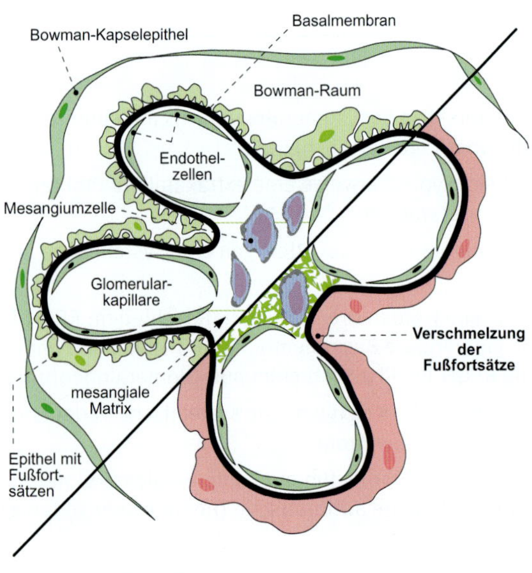

Abb. 18.1 Minimal-Change-Glomerulonephritis [L106]

Therapie und Prognose

Die Minimal-Change-Glomerulonephritis ist die **häufigste Ursache eines nephrotischen Syndroms im Kindesalter** (über 90 %).

Meist gelingt es, durch eine **mehrwöchige hoch dosierte Kortikosteroidgabe** eine komplette Remission zu erzielen. Nur bei Nichtansprechen auf die initiale Therapie ist bei Kindern eine Nierenbiopsie indiziert.
Bei Erwachsenen beruht die **Diagnose** dementgegen ausschließlich auf dem **histologischen Befund.** Die initiale Therapie erfolgt ebenfalls mit einer mehrwöchigen Kortikosteroidtherapie (orales Prednisolon mit 1 mg/kg KG über 4–16 Wochen mit anschließendem Tapering). Die Ansprechrate auf die Therapie liegt bei knapp 90 % und zeigt sich durch eine Normalisierung der Protein-Kreatinin-Ratio im Harn. Sowohl bei Erwachsenen als auch Kindern ist aber ein Rezidiv nach der ersten Remission häufig (oft innerhalb der erst 3 Monate). Dieses spricht jedoch in den meisten Fällen ebenso gut auf eine **neuerliche Kortikosteroidtherapie** an.
Bei 10–25 % der Patienten kommt es zum häufigen Auftreten von Rezidiven (*frequent relapser*) bzw. zu einer Steroidresistenz (fehlendes Ansprechen auf eine Kortikosteroidgabe nach Therapie über 8–12 Wochen). Bei diesen Patienten kann eine Therapie mit Cyclophosphamid, Calcineurininhibitoren, Mycophenolat-Mofetil oder Azathioprin sowie Rituximab versucht werden.
Insgesamt haben Patienten mit einer Minimal-Change-Glomerulonephritis eine **sehr gute Prognose** und es kommt nur in seltenen Fällen zu einer progredienten Verschlechterung der Nierenfunktion.
Sekundäre Formen finden sich im Rahmen von **hämatoonkologischen Erkrankungen.** In diesem Fällen besteht die vorrangige Therapie in der Behandlung der Grunderkrankung.

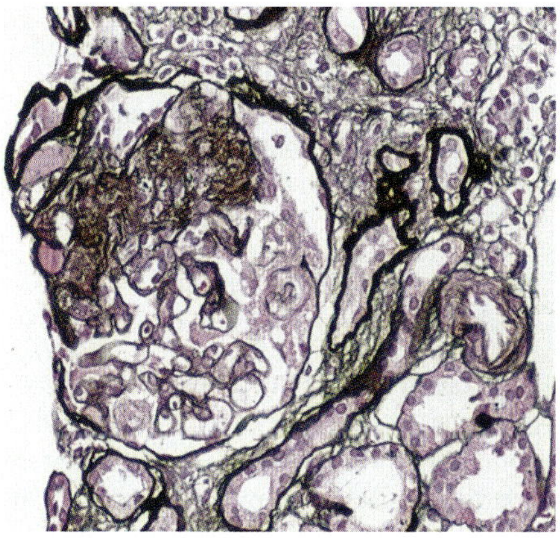

Abb. 18.3 FSGS mit typischer segmentaler Sklerose (Vermehrung der extrakapillären Matrix und Obliteration des kapillaren Lumens) [G532]

Tab. 18.1 Ursachen einer sekundären FSGS

Primäre FSGS		• Idiopathische FSGS
Sekundäre FSGS (als funktionelle Adaptation)	**Mit reduzierter Nephronzahl**	• Unilaterale Agenesie • Oligomeganephronie • Nierentransplantation • Refluxnephropathie • Großzügige Teilnephrektomie (Tumorenukleation) • Frühgeburten
	Mit initial normaler Nephronanzahl	• Diabetes mellitus • Maligne Adipositas • Hypertonie • Anabole Steroide • Sichelzellanämie
	Toxisch	• Heroin • Interferon • Lithium • Sirolimus
	Virus-assoziiert	• HIV • Parvo B19 • CMV
	Genetische Defekte	

Fokale segmentale Glomerulosklerose (FSGS)

Definition

Unter einer fokal segmentalen Glomerulosklerose (FSGS) versteht man eine **charakteristische histopathologische Läsion,** die mit dem klinischen Verlauf eines nephrotischen Syndroms assoziiert ist.

Neben der **klassischen Variante** mit vorrangig fokaler und segmentaler glomerulärer Schädigung (Sklerose, Vermehrung der extrakapillären Matrix, → Abb. 18.3) finden sich weitere Varianten wie die Collapsing-FSGS (z. B. bei HIV-Infektionen, → Kap. 28).

Klassifikation und Therapie

Pathophysiologisch wird eine **primäre idiopathische Form (pFSGS)** von einer **sekundären Form** unterschieden.

Primäre FSGS In der Pathogenese der pFSGS wird ein zirkulierender Permeabilitätsfaktor vermutet. Kürzlich konnte gezeigt werden, dass sich der *soluble urokinase plasminogen activator receptor* (suPAR) bei 55–75 % aller Patienten mit pFSGS nachweisen lässt. Ob es sich dabei aber um den suspizierten die Podozyten schädigenden Permeabilitätsfaktor handelt, wird derzeit noch diskutiert.

Klinisch präsentieren sich Patienten mit **pFSGS** mit einem **schnell aufgetretenen nephrotischen Syndrom.**

Bei Patienten **ohne nephrotisches Syndrom** (Proteinurie unter 3 g/24 h) kann initial eine **symptomatische Therapie** mit ACE-Hemmer oder Angiotensin-Rezeptorblocker versucht werden.
Eine **Steroidtherapie** ist bei allen Patienten mit primärer FSGS und **nephrotischem Syndrom** indiziert (Prednisolon 1 mg/kg KG über max. 4 Monate). Hierdurch gelingt eine komplette Remission in knapp der Hälfte der Patienten.

Bei Patienten mit höhergradiger Proteinurie (> 3,5 g/24 h) oder bereits initial eingeschränkter Nierenfunktion sowie schlechtem Ansprechen auf eine initiale Therapie mit Kortikosteroiden zeigt sich häufig ein schlechter Langzeitverlauf mit progredienter Verschlechterung der Nierenfunktion bis zur Dialysepflichtigkeit (bis zu 70 % der Patienten nach 10 Jahren).
Bei **Steroidresistenz** bzw. dem Auftreten von **häufigen Rezidiven** kann eine Therapie mit einem Calcineurininhibitor oder eine Kombination von Kortikosteroiden mit Mycophenolat-Mofetil versucht werden.

Bei **pFSGS-Nierentransplantation** ist ein Wiederauftreten der Erkrankung im Transplant häufig (*recurrence of disease*).

Sekundäre FSGS Im Gegensatz dazu findet sich eine sekundäre FSGS als **Endstadium bei verschiedensten Nierenerkrankungen** unterschiedlichster Ursache (→ Tab. 18.1).

Zusammenfassung

- Primäre Glomerulopathien sind im Vergleich zu sekundären Schädigungen im Rahmen von Systemerkrankungen (z. B. Diabetes mellitus) sehr selten.
- Die Minimal-Change-Glomerulonephritis ist die häufigste Ursache eines nephrotischen Syndroms im Kindesalter. In dem meisten Fällen gelingt durch mehrwöchige Kortikosteroidtherapie eine komplette Remission (**Cave:** Rezidive!).
- Bei der FSGS wird eine primäre (idiopathische) von einer sekundären Form unterschieden (als Endstrecke von unterschiedlichen renalen Erkrankungen). Klinisch findet sich typischerweise ein nephrotisches Syndrom.

Subepitheliale Schädigung

Membranöse Glomerulonephritis

Bei der membranösen Glomerulonephritis finden sich in der Lichtmikroskopie **Immunkomplexablagerungen entlang der Basalmembran** (→ Abb. 19.1, → Abb. 19.2).

> Mit knapp 50 % aller Fälle ist die membranöse Glomerulonephritis die **häufigste Ursache** eines **nephrotischen Syndroms** bei Erwachsenen.

In ca. 75 % der Fälle handelt es sich um eine **idiopathische Form** und nur bei einem kleinen Teil tritt die membranöse Glomerulonephritis im Rahmen einer malignen Grunderkrankung oder einer systemischen Autoimmunerkrankung (z. B. SLE) auf. Vor kurzem wurde bei der idiopathischen Form die Pathophysiologie geklärt und ein Antikörper gegen ein von Podozyten exprimiertes Oberflächenantigen identifiziert: der **Phospholipase-A2-Rezeptor Typ M (PLA_2R).**

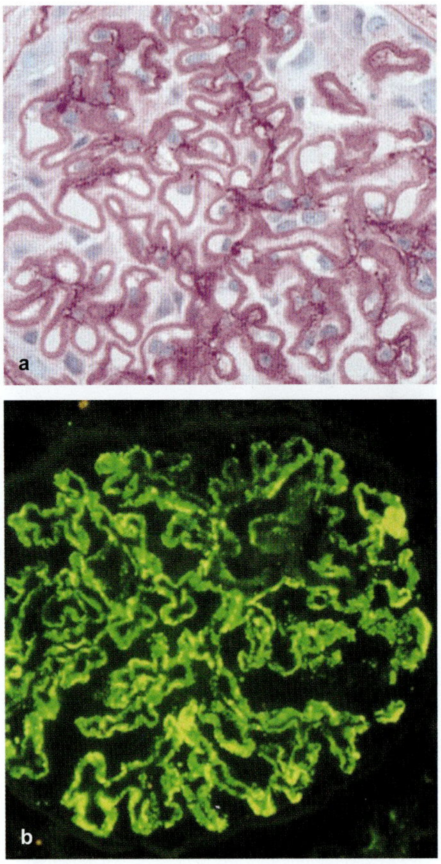

Abb. 19.2 Membranöse Glomerulonephritis: a) fortgeschrittene Erkrankung mit verdickter glomerulärer Basalmembran; b) Immunofluoreszenz mit diffusen, fein granulären Ablagerung von IgG [G516]

Klinik und Therapie

Die Nierenfunktion ist beim Diagnosezeitpunkt meist normal. Die Patienten werden primär aufgrund von **Komplikationen des nephrotischen Syndroms** vorstellig. Nach 15 Jahren entwickelt weniger als ein Drittel der Patienten ein terminales Nierenversagen.

> Etwa 30 % aller Patienten mit membranöser Glomerulonephritis zeigen eine Verlaufsform **mit spontaner Besserung** oder sogar Remission der Proteinurie. Aus diesem Grund ist initial für die ersten 3–6 Monate nur eine **rein symptomatische Therapie** mit ACE-Hemmer und **Angiotensin-Rezeptorblocker** indiziert.

Bei **persistierender Proteinurie** oder Verschlechterung der Nierenfunktion ist aufgrund des erhöhten Risikos auf eine weitere Progression nach diesem Beobachtungszeitraum eine immunsuppressive Therapie indiziert. Etablierte Therapieprotokolle beinhalten eine Kombination von Kortikosteroiden mit Cylophosphamid (**„Ponticelli Schema“**) oder eine Therapie mit Calcineurininhibitoren.

Subendotheliale Schädigung

Membranoproliferative Glomerulonephritis (MPGN)

Definition und Klassifikation

Bei der membranoproliferativen Glomerulonephritis handelt es sich ursprünglich um eine lichtmikroskopisch beschreibende Krankheitsentität mit v. a. **mesangialer Hyperzellularität** (→ Abb. 19.3), die aber seither durch elektronenmikroskopische Untersuchungen und zuletzt auch durch Erkenntnisse in der Pathophysiologie weiter differenziert werden konnte.

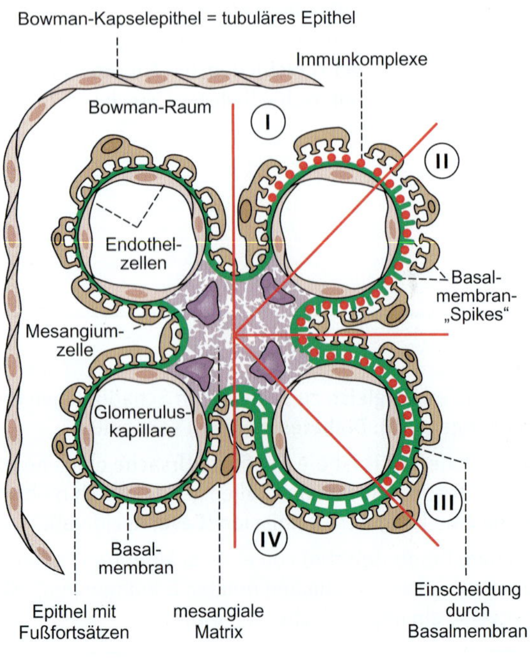

Abb. 19.1 Membranöse Glomerulonephritis:
I: Frühform mit subepithelial gelegenen granulären Ablagerungen
II: Bildung von „spikeartigen“ Basalmembranablagerungen zwischen den Immunkomplexen
III: komplette Umhüllung der Immunkomplexe durch Basalmembran mit erheblicher Verbreiterung der Basalmembran
IV: Reparationsstadium mit Auflösung der Immunkomplexe. Es ist noch eine herdförmige Verbreiterung der Basalmembran erkennbar. [L106]

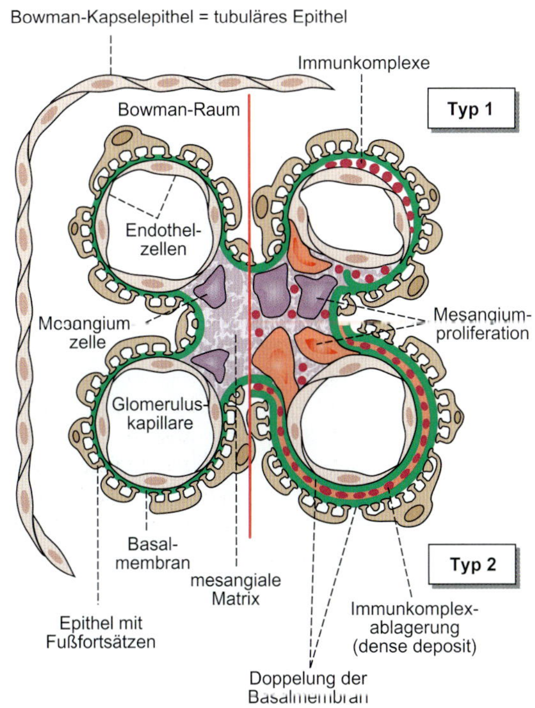

Abb. 19.3 MPGN Typ 1 und Typ 2 [L106]

Basierend auf der **elektronenmikroskopischen Charakterisierung** wurden bisher drei histologische Typen unterschieden:

- **MPGN Typ 1:** subendotheliale und mesangiale Immunkomplexablagerungen (→ Abb. 19.4)
- **MPGN Typ 2:** direkte Immunkomplexablagerung in der Basalmembran (**DDD: Dense Deposit Disease,** → Abb. 19.5)
- **MPGN Typ 3:** Zusätzlich zu den subendothelialen und mesangialen Ablagerungen finden sich auch subepitheliale Depots.

Die aktuell gebräuchlichste Klassifikation beruht aber auf der zugrunde liegenden **Pathophysiologie:**

- **Immunkomplex-mediierte** Form
- **Komplement-mediierte** Form

Gemeinsam ist allen Formen eine **Aktivierung des Komplementsystems** mit Komplementverbrauch (Hypokomplementämie). Eine normale C3-Konzentration im Blut schließt eine MPGN jedoch nicht aus. Neben akuten Verläufen im Sinne eines akuten Nierenversagens, finden sich auch Verläufe **mit isolierter Proteinurie** bis hin zur **langsam voranschreitenden chronischen Niereninsuffizienz.**

Immunkomplex-mediierte MPGN

Bei der Immunkomplex-mediierten MPGN finden sich **zirkulierende Immunkomplexe** durch einen chronischen Antigenstimulus.

Folgende **Erkrankungen** sind mit einer Immunkomplex-mediierten MPGN assoziiert:

- Autoimmunerkrankungen (SLE, Sjögren-Sydrom oder rheumatoide Arthritis)
- Chronische Infekte (chronische Hepatitis C, chronische bakteriellen Infekte, z. B. Endokarditis)
- Paraproteine (MGUS, Kryoglobuline)

Pathophysiologie Es zeigen sich vorrangig eine **mesangiale** bzw. **subendotheliale Ablagerung** dieser Immunkomplexe in den Glomerula, wo sie das **Komplementsystem (Classical Pathway) aktivieren** und es zu einer Proliferation dieser Zellen kommt. In der immunhistologischen Färbung finden sich typischerweise **IgG und C3.**
Therapie Bei der Immunkomplex-mediierten MPGN zielt die Therapie auf die **Behandlung der Grunderkrankung** ab (z. B. antivirale Therapie der HCV-assoziierten Typ-II-Kryoglobulinämie). Die Prognose der MPGN ist allgemein schlecht. Nach 10 Jahren sind etwa 50 % der Patienten mit Immunkomplex-mediierter MPGN terminal niereninsuffizient.

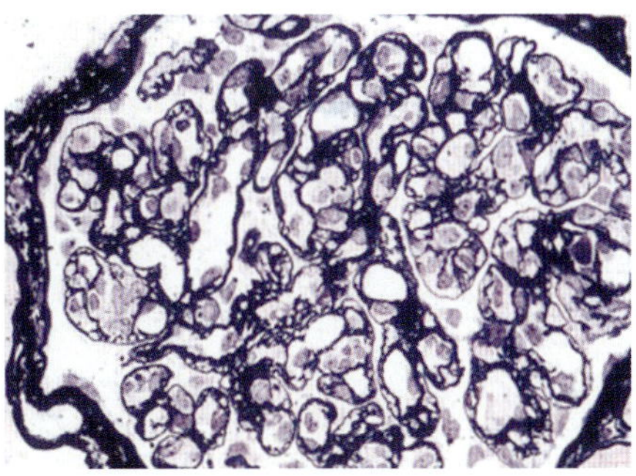

Abb. 19.4 MPGN Typ 1 mit Doppelkonturen der glomerulären Basalmembran [G516]

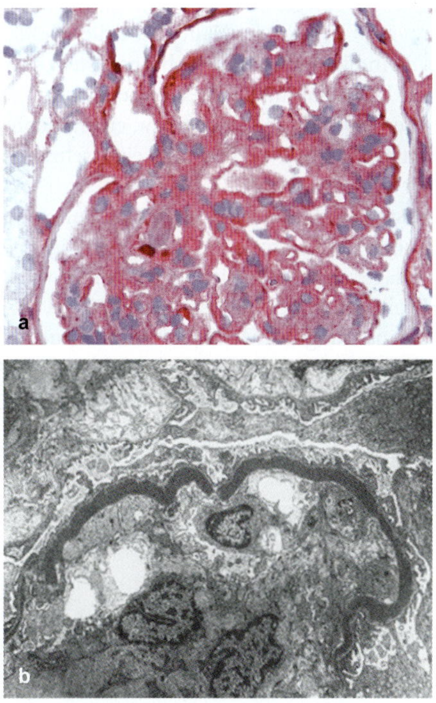

Abb. 19.5 MPGN Typ 2/DDD: a) bandförmige C3-Färbung der verdickten Basalmembran; b) bandförmige elektronendichte Ablagerungen in der Lamina densa der verdickten glomerulären Basalmembran [G067]

Komplement-mediierte MPGN

Bei der komplement-mediierten MPGN handelt es sich um eine **seltene und pathophysiologisch** vollkommen **andere Erkrankung,** die nur aufgrund der **lichtmikroskopischen Erscheinung** als MPGN klassifiziert wurde. Ursächlich ist hier eine mangelhafte Regulation und Überaktivierung des alternativen Wegs.

Pathophysiologie Es können zwei Mechanismen zugrunde liegen:

- **Autoantikörper** gegen Komplementfaktoren („Nephritisfaktor"): Diese Antikörper haben allerdings eine geringe Spezifität und finden sich auch im Rahmen anderen autoimmunologischer Erkrankungen (z. B. SLE).
- **Mutationen** in Proteinen zur **Regulationen des alternativen Wegs der Komplementaktivierung:** Einige dieser genetischen Mutationen sind auch mit dem atypischen hämolytisch-urämischen Syndrom assoziiert (→ Kap. 23).

Basierend auf der **elektronenmikroskopischen** Untersuchung können außerdem die **Dense Deposite Disease** (DDD, früher als MPGN Typ 2 bezeichnet) und die **C3-Glomerulonephritis** unterschieden werden. Elektronenmikroskopisch finden sich bei Patienten mit DDD die charakteristischen kontinuierlichen bandförmigen Ablagerungen von Komplementfaktoren innerhalb der Basalmembran.

Therapie Bei der **DDD bzw. der C3-Nephropathie** besteht therapeutisch neben einem Plasmaaustauch gegen FFP (Entfernung der Antikörper bzw. Subsitution von Komplementfaktoren) auch die Möglichkeit einer Inhibition der terminalen Komplementkaskade durch Eculizumab, einem monoklonalen Antikörper gegen den Komplementfakor C5.

Patienten mit **komplement-mediierter MPGN** zeigen fast alle einen **progredienten Verlauf** bis zur terminalen Niereninsuffizenz. Nach einer Nierentransplantation kommt es in kurzer Zeit zu einer Rekurrenz der Erkrankung im Transplantat.

MPGN ohne Immunglobulin- oder Komplementablagerungen

Der **lichtmikroskopische Befund einer MPGN** ohne Nachweis von Immunglobulin oder Komplementablagerungen findet sich aber auch bei anderen Erkrankungen: z. B. nach einer glomerulären Schädigung im Rahmen einer TMA, beim Antiphospholipidsyndrom, nach Knochenmarktransplantation oder im Rahmen einer Strahlennephritis.

Mesangiale Schädigung

IgA-Nephropathie (Morbus Berger)

Bei der IgA-Nephritis handelt es sich um die **häufigste Form einer primären Glomerulonephritis** (höchste Prävalenz in China und Japan). Die Pathophysiologie ist nur unzureichend verstanden.

Klinik und Diagnostik

Klinisch werden die Patienten typischerweise mit einer **rezidivierenden Makrohämaturie** in zeitlichem Zusammenhang mit einem **Infekt des oberen Respirationstrakts** vorstellig (40–50 % der Patienten). Weitere 30–40 % werden im Rahmen von Routineharnuntersuchungen aufgrund einer Mirkohämaturie und Proteinurie diagnostiziert. Nur eine Subgruppe von knapp 10 % der Patienten präsentiert sich mit einem akuten Verlauf im Sinne einer RPGN oder eines nephrotischen Syndroms.
Die IgA-Spiegel im Serum sind unspezifisch und nur in etwa der Hälfte der Fälle erhöht.
Die Indikation zur **Nierenbiopsie** stellt sich bei Verläufen mit einer Proteinurie von über 1000 mg/g Kreatinin bzw. einem nephrotischen Syndrom sowie bei eingeschränkter Nierenfunktion.
Histologisch findet sich in der Immunfluoreszenzmikroskopie eine ausgeprägte Ablagerung von IgA im Mesangium sowie Proliferation der Mesangiumzellen und Vermehrung der Mesangiummatrix (mesangioproliferative Glomerulonephritis, → Abb. 19.6).

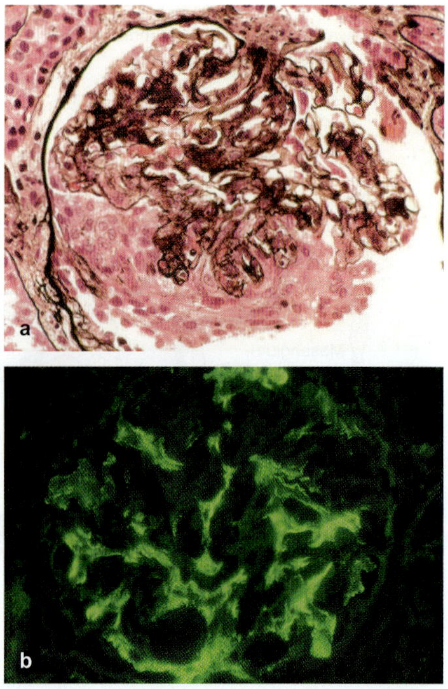

Abb. 19.6 IgA-Nephropathie: a) Crescentic-Glomerulonephritis mit mäßiger mesangialer Proliferation. b) In der Immunofluoreszenz findet sich eine vorrangig mesangiale Färbung von IgA. [G532]

Therapie

Grundlage jeder Therapie ist eine RAAS-Blockade mit einem ACE-Hemmer oder Angiotensin-Rezeptorblocker. Therapieziel ist hier neben einer optimalen Blutdruckeinstellung eine Verzögerung der Progression durch Reduktion der Proteinurie.
Eine **immunsuppressive Therapie** mit Kotikosteroiden (z. B. 1 mg/kg KG über 2 Monate mit anschließendem Tapering über 4 Monate) ist bei Patienten mit persistierender Proteinurie bzw. steigendem Kreatinin sinnvoll. Bei Verläufen im Sinne einer RPGN kann auch eine Kombinationstherapie versucht werden (z. B. Cylcophosphamid mit Kortikosteroiden). Eine Therapie mit Azathioprin und Mycophenolat-Mofetil zeigt basierend auf den limitierten vorliegenden Daten keinen sicheren Effekt.

Mesangioproliferative Glomerulonephritis

Etwa 10 % aller Glomerulonephritiden weisen eine **diffuse** oder **fokale mesangiale Proliferation** auf (→ Abb. 19.7). Bei der mesangioproliferativen Glomerulonephritis handelt es sich aber **nicht** um eine **eigenständige Krankheitsentität.** Man findet sie vielmehr bei einer Vielzahl von unterschiedlichen glomerulären Schädigungen: Patienten mit diffuser Proliferation des Mesangiums haben meist eine **zugrunde liegende Systemerkrankung** (z. B. SLE, Purpura Schönlein-Henoch). Eine fokale Proliferation findet sich bei der zuvor erwähnten IgA-Nephritis, aber auch selten im Rahmen einer Minimal-Change-Glomerulonephritis.

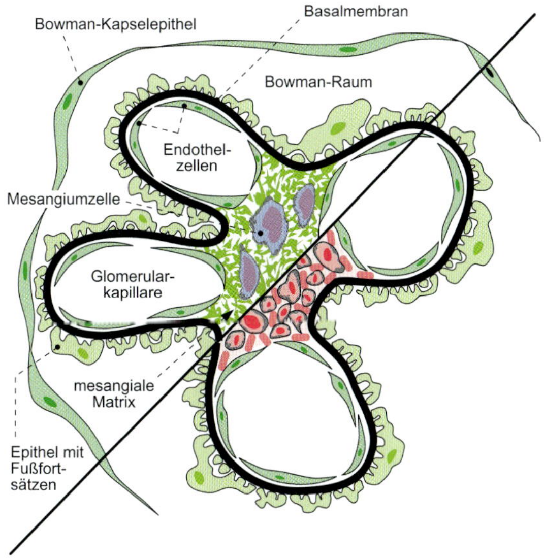

Abb. 19.7 Mesangioproliferative Glomerulonephritis [L106]

Zusammenfassung

- Die membranöse Glomerulonephritis ist die häufigste Ursache eines nephrotischen Syndroms beim Erwachsenen. Bei der idiopathischen Form wurden Antikörper gegen Phospholipase-A2-Rezeptor Typ M (PLA2R) als Ursache identifiziert. Die sekundäre Form tritt im Rahmen von maligen oder systemischen Autoimmunerkrankungen auf.
- Unter dem Begriff der MPGN werden pathophysiologisch vollkommen unterschiedliche Erkrankungen aufgrund eines einheitlichen lichtmikroskopischen Bilds zusammengefasst: eine Immunkomplex-mediierte Form im Rahmen einer chronischen antigenstimulierenden Erkrankung (z. B. HCV-Infektion, Autoimmunerkrankungen) sowie eine Komplement-mediierte Form, bei der es sich um eine Gruppe seltener Erkrankungen mit einer Dysregulation des alternativen Wegs der Komplementaktivierung (DDD, C3-Glomerulopathie) handelt.
- Die IgA-Nephropathie ist die häufigste Form einer primären Glomerulopathie und typischerweise mit einer Makrohämaturie assoziiert.
- Unter einer mesangioproliferativen Glomerulonephritis versteht man eine histomorphologische Läsion, die bei einer Reihe von Glomerulonephritiden auftreten kann (z. B. IgA-Nephritis, Purpura Schönlein-Henoch, SLE).

In diesem Kapitel werden vorrangig die **sekundären Glomerulonephritiden** im Rahmen einer **systemischen Vaskulitis** behandelt. Bezüglich der extrarenalen Manifestationen wird auf die jeweiligen Kapitel im rheumatologischen Teil des Buchs verwiesen.

Systematik

Grundsätzlich können alle systemischen Vaskulitiden der mittleren und kleineren Gefäße eine Nierenbeteiligung aufweisen (→ Abb. 20.1). Die 2012 revidierte Nomenklatur der internationalen Chapel-Hill-Konsensuskonferenz (ICHCC) unterscheidet:

- Vaskulitiden der mittleren Gefäße (→ Kap. 39):
  - Polyarteriitis nodosa (PAN)
  - Kawasaki-Syndrom (KD)
- Vaskulitiden der kleinen Gefäße (→ Kap. 40):
  - ANCA-assoziierte Vaskulitiden
    - Granulomatose mit Polyangiitis (GPA, vormals Wegener-Granulomatose)
    - Eosinophile Granulomatose mit Polyangiitis (EGPA, vormals Churg-Strauss-Syndrom)
    - Mikroskopische Polyangiitis (MPA)
  - Nicht-ANCA-assoziierte Vaskulitiden
    - Purpura Schönlein-Henoch
    - Vaskulitiden bei Kryoglobulinämie

Vor allem bei Vaskulitiden der kleinen Gefäße zeigt sich häufig eine **renale Mitbeteiligung** im Sinne einer sekundären Glomerulonephritis.

Klinisch präsentieren sich die Patienten oft mit einem **akuten Nierenversagen** im Sinne einer rasch-progressiven Glomerulonephritis mit extrakapillärer Proliferation und zellulären Halbmonden (RPGN, → Kap. 17). In der **immunhistochemischen** Färbung der Nierenbiopsie sind die ANCA-assoziierten Vaskulitiden zumeist mit dem histologischen Bild einer Pauci-Immun-Glomerulonephritis assoziiert (RPGN Typ 3), wohingegen die nicht-ANCA-assoziierten Vaskulitiden typischerweise zu einer durch Immunkomplexablagerungen verursachten Glomerulonephritis führen (RPGN Typ 2).

Pauci-Immun-Glomerulonephritis bei ANCA-assoziierten Vaskulitiden

In jüngsten Publikationen wird zunehmend nicht mehr zwischen den einzelnen Formen der ANCA-assoziierten Vaskulitis unterschieden und v. a. die **GPA** und **MPA** zusammengefasst.

Auch sind **Abklärung** und **Therapie** bei **renaler Beteiligung** weitestgehend **identisch,** weshalb diese hier auch gemeinsam behandelt werden. Für eine genaue Differenzierung der extrarenalen Symptome der verschiedenen Formen der ANCA-assoziierten Vaskulitiden (GPA, MPA, EGPA) wird auf → Kap. 40 verwiesen.

Klinik und Diagnostik

Häufig werden Patienten mit einer ANCA-assoziierten Vaskulitis erstmalig im Rahmen eines akuten Nierenversagens mit nephritischem Syndrom vorstellig. Das Spektrum reich von **isoliert die Nieren** betreffenden Formen bis hin zu schweren Verläufen mit pulmonaler Beteiligung im Sinne eines **pulmorenalen Syndroms** (v. a. bei der GPA). **Diagnostisch** wegweisend ist der Nachweis von **ANCA** (anti-Neutrophile zytoplasmatische Antikörper) **in der serologischen Untersuchung.** ANCA sind Antikörper gegen Zielantigene in neutrophilen Granulozyten. Nach immunzytochemischem Muster können diese weiter unterteilt werden in:

- **cANCA** mit zytoplasmatischer Fluoreszenz, gerichtet gegen Proteinase 3 (PR3)
- **pANCA** mit perinukeärer Fluoreszenz, gerichtet gegen Myeloperoxidase (MPO)

cANCA sind spezifisch für eine **GPA,** pANCA sind unspezifisch und können neben der **MPA** und dem **EGPA** auch bei anderen Autoimmunerkrankungen nachgewiesen werden. Bei Patienten mit **aktiver Erkrankung** sind ANCA in über 80 % der Fälle positiv und der Titer zeigt eine Korrelation mit der Kranheitsaktivität.

Für eine sichere Diagnose ist vor Beginn einer immunsuppressiven Therapie in allen Fällen eine **Nierenbiopsie** indiziert. Hier findet sich typischerweise eine **nekrotisierende Glomerulonephritis mit extrakapillärer Proliferation** (zelluläre Halbmonde) mit begleitendem interstitiellem Infiltrat (→ Abb. 20.2).

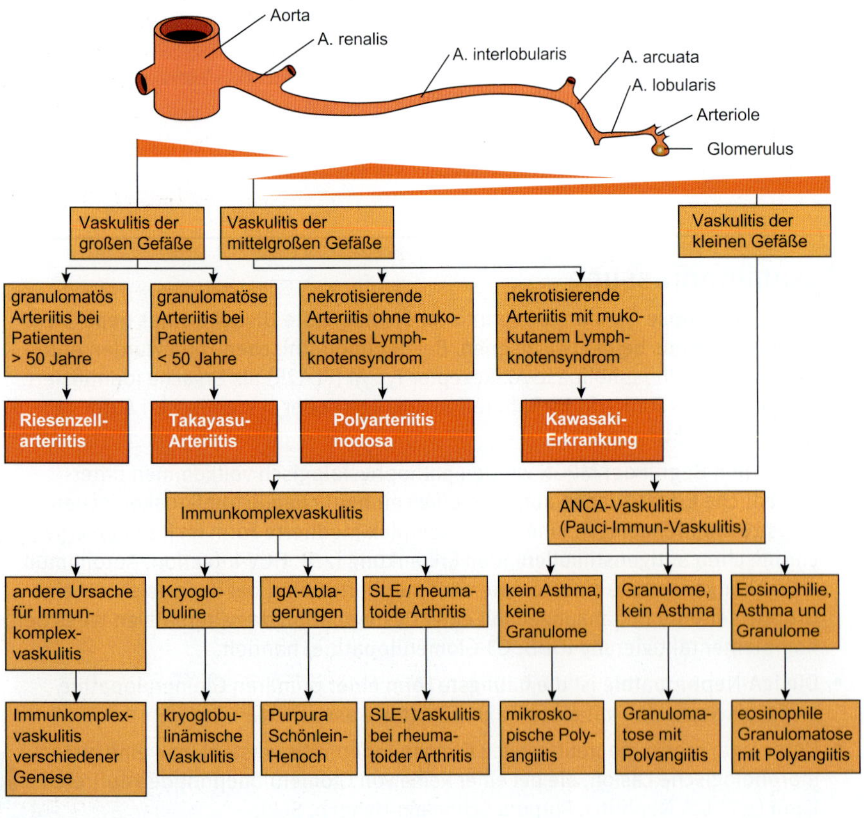

Abb. 20.1 Klassifikation der Vaskulitiden [L271]

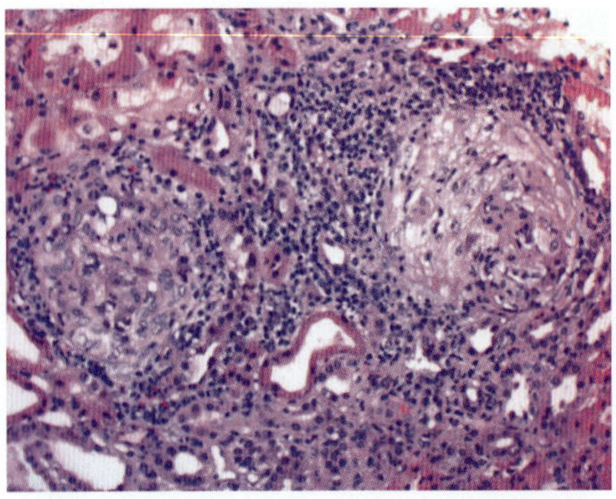

Abb. 20.2 Granulomatose mit Polyangiitis: glomeruläre Nekrose mit Halbmonden sowie dichtes interstitielles Infiltrat [G532]

In der Immunofluoreszenz zeigt sich ein negativer Befund ohne Hinweis auf Immunkomplexablagerungen, weshalb die Erkrankung auch als **Pauci-Immun-Glomerulonephritis** bezeichnet wird.

Therapie und Verlauf

Unbehandelt war die Prognose der ANCA-assoziierten Vaskulitiden (GPA und MPA) in historischen Kohorten mit einem mittleren Überleben von 5 Monaten katastrophal. Durch eine effektive **immunsuppressive Therapie** konnte aber eine deutliche Verbesserung des Überlebens erzielt werden (90 % nach 5 Jahren). Trotz adäquater Therapie entwickeln dennoch ca. 20 % der Patienten nach 20 Jahren eine **dialysepflichtige Niereninsuffizienz.**

Die Therapie besteht aus einer **Induktionstherapie** mit:

- **Cyclophosphamid** oral mit 2–3 mg/kg KG pro Tag für 3–6 Monate bzw. i. v. mit 500–750 mg/m² alle 2–4 Wochen für 3–6 Monate

oder

- **Rituximab** i. v. mit 375 mg/m² pro Woche für 4 Wochen
- **In Kombination mit:** hochdosierten **Kortikosteroiden** (500–1000 mg Methylprednisolon i. v. über 3 Tage, gefolgt von 1 mg/kg KG oralem Prednisolon bis zur Remission und anschließendem Tapering)

Bei intravenöser Anwendung von **Cyclophosphamid** sollte zur **Prophylaxe einer Zystitis Mesna** (2-Mercaptoethansulfonat-Natrium) zum Einsatz kommen.

> Wichtig ist auch, dass es v. a. aufgrund von **Infektkomplikationen** infolge der systemischen Immunsuppression anfangs zu einer Erhöhung der therapieassoziierten Mortalität kommt.

In der **RAVE-Studie** zeigte sich kein Unterschied im Nebenwirkungsprofil von Cyclophosphamid und Rituximab.

Bei Therapie mit Cyclophosphamid wird **eine Dosisreduktion bei Niereninsuffizienz** und **Patientenalter über 70 Jahre** empfohlen (um 50 % bei dialysepflichtigen Patienten). Nach der initialen Gabe erfolgt die weitere Dosierung nach der Schwere einer auftretenden Leukopenie.

In der **Erhaltungstherapie** kommen **Azathioprin** oder **Methotrexat** in Kombination mit Kortikosteroiden zur Anwendung.

Bei **schweren Verläufen** mit dialysepflichtigem AKI und Lungenbeteiligung (Blutung) oder gleichzeitig nachweisbaren Anti-GBM-Antikörper besteht die Indikation zum **Plasmaaustausch** (RPGN Typ 1; → Kap. 17).

Alle Patienten sollten darüber hinaus eine **Pneumocystis-Prophylaxe** mit **Cotrimoxazol** erhalten.

Im Gegensatz zur GPA und MPA zeigt das seltene **EGPA** einen **gutartigeren Verlauf** und eine mehrwöchentliche Therapie mit systemischen **Kortikosteroiden** ist meist ausreichend.

Immunkomplex-Glomerulonephritis bei ANCA-negativen Vaskulitiden

Von den ANCA-assoziierten Vaskulitiden werden die **Immunkomplex-bedingten Vaskulitiden** abgegrenzt. Hier finden sich neben **primären Formen** (Purpura Schönlein-Henoch, essenzielle Kryoglobulinämie) auch **sekundäre Formen** im Rahmen von **Autoimmunerkrankungen** (systemischer Lupus erythematodes) oder Infekten.

Purpura Schönlein-Henoch

Epidemiologie

Bei der Purpura Schönlein-Henoch handelt es sich um die **häufigste Vaskulitis im Kindesalter,** kann aber auch bei Erwachsenen auftreten. Die Inzidenz liegt bei ca. 1–2/100 000/Jahr.

Pathophysiologie

Die **Ursache** der Erkrankung ist **noch unbekannt. Histologisch** finden sich hauptsächlich **IgA-enthaltende Immunkomplexablagerungen** in den Gefäßen verschiedener Organe. Serologisch finden sich in etwa 50 % der Patienten **erhöhte IgA-Spiegel.** Die **Symptomatik** umfasst:

- Palpable Purpura in der Haut
- Arthralgien
- Abdominelle Schmerzen und gastrointestinale Blutungen
- Immunkomplex-Glomerulonephritis

Klinik und Diagnostik

Im Rahmen der Nierenbeteiligung findet sich meist eine **Mikro- bzw. Makrohämaturie.** Nur selten kommt es zu Verläufen im Sinne einer RPGN oder eines nephrotischen Syndroms.

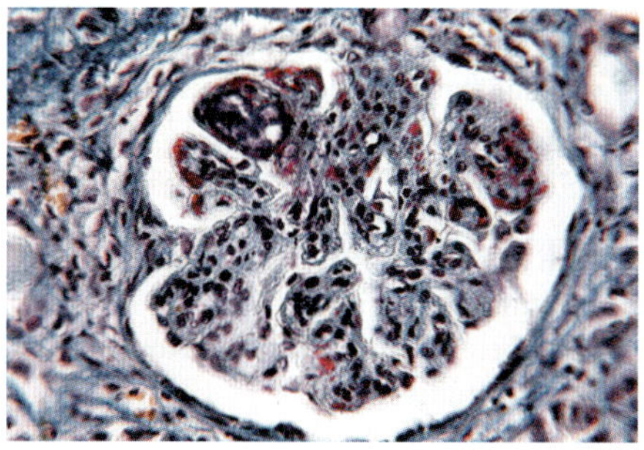

Abb. 20.3 Purpura Schönlein-Henoch: segmentale Nekrose und allgemeine mesangiale Hyperzellularität [G532]

In der **Nierenbiopsie** zeigt sich das Bild einer **mesangioproliferativen Glomerulonephritis** mit ausgeprägter Ablagerung von IgA im Mesangium (→ Abb. 20.3). Eine Abgrenzung zur IgA-Nephritis gelingt durch die extrarenale Symptomatik.

Therapie und Verlauf

Die **Prognose** ist im Allgemeinen sehr gut mit einem oft selbstlimitierenden Verlauf ähnlich der IgA Nephritis. Bei schwerem nephrotischen Syndrom oder ausgeprägter extrarenaler Symptomatik (abdominelle Schmerzen, Arthralgien) ist eine kurzfristige **Therapie** mit **Kortikosteroiden** angezeigt.

Vaskulitis bei Kryoglobulinämie

Kryoglobuline sind abnorme Immunglobuline bzw. Immunkomplexe, die bei einer Abkühlung des Plasmas oder Serums in vitro präzipitieren und bei Erwärmung wieder in Lösung gehen. Die **Symptomatik** der Kryoglobulinämie entsteht durch **Ablagerung dieser Immunkomplexe in den kleinen Gefäßen.**

Man unterscheidet drei Typen (→ Tab. 20.1).

Ätiologie

Neben der **essenziellen Kryoglobulinämie** werden sekundäre Formen unterschieden:

- Lymphproliferative Erkrankungen (multiples Myelom, Morbus Waldenström)
- Kollagenosen (SLE)
- Infektionen (v. a. Hepatitis B/C und Endokarditis)

Tab. 20.1 Kryoglobulinämie

	Typ 1	Typ 2	Typ 3
Relative Häufigkeit	15 %	60 %	25 %
Art der Immunkomplexe	monoklonale IgM › IgG, IgA, Leichtketten	monoklonale IgM oder IgG und polyklonale IgG als Antigen	2 polyklonale Immunglobuline
	monoklonale Kryoglobuline	gemischte Kryoglobuline	
Erkrankungen	• Morbus Waldenström • Multiples Myelom/MGUS • Idiopathisch	• **HCV** • Endokarditis • Kollagenosen (SLE, Sjögren-Syndrom) • Idiopathisch	

Die wichtigste Ursache einer Typ-2-Kryoglobulinämie ist eine **Hepatitis-C-Infektion.**

Klinik und Diagnostik

Die **Symptomatik** ist vielfältig:

- Hautbeteiligungen durch leukozytoklastische Vaskulitis
- Arthralgien und Myalgien
- Fieber
- Periphere Neuropathie
- Lymphadenopathie
- Hepatosplenomegalie
- Hypertonie
- Immunkomplex-Glomerulonephritis

In der **Nierenbiopsie** findet sich typischerweise das Bild einer membranoproliferativen Glomerulonephritis (→ Kap. 19). Die meisten Patienten zeigen einen **asymptomatischen Verlauf** mit Mikrohämaturie und subnephrotischer Proteinurie. Bei ca. 20 % der Patienten kommt es aber zum Auftreten eines **nephrotischen Syndroms.** Knapp 10 % zeigen einen Verlauf mit akutem Nierenversagen.

Die **Diagnostik** beruht auf dem **Nachweis von Kryoglobulinen im Serum.**

Zudem findet sich ein **Komplementverbrauch** (erniedrigtes C3 und C4). Für die differenzialdiagnostische Abklärung ist v. a. eine **Hepatitis-C-Serologie** wichtig. Zusätzlich sollte eine Abklärung bzgl. **monoklonaler Gammopathien** erfolgen (Elektrophorese, Immunfixation, freie Leichtketten). Bei Purpura ist eine Diagnosestellung durch eine Hautbiopsie einfach **(leukozytoklastische Vaskulitis).**

Therapie

Bei der **HCV**-assozierten gemischten Kryoglobulinämie sollte eine **antivirale Therapie** erfolgen. Bei schweren Verlaufsformen einer Kryoglobulinämie anderer Genese kann eine Therapie mit **Plasmaaustausch** oder eine **immunsuppressive Therapie** mit Kortikosteroiden bzw. Rituximab versucht werden.

Zusammenfassung

- Grundsätzlich können alle systemischen Vaskulitiden der mittleren und kleineren Gefäße eine Nierenbeteiligung aufweisen.
- Bei den Vaskulitiden der kleinen Gefäße werden ANCA-assoziierte und nicht-ANCA assoziierte Vaskulitiden unterschieden.
- Der klinische Verlauf bei den ANCA-assoziierten Vaskulitiden (GPA, MPA) reicht von einer isoliert die Niere betreffenden akuten Glomerulonephritis bis zu schweren systemischen Verläufen im Sinne eines pulmorenalen Syndroms.
- Bei GPA/MPA ist eine aggressive immunsuppressive Therapie mit Cyclophosphamid bzw. Rituximab indiziert. Initial zeigt sich darunter aber eine deutliche Erhöhung der therapieassoziierten Mortalität.
- Das EGPA zeigt einen deutlich gutartigeren Verlauf und eine Therapie mit Kortikosteroiden ist meist ausreichend.
- Die Purpura Schönlein-Henoch ist die häufigste Vaskulitis im Kindesalter. Histologisch findet sich v. a eine mesangiale IgA-Ablagerung.
- Bei der Kryogobulinämie-assoziierten Vaskulitis sind v. a. sekundäre Formen bei Hepatitis-C-Infektion bzw. lymphoproliferative Erkrankungen wichtig.

Lupus-Nephritis

Diese Kapitel behandelt ausschließlich die Lupus-Nephritis. Eine allgemeine Darstellung zu Diagnostik und Symptomatik des systemischen Lupus erythematodes (SLE) findet sich in → Kap. 35.

Epidemiologie und Klinik

Fast alle Patienten mit SLE zeigen **histologisch nachweisbare Veränderungen der Nieren.**

Bei 50–70 % der Patienten kommt es dann im Verlauf der Erkrankung zu **einer klinisch manifesten Nierenbeteiligung,** wobei das klinische Spektrum von einer **asymptomatischen Proteinurie** bis zum akuten Nierenversagen reicht **(RPGN Typ 2).** Bei etwa der Hälfte der Patienten besteht eine hochgradige Proteinurie im nephrotischen Bereich und bei mehr als 20 % findet sich zum Diagnosezeitpunkt bereits eine Einschränkung der Nierenfunktion. Eine ausschließlich renale Manifestation des SLE ist äußerst selten.

Diagnostik

Zur diagnostischen Aufarbeitung eines Patienten mit SLE gehört eine zumindest halbjährliche Kontrolle der Nierenfunktionsparameter sowie eine Quantifizierung der Eiweißausscheidung mittels Bestimmung der Albumin-Kreatinin- bzw. Protein-Kreatinin-Ratio sowie eine Analyse des Harnsediments (dysmorphe Erythrozyten, Erythrozytenzylinder). Durch diese Untersuchungen können das Ausmaß einer renalen Beteiligung sowie deren Aktivität abgeschätzt werden. Zusätzlich kann zum Abschätzen der systemischen Krankheitsaktivität eine Bestimmung der **Komplementfaktoren** (C3, C4), sowie der **Autoantikörper-Titer** (v. a. Anti-dsDNA-Antikörper) sinnvoll sein.

Bei **Verdacht auf eine Nierenbeteiligung** (eingeschränkte GFR, Proteinurie, aktives Harnsediment) stellt sich die **Indikation zur Nierenbiopsie,** da nur durch die Histologie die glomeruläre Schädigung quantifiziert und kategorisiert werden kann.

Tab. 21.1 Klassifikation der Lupus-Nephritis

Lupus-Nephritis (LN) Klasse	Morphologie
I	minimale mesangiale LN
II	mesangioproliferative LN
III	fokal-proliferative LN (< 50 % der Glumerula)
IV	diffus proliferative LN (> 50 % der Glomerula)
V	membranöse LN
VI	fortgeschrittene sklerosierende LN (> 90 % der Glomerula sklerosiert)

Histopathologisch handelt es sich bei der Lupus-Nephritis um eine **Glomerulonephritis durch Immunkomplexablagerungen.** Das histologische Bild reicht von minimalen mesangialen Veränderungen bis zu einer akut proliferativen Erkrankung. In der Immunfluoreszenz findet sich dann typischerweise ein **„Full-house"-Staining** mit positivem Nachweis von IgM, IgG, IgA, C3- und C1q-Ablagerungen. Die histologische Einteilung der Lupus-Nephritis erfolgt nach der ISN-Klassifikation von 2003 in **sechs Klassen** (→ Tab. 21.1).
Neben den glomerulären Schäden finden sich aber auch Fälle mit tubululointerstitieller Nephritis, vaskulären Läsionen durch Immunkomplexablagerungen oder mikrovaskuläre Thromben (s. u. „Antiphospholipidantikörper").

Therapie

Die Therapie der Lupus-Nephritis ist komplex und in einigen Fällen sind **sequenzielle Biopsien** notwendig, um die Therapie zu adaptieren. Im Verlauf der Erkrankung bzw. auch unter Therapie kann es zu einem Klassenwechsel kommen. Die Indikationsstellung zur Therapie wird wesentlich von der **ISN-Klassifikation** bestimmt. Zusätzlich ist eine Abschätzung der Krankheitsaktivität bzw. einer bereits bestehenden chronischen Schädigung mittels eines histologischen Scorings mit Angabe eines Aktivitäts- sowie Chronizitätsindex sinnvoll.
Bei allen Klassen der Lupus-Nephritis ist eine **optimale Blutdruckeinstellung** sowie eine **RAAS-Blockade** mit ACE-Hemmern und Angiotensin-Rezeptorblockern zur „Nierenprotektion" wichtig. Zusätzlich sollte eine bestehende **Basistherapie** des SLE mit z. B. Chloroquin fortgeführt werden.

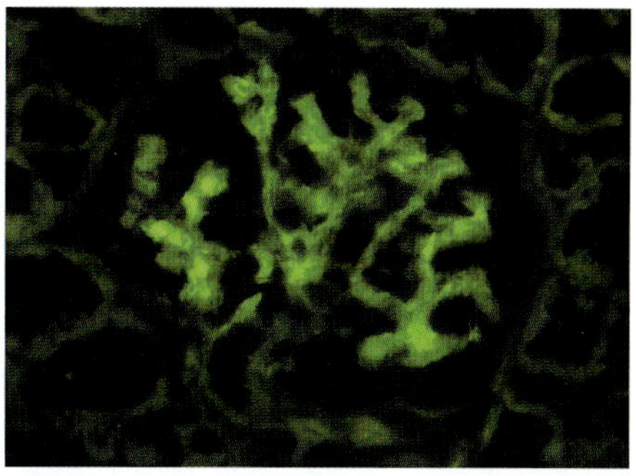

Abb. 21.1 Lupus-Nephritis Klasse II: Die Immunfluoreszenz zeigt eine mesangiale Immunkomplexablagerung. [G532]

Lupus-Nephritis Klasse I/II

Bei **Lupus-Nephritis Klasse I** (mesangiale Immunkomplexablagerung) und **Klasse II** (mesangiale Proliferation und Immunkomplexablagerungen, → Abb. 21.1) ist aufgrund der guten Prognose keine spezifische immunsuppressive Therapie indiziert.

Klinisch präsentieren sich die Patienten häufig mit einer **Mikrohämaturie** sowie **Proteinurie** unterschiedlichen Ausmaßes.

Lupus-Nephritis Klasse III/IV

Die Lupus-Nephritis Klasse III und Klasse IV werden auch als **proliferative Lupus-Nephritiden** zusammengefasst:

- **LN Klasse III: fokaler Befall** von < 50 % der Glomerula (→ Abb. 21.2)
- **LN Klasse IV: diffuser Befall** von > 50 % der Glomerula

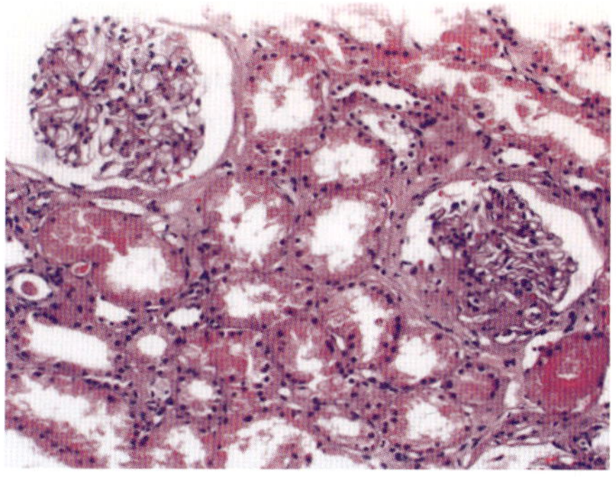

Abb. 21.2 Lupus-Nephritis Klasse III: fokaler Befall mit segmentaler Nekrose des rechten Glomerulums, während das linke Glomerulum vollkommen unauffällig zur Darstellung kommt. [G532]

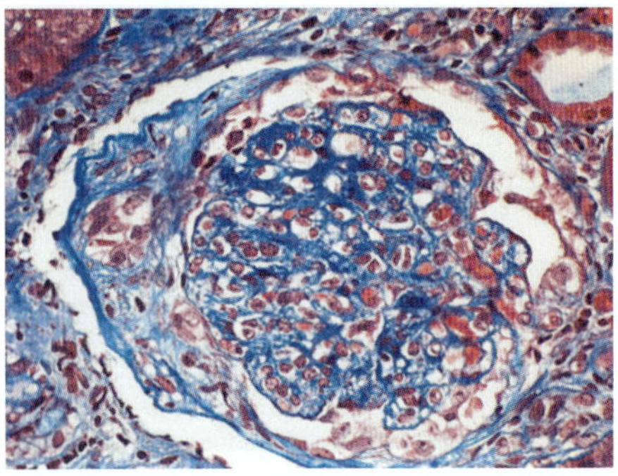

Abb. 21.3 Lupus-Nephritis Klasse IV: proliferative Läsion mit Sklerose [G532]

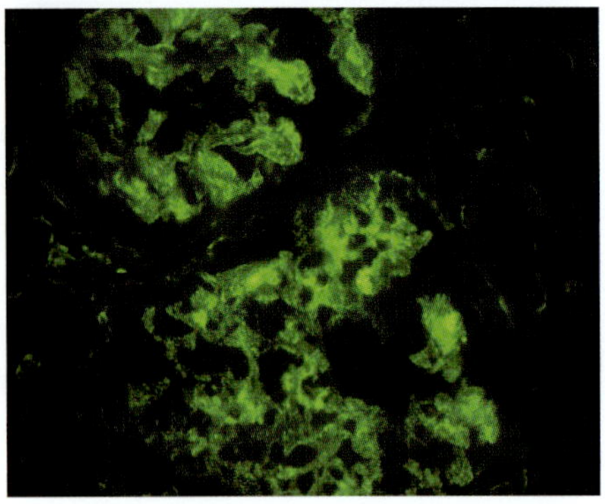

Abb. 21.4 Lupus-Nephritis Klasse III und IV: In der Immunfluoreszenz finden sich die Immunkomplexablagerung vor allem subendothelial. [G532]

Die Läsionen werden in **aktiv** (endo- und extrakapillär proliferative Glomerulonephritis, Nekrose), **aktiv und chronisch (proliferativ und skerosierend,** → Abb. 21.3) sowie **chronisch** (sklerosierend, glomeruläre Schwielen) unterteilt. Auf **pathophysiologischer Ebene** finden sich v. a. **subendotheliale Immunkomplexablagerungen** (mit oder ohne mesangialer Beteiligung, → Abb. 21.4).
Klinisch präsentieren sich die Patienten häufig mit einem **nephritischen Syndrom.** Die Therapie basiert auf einer **Induktionstherapie** mit dem Ziel einer zumindest partiellen oder kompletten Remission sowie einer anschließenden **Erhaltungstherapie** zur Prävention von Rezidiven.

> Bei den **proliferativen Lupus-Nephritiden** ist eine immunsuppressive Therapie indiziert. Für die **Induktionstherapie** stehen Cyclophosphamid oder Mycophenolat Mofetil in Kombination mit Kortikosteroiden zur Verfügung.

Bei schweren Verläufen ist **eine hoch dosierte Therapie** mit **Cyclophosphamid** (z. B. i. v. mit 500–1000 mg/m^2 monatlich für 3–6 Monate) in Kombination **Kortikosteroiden** (500–1000 mg Methylprednisolon i. v. über 3 Tage, gefolgt von 1 mg/kg KG oralem Prednisolon für 4 Wochen mit anschließendem schrittweisen Tapering) sinnvoll und führt in bis zu 85 % der Fälle zu einer Remission (klassisches „NIH-Protokoll").
Aufgrund der **hohen kumulativen Dosen** von Cyclophosphamid und der dadurch bedingten **Toxizität** wurden seither Therapieregime in niedriger Dosis getestet (z. B. „Euro-Lupus-Schema": 500 mg i. v. alle 2 Wochen für 3 Monate) und haben eine identische Remissionsrate gezeigt.
Als Alternative besteht die Möglichkeit, **Mycophenolat-Mofetil** bereits als **Induktionstherapie** zu verwenden (2–3 g/Tag über 6 Monate). Die Daten zeigen eine vergleichbare Effektivität bei reduzierter Toxizität. Zusammenfassend sollte eine hoch dosierte Cyclophosphamid-Therapie **nur bei schweren Verläufen mit RPGN** und akuten Nierenversagen erfolgen. Bei mildem Verlauf ist eine initiale Therapie mit Mycophenolat Mofetil gerechtfertigt.
Als **Erhaltungstherapie** stehen Azathioprin (1–2 mg/kg KG/Tag) und Mycophenolat Mofetil (1–2 g/Tag) zur Verfügung.

Lupus-Nephritis Klasse V

Bei der **membranösen Lupus-Nephritis** (→ Abb. 21.5) hat initial eine **symptomatische Therapie** mit RAAS-Blockade Vorrang gegenüber einer Immunsuppression. Klinisch präsentieren sich die Patienten ähnlich der idiopathischen membranösen Glomerulonephritis häufig mit einer **hochgradigen Proteinurie.** Bei nephrotischem Syndrom bzw. eingeschränkter Nierenfunktion sollte dennoch eine **immunsuppressive Therapie** begonnen werden. Die Datenlage ist im Vergleich zu den proliferativen Formen schlecht und Therapiemöglichkeiten umfassen Cylcosporin oder Cyclophosphamid in Kombination mit Kortikosteroiden.

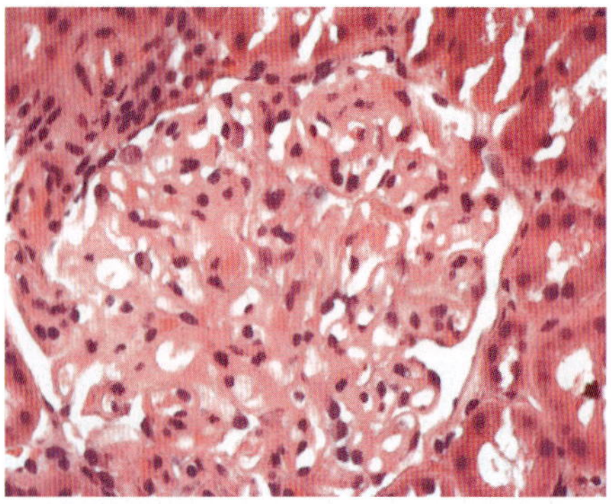

Abb. 21.5 Lupus-Nephritis Klasse V: diffuse Verdickung der Kapillarschlingen durch subepitheliale Depots [G532]

Lupus-Nephritis Klasse VI

Hier besteht aufgrund der **fortgeschrittenen Sklerose** bereits häufig eine Funktionseinschränkung der Nieren. Aufgrund des schlechten Risiko-Nutzen-Profils ist hier keine systemische immunsuppressive Therapie mehr indiziert.

Verlauf

> Das **Ausmaß der Nierenbeteiligung** stellt einen wesentlichen **Prädiktor für die Prognose** bei diesen Patienten dar.

Der individuelle Verlauf hängt vom Ansprechen auf die immunsuppressive Therapie ab. In etwa 10–20 % der Patienten mit aktiver Lupus-Nephritis entwickeln trotz Therapie nach 5–10 Jahren eine terminale Niereninsuffizienz.

Antiphospholipid-Syndrom

Bei knapp der Hälfte der Patienten mit SLE besteht ein **sekundäres Antiphospholipid-Syndrom (APS)** mit Hyperkoagulabilität. Die Diagnose beruht auf der typischen Klinik sowie dem Nachweis von **spezifischen Autoantikörpern** (Anti-Cardiolipin-Antikörper, Anti-beta-2-Glykoprotein-Antikörper; → Kap. 10). Häufige Komplikationen des APS sind:

- Thrombosen und Lungenembolien
- Spätaborte
- Erhöhtes Risiko für kardiovaskuläre Ereignisse
- Neurologische Symptomatik
- Thrombopenie

Im Rahmen eine APS kann es auch **direkt zu Schädigungen der Nieren** mit Thromben im gesamten renalen Gefäßbett kommen:

- Nierenartierenstenose
- Niereninfarkt
- Mikrovaskuläre Läsionen im Sinne einer thrombotischen Mikroangiopathie (→ Abb. 21.6)
- Nierenvenenthrombose

In seltenen Fällen kommt es zu einer hyperakuten Erkrankung mit **Multiorganversagen** durch multiple Gefäßverschlüsse (**Catastrophic Antiphospholipid Syndrom** = CAPS). Die wichtigste **Therapie** des APS ist eine **systemische Antikoagulation.** Bei CAPS erfolgen zusätzlich eine immunsuppressive Therapie mit Glukokortikoiden sowie ein Plasmaaustausch zur Reduktion der Autoantikörper.

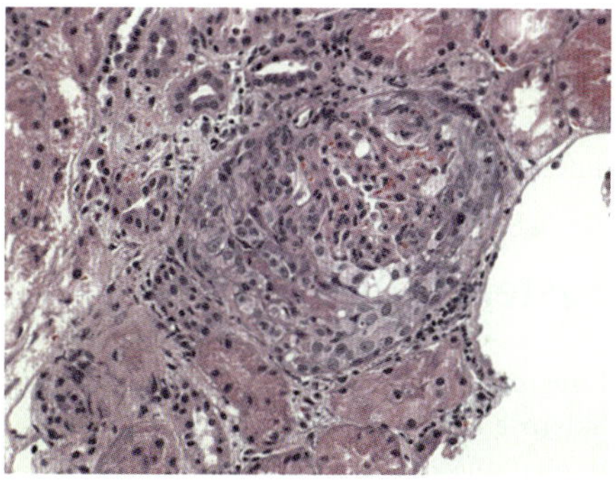

Abb. 21.6 Antiphospholipid-Syndrom: glomeruläre Schädigung mit Thrombose und Nekrose als Komplikation eines SLE [G532]

Zusammenfassung

- Die meisten Patienten mit SLE zeigen eine renale Beteiligung.
- Das klinische Spektrum reicht von asymptomatischer Proteinurie bis zu einer RPGN oder einem nephrotischen Syndrom.
- Histologisch handelt es sich bei der Lupus-Nephritis um eine Immunkomplex-Glomerulonephritis.
- Bei Patienten mit SLE sind regelmäßige Kontrollen der Nierenfunktion und der Eiweißausscheidung (Albumin/Kreatinin – Ratio) indiziert.
- Bei Verdacht auf eine Nierenbeteiligung sollte eine Nierenbiopsie erfolgen. In manchen Fällen sind sequentielle Biopsien notwendig, um die Therapie zu adaptieren und die Prognose abschätzen zu können.
- Die Therapie basiert im Weiteren auf der Klassifikation der Lupus-Nephritis in der Nierenbiopsie.
- Bei Lupus-Nephritis Klasse I und II ist keine spezifische Therapie indiziert.
- Bei Lupus-Nephritis Klasse III und IV sollte dagegen eine immunsuppressive Therapie begonnen werden (Cyclophosphamid, Mycophenolat Mofetil).
- Die Klinik der Lupus-Nephritis Klasse V ist ähnlich der idiopathischen membranösen Glomerulonephritis. Bei Proteinurie sollte eine RAAS-Blockade erfolgen.
- Ein Antiphospholipid-Antikörper-Syndrom kann sekundär bei SLE auftreten.

Die im Folgenden abgehandelten Krankheitsbilder sind sowohl bzgl. der Ätiologie als auch des renalen Schädigungsmusters äußerst heterogen.

Systemische Sklerose

Eine renale Beteiligung bei systemischer Sklerose findet sich in ca. der Hälfte der Patienten und entsteht durch obliterierende Verschlüsse der kleinen Gefäße (→ Abb. 22.1).

Durch eine **RAAS-Aktivierung** entwickelt sich oft eine ausgeprägte **und schwer einstellbare arterielle Hypertonie** sowie **Proteinurie.**

Bei 10 % der Patienten kommt es zu einer malignen Hypertonie mit akutem Nierenversagen, was als **Scleroderma renal crisis** bezeichnet wird. In der Nierenbiopsie finden sich dann Veränderungen im Sinne einer **thrombotischen Mikroangiopathie** (→ Kap. 23) sowie dem typischem **Zwiebelschalenmuster** in den präglomerulären Gefäßen.
Die wichtigste **Therapie** ist eine konsequente **Blockade des RAAS** durch ACE-Hemmer und Angiotensin-Rezeptorblocker.

Sjögren-Syndrom

Bei ca. 20–30 % der Patienten mit Sjögren-Syndrom findet sich auch eine renale Beteiligung durch eine **chronische interstitielle Nephritis** mit **tubulären Funktionsstörungen,** z. B. renale tubuläre Azidose, nephrogener Diabetes insipidus oder selten einem Fanconi-Syndrom (→ Kap. 2).

Rheumatoide Arthritis

Auch im Rahmen einer rheumatoiden Arthritis kann es zu Schädigungen an den Nieren kommen. Wichtig ist hier zum einen eine **Amyloidose** durch die chronisch bestehende Entzündung (s. u.) sowie ein akutes Nierenversagen durch die Anwendung von NSAR (→ Kap. 27). In seltenen Fällen kann es bei schweren Verläufen einer rheumatoiden Arthritis auch zu einer **sekundären Vaskulitis** mit Nierenbeteiligung kommen.

Sarkoidose

Bei der Sarkoidose handelt es sich um eine systemische Erkrankung mit noch ungeklärter Ursache, bei der es zur Ausbildung **nicht-verkäsender Granulome** in verschiedenen Organen kommt (v. a. in der Lunge). Als wichtigste renale Pathologie findet sich aber auch eine **interstitielle Nephritis** in bis zu 30 % der Patienten mit Sarkoidose (→ Abb. 22.2). Es zeigt sich i. d. R. ein **gutes Ansprechen auf eine Kortikosteroidgabe.** Daneben kann es aufgrund einer **extrarenalen Vitamin-D-Produktion** (1,25-OH, Calcitriol) in den Granulomen zu Störungen des Kalziumstoffwechsels mit Hyperkalzurie und Nephrolithiasis kommen.

Amyloidose

Definition und Ätiologie

Unter **Amyloid** versteht man eine **extrazelluläre Ablagerung** von **unlöslichen fibrillären Proteinen,** die sich in verschiedenen Organen finden kann: Herz, Niere, Leber, Milz, Nebenniere und in Neuronen.

Man unterscheidet:

- **Primäre Amyloidose** (AL-Amyloidose): Sie tritt **idiopathisch** oder im Rahmen einer **Plasmazellerkrankung** (z. B. multiples Myelom) auf und ist durch eine Ablagerung von Leichtketten und Fibrillenbildung charakterisiert.
- **Sekundäre Amyloidose** (AA-Amyloidose): Es kommt es zu einer Ablagerung des **Akutphaseproteins Serumamyloid-A** (SAA), das im Rahmen von **chronischen Entzündungsreaktionen** erhöht ist: rheumatoide Arthritis, familiäres Mittelmeerfieber oder chronisch-entzündliche Darmerkrankungen.

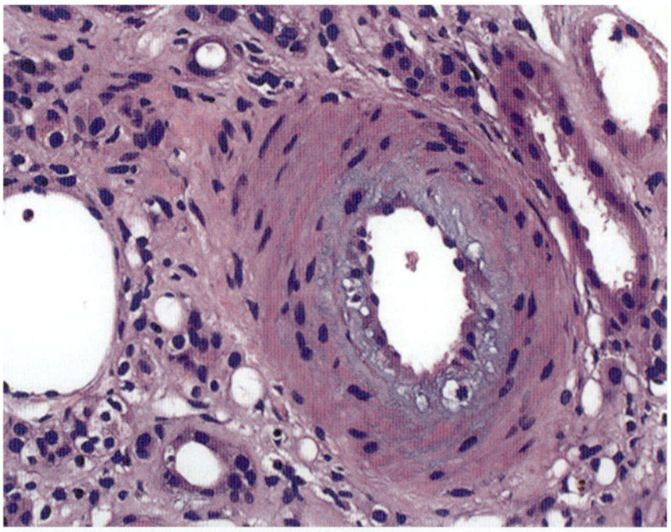

Abb. 22.1 Systemische Sklerose: konzentrische Hyperplasie der Media einer präglomerulären Arteriole [G532]

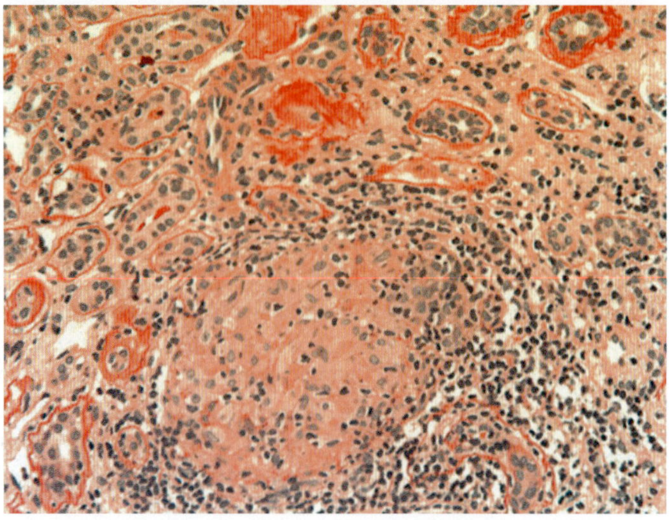

Abb. 22.2 Sarkoidose: nicht-nekrotisierendes Granulom mit interstitiellem Infiltrat, Tubulitis und tubulärer Atrophie [F924–001]

Klinik und Diagnostik

Eine renale Beteiligung findet sich in ca. 80 % der Fälle. Die klinische Symptomatik ist abhängig von der prädominanten Lokalisation der Amyloidablagerungen:

- **Glomeruläre Ablagerungen:** Proteinurie und nephrotisches Syndrom (→ Abb. 22.3)
- Ablagerung in den **präglomerulären Gefäßen:** gestörte glomeruläre Perfusion und Nierenfunktionseinschränkung
- **Interstitielle Ablagerungen** (selten): tubuläre Störungen

> Die weitere Klinik wird vom **extrarenalen Organbefall** bestimmt und umfasst eine Herzinsuffizienz bei hypertropher Kardiomyopathie, eine Hepatosplenomegalie mit erhöhten Transaminasen, eine gastrointestinale Malabsorption oder eine periphere Polyneuropathie.

Bei klinischem Verdacht gelingt die Diagnose einer Amyloidose durch Nachweis der Amyloidfibrillen mittels **Kongorot-Färbung** in der Biopsie eines befallenen Organs (z. B. subkutanes Fettgewbe, rektale Schleimhaut oder Niere; → Abb. 22.4).

Therapie und Verlauf

Die wichtigste **Prävention** der sekundären Amyloidose ist eine frühzeitige Behandlung der zugrunde liegenden Ursache (z. B. Colchicin beim familiären Mittelmeerfieber oder immunsuppressive Therapie bei rheumatoider Arthritis oder chronisch-entzündlichen Darmerkrankung).
Ziel der Behandlung der AL-Amyloidose ist eine **Elimination der die Leichtketten produzierenden Plasmazellen** (s. u.).

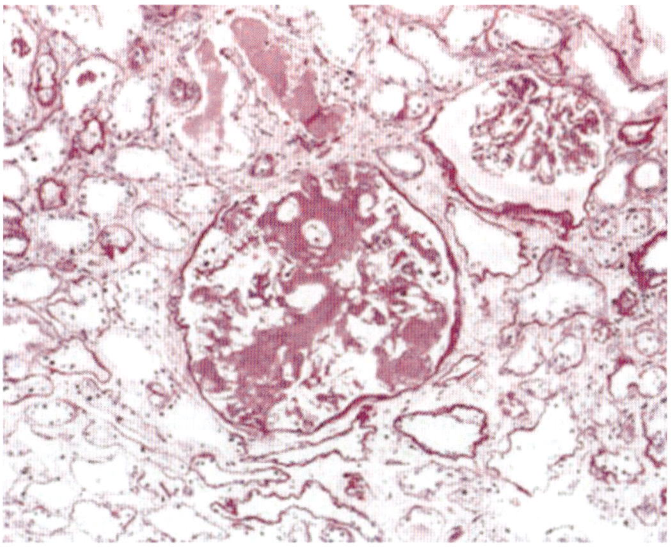

Abb. 22.3 Amyloidose der Niere: massive Akkumulation von Amyloid im Glomerulum [G422]

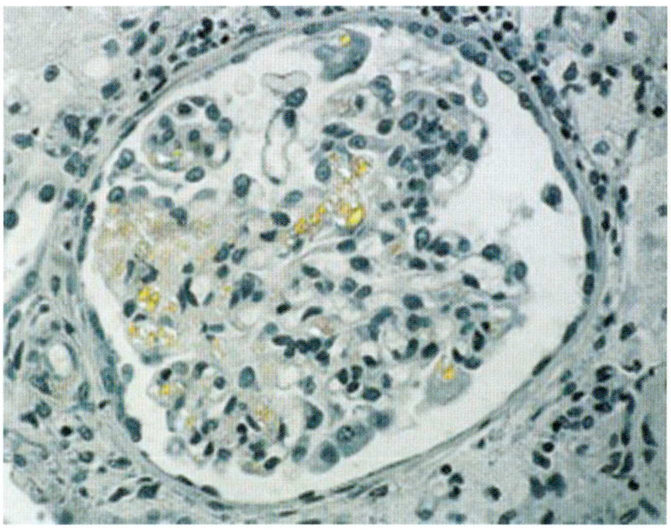

Abb. 22.4 Amyloidose der Niere: Amyloidablagerungen im Glomerulum (nach Kongorot-Färbung unter polarisiertem Licht) [G516]

Nierenbeteiligungen bei multiplem Myelom

Definition und Epidemiologie

Beim **multiplen Myelom** handelt es sich um eine **maligne Erkrankung** der **Plasmazellen** mit klonaler Expansion und Sekretion monoklonaler Immunglobuline oder Immunglobulinfragmenten (Leichtketten).

> Fast die **Hälfte der Patienten** mit multiplem Myelom entwickelt im Verlauf der Erkrankung eine renale Beteiligung mit chronisch progredienter Niereninsuffizienz oder nephrotischem Syndrom.

Bei etwa 10 % kommt es aber zu einem akuten Nierenversagen. Auch die **CRAB-Kriterien** zur Definition eines symptomatischen und damit therapiebedürftigen multiplen Myeloms schließen eine renale Beteiligung ein (wenn auch unzureichend definiert als Kreatinin > 2 mg/dl):

- **C:** Hyperkalzämie (Ca^{2+} > 2,75 mmol/l)
- **R:** renale Beteiligung (Kreatinin > 2 mg/dl)
- **A:** Anämie (Hb < 10 g/dl)
- **B:** *bone disease* mit Osteolysen oder maligner Fraktur

> Vor allem **bei Patienten über 50 Jahre** sollte daher ein multiples Myelom in der Differenzialdiagnostik einer Proteinurie bzw. einer Niereninsuffizienz **immer** ausgeschlossen werden.

Klinik und Diagnostik

Serum

- **Elektrophorese:** M-Gradient („fingerartige“ Erhöhung der Gamma-Globulinfraktion)
- **Immunfixation:** Nachweis eines monoklonalen Paraproteins
- Bestimmung der **freien Leichtketten (Kappa** und **Lambda):** Anstieg bzw. Abfall der Kappa-Lambda-Ratio (Normalwerte: 0,26–1,65 bzw. 0,37–3,1 bei CKD)

Harn

- **Bence-Jones-Proteinurie:** Ausscheidung von monoklonalen Leichtketten im Sinne einer „Überlaufproteinurie". Typischerweise findet sich eine deutlich erhöhte Protein-Kreatinin-Ratio bei nur gering erhöhter Albumin-Kreatinin-Ratio.

Die **Nierenbeteiligung** im Rahmen eines multiplen Myeloms ist multifaktoriell. Die wichtigsten Entitäten sind aber:

- **Cast-Nephropathie** („Myelomniere")
- **AL-Amyloidose** (s. o.)
- **Light-chain-deposition disease:** Ablagerung von monoklonalen Leichtketten ohne Bildung von Fibrillen, Klink ist ähnlich der AL-Amyloidose, (→ Abb. 22.5)

Daneben kann es durch die **Hyperimmunglobulinämie** auch zu einem Hyperviskositätssyndrom mit Multiorganbeteiligung und reduzierter renaler Durchblutung kommen.

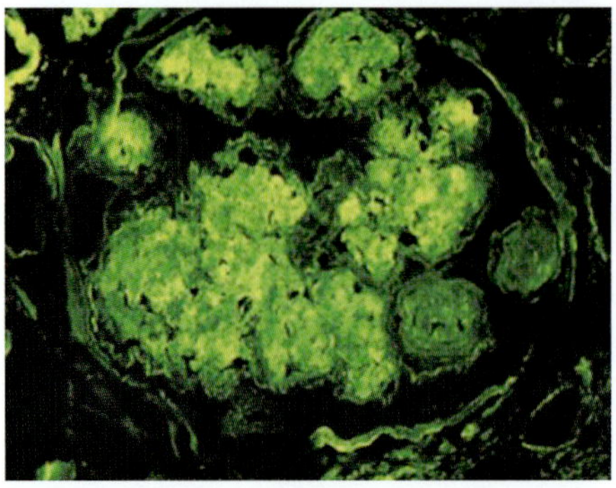

Abb. 22.5 Light-chain-deposition disease: Immunfluoreszenz mit Antikörpern gegen kappa-Leichtketten im Mesangium (nodulär) und entlang der glomerulären Basalmembran [G532]

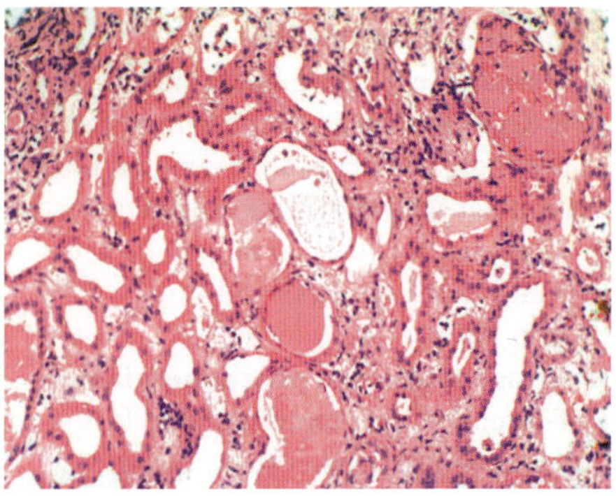

Abb. 22.6 Cast-Nephropathie: Tubuli sind erweitert und mit präzipitierten Protein-Casts komplett okkludiert. [L271]

Cast-Nephropathie

Monoklonale Leichtketten werden mit einem Molekulargewicht von 22 kDa glomerulär frei filtriert. Aufgrund des pathologisch gesteigerten Angebots werden die tubulären Rückresorptionsmechanismen überfordert. Durch die tubuläre Flüssigkeitsresorption kommt es dann zu einer intratubulären Präzipitation der freien Leichtketten mit Tamm-Horsfall Protein und einer daraus resultierenden **tubulären Obstruktion.** Eine Exsikkose bzw. die Gabe von Schleifendiuretika können die Päzipitation begünstigen. Zusätzlich haben die freien Leichtketten einen **direkten tubulotoxischen Effekt** auf die Tubuluszellen.

Für eine sichere Diagnose ist eine Nierenbiopsie notwendig (→ Abb. 22.6). Bei Auftreten eines akuten Nierenversagens durch eine Cast-Nephropathie ist eine umgehende Therapie indiziert.

Therapie und Verlauf

Neben einer **initialen Hydrierung** des Patienten zur Aufrechterhaltung einer adäquaten Diurese und Verhinderung der intratubulären Präzipitation (**Cave:** Hypervolämie bei Herzinsuffizienz!) beruht die Therapie auf zwei Konzepten:

- Verhinderung der Neubildung von freien Leichtketten durch Chemotherapie (**Bortezomib** oder Thalidomid/Lenalidomid in Kombination mit Kortikosteroiden bzw. autologe Stammzelltransplantation)
- Elimination von Leichtketten aus der Zirkulation durch extrakorporale Verfahren (Plasmaaustausch oder Dialyse mit spezieller „High-cut-off-Membran")

Zusammenfassung

- Eine renale Beteiligung findet sich bei einer Vielzahl an systemischen Erkrankungen.
- Im Rahmen einer systemischen Sklerose kommt es in ca. 50 % der Fälle durch obliterierende Verschlüsse der kleinen Gefäße zu einer Nierenschädigung. Durch RAAS-Aktivierung besteht oft eine ausgeprägte Hypertonie (Therapie: RAAS-Blockade).
- Beim Sjögren-Syndrom kann es zu einer interstitiellen Nephritis mit tubulärer Partialfunktionsstörung kommen.
- Eine rheumatoide Arthritis führt selten zu einer direkten Schädigung der Nieren (sekundäre Vaskulitis). Die Schädigung entsteht durch den chronischen Entzündungsprozess (Amyloidose) oder ist therapieassoziiert (akutes Nierenversagen durch NSAR).
- Bei Sarkoidose kommt es in 30 % aller Patienten zu einer interstitiellen Nephritis mit nicht-verkäsenden Granulomen.
- Bei der Amyloidose wird eine primäre AL-Amyloidose (z. B. im Rahmen eines multiplen Myeloms) von einer sekundären AA-Amyloidose (bei chronischen Entzündungsprozessen) unterschieden.
- Bei der Amyloidose findet sich eine extrazelluläre Ablagerung eines unlöslichen fibrillären Proteins in verschiedenen Organen (Herz, Niere, Leber, Milz, Nebenniere und in Neuronen).
- Eine renale Beteiligung findet sich bei fast der Hälfte aller Patienten mit multiplem Myelom.
- Neben der Cast-Nephropathie (tubuläre Obstruktion) findet sich beim multiplen Myelom auch eine *light chain depostion disease* bzw. eine Amyloidose.

Thrombotische Mikroangiopathie

Systematik

Bei der thrombotischen Mikroangiopathie (TMA) handelt es sich um eine histopathologische Diagnose, die durch **Thromben in der Mikrozirkulation** von verschiedenen Organsystemen definiert ist. Durch die Mikrothromben kommt es in weiterer Folge durch mechanische Hämolyse der Erythrozyten zu einer **mikroangiopathischen hämolytischen Anämie (MAHA)** sowie **Thrombozytopenie.**

Die wichtigsten Organmanifestationen einer TMA betreffen die Nieren und das Gehirn. Traditionell werden **zwei klinische Krankheitsbilder** unterschieden:

- **Thrombotisch-thrombozytopenische Purpura** (TTP) mit vorrangig neurologischer Symptomatik und Hauteinblutungen (Petechien bei Thrombopenie)
- **Hämolytisch-urämisches Syndrom** (HUS) mit akutem Nierenversagen

Es zeigen sich Übergänge zwischen den einzelnen Krankheitsbildern und eine Differenzierung, basierend auf der klinischen Symptomatik alleine, ist nicht sicher möglich.

> Inzwischen konnten die zugrunde liegenden pathophysiologischen Mechanismen weitestgehend aufgeklärt werden und die **Einteilung der primären TMAs** basiert heute auf einer pathophysiologischen Grundlage (→ Tab. 23.1).

Pathophysiologie

Thrombotisch-thrombozytopenische Purpura (TTP)

Der TTP liegt ein **funktioneller Mangel der Metalloproteinase ADAMTS 13** zugrunde, die für den Abbau von **Multimeren des Von-Willebrand-Faktors** verantwortlich ist, der von Endothelzellen synthetisiert wird. Aufgrund eines **angeborenen** oder **erworbenen (durch Antikörper-mediierten) ADAMTS-13-Mangels** kommt es in weiterer Folge zu einer unzureichenden Spaltung und Akkumulation dieser Multimere an den Endothelzellen mit konsekutiver Thrombozytenaggregation.

Atypisch hämolytisch-urämisches Syndrom

Beim **atypischen HUS (aHUS)** handelt es sich um eine komplementassoziierte Erkrankung. In den letzten Jahren konnten einige genetische Mutationen in Regulationsproteinen des alternativen Wegs der Komplementaktivierung identifiziert werden, die mit familiären und sporadischen Formen einer TMA assoziiert sind.

→ Abb. 23.1 zeigt eine schematische Darstellung der **Komplementaktivierung.** Der **klassische Weg** wird durch Immunglobuline bzw. Immunkomplexe aktiviert. Beim **Lektin-Weg** werden Oberflächenstrukturen auf Pathogenen erkannt. Der erste Schritt der Komplementkaskade über diese beiden Wege ist dann die Bildung der **C3-Konvertase** (C4bC2a), die C3 in C3b spaltet.

> Über den **alternativen Weg** kommt es dagegen durch eine spontane Hydrolyse von C3 zu C3b zu einer **stetigen Aktivierung der Komplementkaskade** („*always on*").

Zusätzlich gibt es eine Amplifikationsschleife über die alternative C3-Konverstase (bestehend aus C3b und **Faktor B**). Durch spezielle Regulationsproteine (z. B. **Faktor H, I, MCP**) wird eine überschießende Reaktion an körpereigenen Zellen verhindert. Am Ende der Komplementkaskade steht die Bildung des **Membranangriffskomplexes.**

Medikamenten-assoziierte TMA (DITMA)

Bei der medikamentenassoziierten TMA werden eine **immunologisch** bedingte von einer **dosisabhängigen** Schädigung unterschieden. Typische mit einer DITMA assoziierte Medikamente sind in → Tab. 23.1 gelistet.

Sekundäre TMA

Von den primären TMA-Syndromen müssen differenzialdiagnostisch andere **syste-**

Tab. 23.1 Einteilung der primären TMA basierend auf der Pathophysiologie

TMA durch ADAMTS-13-Mangel (thrombotisch thrombozytopenische Purpura)	• Angeboren • Erworben (durch Autoantikörper)
TMA durch Dysregulation des alternativen Komplementwegs (atypisches hämolytisch-urämische Syndrom)	• Mutationen in Regulationsproteinen des alternativen Komplementwegs (Faktor H, I, MCP) • Autoimmun
Shigatoxin-mediiertes HUS (typisches HUS)	• Shigatoxin-produzierende Bakterien (z. B. EHEC)
Medikamenten-assoziierte TMA (*drug induced* TMA = DITMA)	• Immunreaktion: Chinin, Gemcitabin, Oxaliplatin, Quetiapin • Dosisabhängige Toxizität: Calcineurininhibitoren, Sirolimus, Bevazizumab, Gemcitabin
Stoffwechselstörungen	• Cobalaminstoffwechsel, Mutation im MMACHC-Gen
Gerinnungsstörungen	• Mutationen in Thrombomodulin-, Plasminogen- oder DGKE-Gen

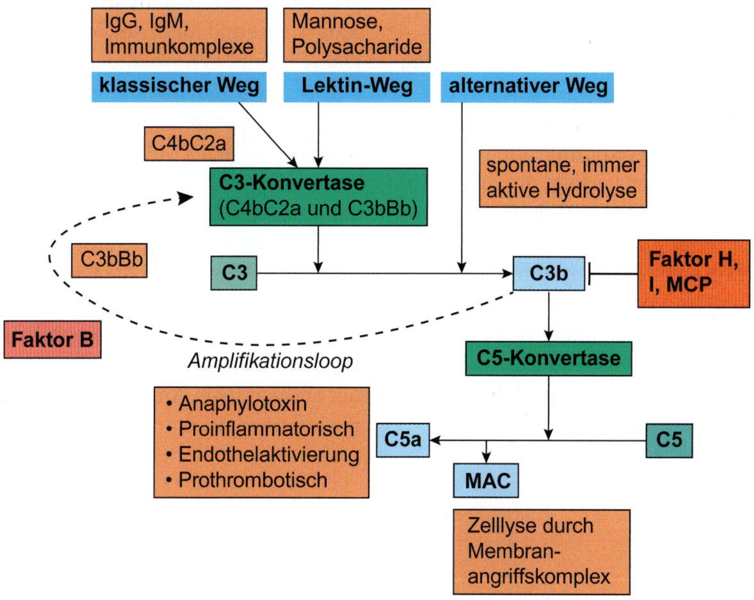

Abb. 23.1 Schematische Darstellung der Komplementkaskade [L271]

Tab. 23.2 Systemische Ursachen einer MAHA und Thrombopenie bzw. sekundären TMA

Infekt-assoziiert	• Pneumokokken • Systemische virale, bakterielle, fungale oder parasitäre Infektionen (z. B. CMV, HIV, Sepsis, Malaria)
Rheumatologische Erkrankungen	• SLE • Antiphospholipid-Syndrom • Systemische Sklerose
Schwere Hypertonie	• Maligne Hypertonie
Schwangerschaft	• Präeklampsie • HELLP
Systemische maligne Erkrankungen	• Mikrovaskuläre Metastasen • DIC • Chemotherapie-assoziiert
Disseminierte intravasale Gerinnung (DIC)	• Schock, Trauma, Sepsis • Maligne Erkrankung
Stammzelltransplantation Organtransplantation	• Calcineurininhibitoren • Infektionen (z. B. CMV)
Nierentransplantation (zusätzlich)	• Rekurrenz oder **de novo** „aHUS" • Akute humorale Transplantabstoßung

mische Erkrankungen als Ursachen einer MAHA und Thrombopenie bzw. sekundären TMA abgegrenzt werden (→ Tab. 23.2).

Klinik

Die Klinik reicht von isoliert die Nieren betreffenden Formen bis zu schweren systemischen Erkrankungen mit Beteiligung mehrerer Organsysteme und hoher Mortalität.

Dem **Nierenversagen** liegt eine Störung der Mikrozirkulation in den präglomerulären Arteriolen bzw. den glomerulären Kapillaren zugrunde (→ Abb. 23.2).

Die **neurologische Symptomatik** wird durch eine zerebrale Minderperfusion verursacht und umfasst Kopfschmerzen, fokale neurologische Defizite wie bei einem Schlaganfall, aber auch neuropsychiatrische Veränderungen (Halluzinationen, Psychose) und kann bis zu einer Bewusstseinsstörung und Koma führen.

Andere Organmanifestation betreffen das Herz, die Leber sowie den gastrointestinalen Trakt und werden durch eine Ischämie in Folge der Mikrothromben verursacht.

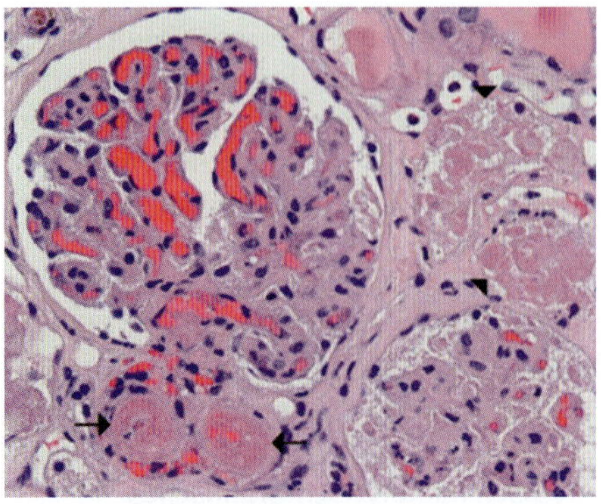

Abb. 23.2 Thrombotische Mikroangiopathie: Thromben verschließen das Lumen einer präglomerulären Arteriole (Pfeile). Angrenzend findet sich eine tubuläre Nekrose mit Ablösen der Zellen von der tubulären Basalmembran. [F925-001]

Zusätzlich kann es bei den Patienten auch zu **Fieber** kommen.

Diagnostik

Laborchemisch ist die TMA definiert durch:

- Thrombopenie
- Zeichen der mikroangiopathischen hämolytischen Anämie:
  - LDH-Erhöhung
  - Nachweis von Fragmentozyten im mikroskopischen Differenzialblutbild (→ Abb. 23.3)
  - Haptoglobin unter der Nachweisgrenze
  - Negativer Coombs-Test

Bei Vorliegen einer **Thrombopenie** und **LDH-Erhöhung** in Zusammenhang mit einem akuten Nierenversagen (oder neurologischen Symptomen) muss differenzialdiagnostisch immer an eine **TMA** gedacht werden.

Differenzialdiagnostik

Patienten mit **TTP** präsentieren sich häufig mit einer primär neurologischen Symptomatik, aber auch **Fälle mit Nierenversagen und Multiorganbeteiligung** sind möglich. Die Diagnosestellung erfolgt durch Bestimmung der ADAMTS-13-Aktivität im Plasma.

Beim **aHUS** steht die Nierenfunktionseinschränkung im Vordergrund. In der serologischen Untersuchung findet sich ein **Komplementverbrauch** (C3 und C4 erniedrigt). Die Diagnosesicherung eines aHUS gelingt durch Nachweis von Mutationen in den

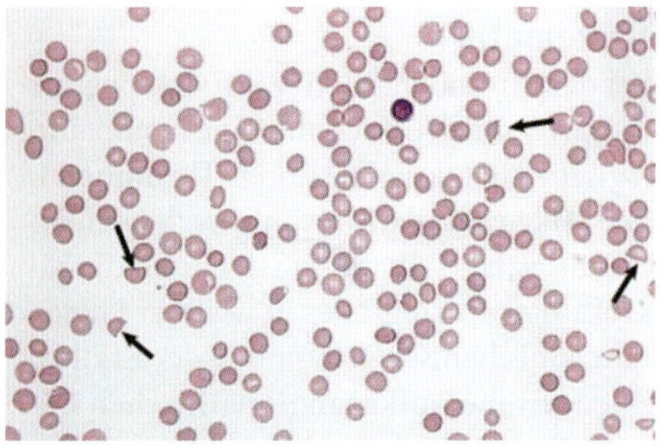

Abb. 23.3 Fragmentozyten im Blutausstrich (Pfeile) [G516]

Komplementfaktoren durch genetische Analysen.

Histologische Veränderungen in der Nierenbiopsie im Sinne einer TMA finden sich aber auch bei anderen Erkrankungen, so z. B. dem **Antiphospholipidsyndrom,** einem **systemischen Lupus erythematodes** (→ Kap. 21) der **Sklerodermie** (→ Kap. 22) oder einer malignen Hypertonie.

Die Ursachen für eine **TMA nach Nierentransplantation** sind vielfältig und umfassen: eine Rekurrenz der Grunderkrankung, eine **De-novo**-Manifestation einer primären TMA, eine humorale Transplantatabstoßung (→ Kap. 32) oder eine DITMA durch Calcineurininhibitoren.

Das **typisches HUS** wird durch eine Infektion mit einem **Shigatoxin** produzierende *E.-coli*-Stamm (z. B. **EHEC**) verursacht. In der Regel sind v. a. Kinder betroffen. Für die Diagnose richtungweisend ist eine hämorrhagische Diarrhö. Im Jahr 2011 kam es durch eine EHEC-Variante (Serotyp O104:H4) zu einem Ausbruch in Deutschland mit über 3800 Fällen.

Die seltenen primären TMAs durch **Gerinnungsstörungen** bzw. **Stoffwechselerkrankungen** manifestieren sich zumeist schon im Kindesalter. Eine Diagnose gelingt durch genetische Tests bzw. Bestimmung der Homocystein- und Methylmalonsäurespiegel.

Daneben gibt es noch andere Ursachen für eine MAHA und Thrombopenie, die differenzialdiagnostisch ausgeschlossen werden müssen: Bei den TMAs ist als Abgrenzung zur **autoimmun-hämolytischen Anämie** der **Coombs-Test negativ.** Im Gegensatz zur **DIC** mit Fibrinogenverbrauch und erhöhtem D-Dimer sind die **Gerinnungsfaktoren** bei einer TMA meist im Normbereich. Auch bei schweren **generalisierten Infekten** (z. B. CMV, Sepsis) kann es zu einer ausgeprägten Anämie und Thrombopenie kommen. Eine andere Ursache einer

MAHA sind **künstliche Herzklappen.**
Letztendlich kann auch ein schwerer **Vitamin-B_{12}-Mangel** zu einer hämolytischen Anämie und Thrombopenie führen.
Selten kann auch eine Hantavirus-Infektion in einem Nierenversagen und Thrombopenie resultieren.

Therapie

Die akute Therapie sowohl der **TTP** als auch des **aHUS** beruht auf einem initial täglichen **Plasmaaustausch** gegen FFP (Fresh Frozen Plasma), um die fehlenden Faktoren (ADAMTS 13 bzw. Komplementfaktoren) zu ersetzen und etwaige Antikörper zu entfernen. Zusätzlich erfolgt eine **Kortikosteroidgabe.**

Bei **klinischen Verdacht** muss **umgehend mit der Therapie begonnen werden** und soll nicht durch Abwarten auf Befunde (z. B. ADAMTS-13-Aktivität) verzögert werden.

Der Plasmaaustausch wird bis zur Besserung der Laborparameter (v. a. Anstieg der Thrombozyten) fortgeführt. Der Stellenwert des Plasmaaustauschs bei Medikamentenassoziierter TMA ist nicht gesichert, wird aber in Einzelfällen aufgrund der oft nicht sicher differenzierbaren Genese versucht. Bei den sekundären Ursachen ist die Behandlung der zugrunde liegenden Erkrankung entscheidend.
Klinisch relevante **Blutungskomplikationen** bei TTP sind selten. Eine prophylaktische Substitution von Thrombozyten ist nicht indiziert und sollte nur bei klinisch relevanten Blutungen bzw. vor Eingriffen mit hohem Blutungsrisiko erfolgen.
Beim **aHUS** besteht seit einigen Jahren zusätzlich die Möglichkeit einer **Inhibition der terminalen Komplementkaskade** durch eine Therapie mit **Eculizumab** (monoklonaer Antikörper gegen den Komplementfaktor C5). Die Therapie ist sowohl hocheffektiv als auch teuer (Jahrestherapiekosten ca. 400 000 €).

Tab. 23.3 Genetische Mutationen bei aHUS und Rekurrenz nach Transplantation

Gen	Häufigkeit	Rekurrenz nach NTX
Faktor H	15 %	80–90 %
MCP	12 %	15–20 %
Faktor I	3 %	70–80 %
Faktor B	3 %	nicht bekannt
C3	5 %	nicht bekannt
Thrombomodulin	4 %	nicht bekannt
unbekannt	30–40 %	nicht bekannt

Verlauf

Unbehandelt liegt die Mortalität der **TTP** bei über 90 %. Durch die Therapie mit Plasmaaustauch konnte diese aber auf unter 30 % gesenkt werden. Bei Patienten mit **aHUS** kommt es unbehandelt i. d. R. zum Fortschreiten der Erkrankung bis zur terminalen Niereninsuffizienz Nach Nierentransplantation findet sich häufig einer Rekurrenz der Erkrankung im Transplantat (→ Tab. 23.3).

Zusammenfassung

- Bei der thrombotischen Mikroangiopathie finden sich histologisch Thromben in der Mikrozirkulation verschiedener Organe.
- Traditionell werden nach der Klinik die thrombotisch-thrombozytopenische Purpura (TTP) mit vorrangig neurologischer Symptomatik und das hämolytisch-urämische Syndrom (HUS) mit akutem Nierenversagen unterschieden.
- Gemeinsam sind allen Erkrankungen eine mikroangiopathische hämolytische Anämie mit Fragmentozyten, LDH-Erhöhung und Haptoglobin unter der Nachweisgrenze sowie eine Thrombopenie.
- Heute basiert die Einteilung auf vorrangig pathophysiologischen Gesichtspunkten.
- Bei der TTP liegt ein Mangel an ADAMTS 13 zugrunde (spaltet Von-Willebrand-Faktor-Polymere).
- Das typische HUS tritt infolge einer Infektion mit Shigatoxin produzierenden *E-coli*-Stämmen auf (EHEC).
- Das atypische HUS ist Folge einer zumeist angeborenen Dysregulation der alternativen Aktivierung des Komplementsystems.
- Neben den primären TMAs gibt es auch sekundäre Formen in Rahmen von systemischen Erkrankungen (Infekt, maligne Hypertonie, DIC, nach Knochenmark- oder Organtransplantation).

Diabetische Nephropathie

Epidemiologie

Die weltweite Prävalenz des Diabetes mellitus wird auf mittlerweile 6 % geschätzt und wird über die nächsten Jahrzehnte noch weiter zunehmen. In weiterer Folge stellt die **diabetische Nephropathie** die **häufigste Ursache einer chronischen Niereninsuffizienz** dar.

Etwa 30 % der Diabetiker entwickeln im Verlauf von 10–30 Jahren eine diabetische Nephropathie. Nur ein geringer Teil dieser Patienten erreicht in weiterer Folge das Stadium einer terminalen Niereninsuffizienz, da die meisten zuvor aufgrund der hohen kardiovaskulären Mortalität versterben. Die **Inzidenz** einer **terminalen Niereninsuffizienz** infolge einer diabetischen Nephropathie liegt bei etwa 7/100 000/Jahr und stellt somit die häufigste Ursache einer Dialysepflichtigkeit in Europa und den USA dar. Trotz der viel geringeren Prävalenz des **Diabetes mellitus Typ 1** war bis vor etwa 20 Jahren noch mehr als die Hälfte aller diabetischen Dialysepatienten Typ-1-Diabetiker. Durch eine optimale Blutzuckereinstellung, basierend auf einer **funktionellen Insulintherapie** konnten sowohl die Inzidenz als auch die weitere Progression einer diabetischen Nephropathie bei Typ-1-Diabetikern seither deutlich reduziert werden.
Mittlerweile stellen somit die **Typ-2-Diabetiker** den größten Anteil an der diabetischen Dialysepopulation. Dieser demografische Wandel beruht sowohl auf einer Verbesserung der **kardiovaskulären Versorgung** dieser oft multimorbiden und deutlich älteren Patienten als auch auf einem insgesamt **liberaleren Zugang zur chronischen Nierenersatztherapie.** Hinzu kommt, dass Typ-2-Diabetiker aufgrund ihrer oft bestehenden Multimorbidität (generalisierte Arteriosklerose, Retinopathie, Polyneuropathie) **nicht** für eine **Nierentransplantation** infrage kommen.

Diagnostik

Die **Diagnose** einer diabetischen Nephropathie beruht auf einer **progredienten Albuminurie** von über 30 mg/g Kreatinin bei anfangs oft noch normaler (› 90 ml/min) und im weiteren Verlauf eingeschränkter GFR.

→ Tab. 24.1 zeigt die aktuelle **Stadieneinteilung** der diabetischen Nephropathie in Abhängigkeit der Albuminurie sowie der exkretorischen Nierenfunktion. Das Spektrum der Albuminurie kann abhängig vom Stadium der Erkrankung von einer **Mikroalbuminurie** bis hin zu **einer hochgradigen Proteinurie** im Sinne eines nephrotischen Syndroms reichen. Makroskopisch finden sich in der Bildgebung im Vergleich zu anderen chronischen Nierenerkrankungen **meist normal große Nieren.**

Tab. 24.1 Stadien der diabetischen Nephropathie [F871–002]

Stadium	GFR [ml/min]	Albuminurie
Struktureller Schaden bei normaler exkretorischer Funktion		
Ia	› 90	30–300 mg/24 h
Ib	› 90	› 300 mg/24 h
Struktureller Schaden bei progredient eingeschränkter Nierenfunktion		
II	60–89	› 300 mg/24 h
III	30–59	
IV	15–29	
V	‹ 15	

Rund ein Drittel aller Patienten mit Diabetes mellitus Typ 2 entwickelt im Verlauf ihrer Erkrankung eine **Albuminurie.** Da eine Albuminurie im subnephrotischen Bereich i. d. R. asymptomatisch verläuft, wird bei Diabetikern **ein jährliches Screening** zur Detektion einer Mikroalbuminurie empfohlen.

Die Bestimmung der **Protein-Kreatinin-Ratio** aus dem Spontanharn hat eine deutlich höhere Sensitivität als ein semiquantitativer Harnteststreifen (→ Kap. 9).
→ Tab. 24.2 zeigt die Definitionen der Mikro- bzw. Makroalbuminurie basierend auf einer 24-Stunden-Harnmessung sowie der Albumin-Kreatinin-Ratio.
Als histomorphologisches Korrelat der diabetischen Nephropathie wurde bereits 1936 die **noduläre Glomerulosklerose** postuliert (→ Abb. 24.1). Bei vielen Patienten mit v. a. Diabetes mellitus Typ 2 finden sich aber auch andere kardiovaskuläre Risikofaktoren wie eine generalisierte Arteriosklerose oder eine arterielle Hypertonie, die durch eine chronische Niereninsuffizienz weiter verstärkt werden und andererseits auch wiederum selbst die Nierengefäße betreffen können. Dies spiegelt sich auch in den Nierenbiopsien dieser Patienten wider, die neben der klassischen Morphologie einer diabetischen Nephropathie auch **oft Veränderungen im Sinne einer vaskulären Nephropathie** aufweisen.

Tab. 24.2 Mikroalbuminurie

	24-Stunden-Urin	Albumin-Kreatinin-Ratio
Normalwert	‹ 30 mg/24 h	‹ 30 mg/g
Mikroalbuminurie	30–300 mg/24 h	30–300 mg/g
Makroalbuminurie	› 300 mg/24 h	› 300 mg/g

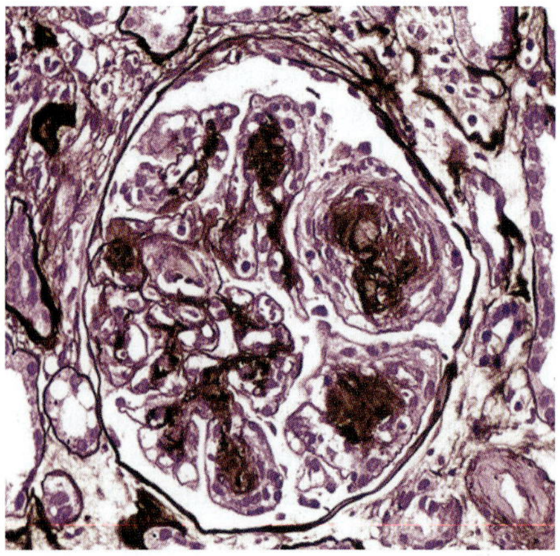

Abb. 24.1 Diabetische Nephropathie: noduläre Glomerulosklerose [G532]

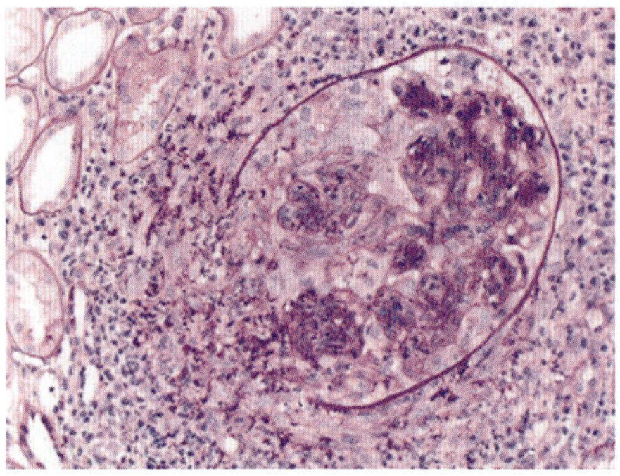

Abb. 24.2 Diabetische Nephropathie: proliferative Glomerulonephritis mit Halbmondbildung in einem Glomerulum mit vorbestehender nodulärer Glomerulosklerose [G516]

Darüber hinaus zeigen Biopsiestudien in Patienten mit klinisch suspizierter diabetischer Nephropathie, dass bei einem signifikanten Teil auch **andere renale Pathologie** vorliegen können, die alleine oder in Kombination mit diabetischen Schäden für die Niereninsuffizienz verantwortlich sind.
→ Abb. 24.2 zeigt eine sekundäre Glomerulonephritis bei einem Patienten mit vorbestehender diabetischer Nephropathie.

Diabetes mellitus Typ 1

Therapie

Am wichtigsten ist bei Patienten mit Diabetes mellitus Typ 1 (DM Typ 1) eine **optimale Blutzuckerkontrolle,** um das Auftreten und im weiteren die Progression einer diabetischen Nephropathie zu verhindern.

Zusätzlich ist die Effektivität einer Therapie mit einem **ACE-Hemmer oder Angiotensin-Rezeptorblocker** ab dem Stadium der Mikroalbuminurie klar belegt. Selbst bei Patienten mit fortgeschrittener diabetischer Nephropathie kann durch optimale Blut-

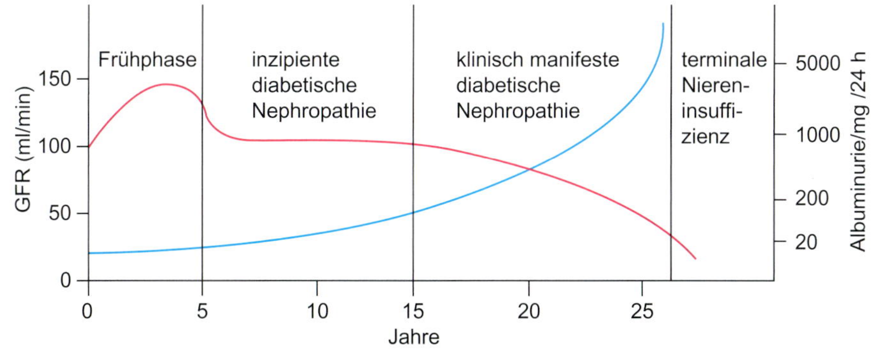

Funktionell	GFR ↑ (25–50 %)	Mikroalbuminurie, Hypertonie	Proteinurie, nephrotisches Syndrom, GFR ↓
Strukturell	renale Hypertrophie	mesangiale Proliferation, Basalmembranverdickung, arterioläre Hyalinose	diffuse und noduläre Glomerulosklerose, tubulointerstitielle Fibrose

BZ-Kontrolle

ACEi / ARB, optimale Blutzuckereinstellung

Abb. 24.3 Klassischer Verlauf der diabetischen Nephropathie [L271]

druckkontrolle ein Rückgang der Proteinurie erzielt werden.

Bei Erreichen einer terminalen Niereninsuffizienz besteht bei Patienten mit Diabetes mellitus Typ 1 die Möglichkeit einer **simultanen Nieren-Pankreas-Transplantation.**

Verlauf

Nach dem traditionellen pathophysiologischen Konzept der diabetischen Nephropathie kommt es bei Patienten mit Diabetes mellitus Typ 1 initial zu einer Steigerung der GFR, was als **Hyperfiltration** bezeichnet wird. Im weiteren Verlauf findet sich über Jahre eine normale GFR mit intermittierend auftretenden **Episoden von Mikroalbuminurie.** Erst nach etwa 10–15 Jahren steigert sich das Ausmaß der Proteinurie und es kommt zu einem progredienten **GFR-Verlust von etwa 5–8 ml/min/Jahr.** Im Median dauert es in etwa 20 Jahre vom Beginn der Insulinpflichtigkeit bis zur terminalen Niereninsuffizienz (→ Abb. 24.3).

Diabetes mellitus Typ 2

Therapie

Das vorrangige Therapieziel bei Typ-2-Diabetikern (DM Typ 2) ist die **Behandlung der begleitenden Risikofaktoren** zur Senkung der kardiovaskulären Mortalität. Im Gegensatz zum Typ 1 ist beim Diabetes mellitus Typ 2 eine **optimale Blutzuckereinstellung** speziell in einem fortgeschrittenen Stadium der diabetischen Nephropathie mit einer GFR von unter 45 ml/min deutlich weniger effektiv als eine adäquate Blutdruckeinstellung.

Auch hier gilt, dass alle Patienten mit diabetischer Nephropathie mit einem **ACE-Hemmer** oder einem **Angiotensin-Rezeptorblocker** behandelt werden sollten, da diese neben einer effektiven Senkung des Blutdrucks auch einen positiven Einfluss auf die Proteinurie und die Gesamtmortalität zeigten. Ein realistisches Therapieziel scheint hier eine Senkung des Blutdrucks auf Werte unter 130/80 mmHg. Bei einem Großteil dieser Patienten ist hierfür aber eine **Kombinationstherapie** notwendig, die klassischerweise aus einem der erwähnten RAAS-aktiven Medikamente in Kombination mit einem Thiaziddiuretikum sowie einem Kalziumantagonisten oder Betablocker besteht (→ Kap. 25). Aufgrund der **hohen kardiovaskulären Mortalität** ist bei Typ-2-Diabetikern zusätzlich eine Therapie mit einem **Statin** zur Senkung des LDL-Cholesterins sinnvoll. Bei fortgeschrittener Arteriosklerose (KHK, pAVK, cAVK) sollte zusätzlich eine Therapie mit einem **Thrombozyten-Aggregationshemmer** (z. B. 100 mg Acetylsalicylsäure) erfolgen. Rezente Daten zeigen auch, dass eine antidiabetische Therapie mit einem SGLT-2 Hemmer (z. B. Empagliflozin) bei Patienten mit diabetischer Nephropathie einen nephroprotektiven Effekt hat.

Lifestyle-Modifikationen mit Gewichtsreduktion, körperlicher Aktivität, Raucherentwöhnung sowie gesunder Ernährung können ebenso die Progression der diabetischen Nephropathie verzögern.

Verlauf

Nicht selten wird eine diabetische Stoffwechsellage erst im Rahmen einer **Routinekontrolle** auffällig und es besteht oft schon zum Zeitpunkt der Diagnose eine Mikro- oder Makroalbuminurie. Die **Albuminurie** ist im Weiteren nicht nur ein Zeichen für eine glomeruläre Schädigung, sondern korreliert auch mit der kardiovaskulären sowie der Gesamtmortalität.

Aufgrund der oft bestehenden **zusätzlichen kardiovaskulären Risikofaktoren** ist die Prognose von Typ-2-Diabetikern mit fortgeschrittener Niereninsuffizienz sehr schlecht. An der Hämodialyse beträgt die 5-Jahres-Überlebensrate von Patienten mit Diabetes mellitus Typ 2 in etwa 25 %.

Zusammenfassung

- Die weltweite Prävalenz des Diabetes mellitus Typ 2 wird auf 6 % geschätzt und nimmt weiter zu.
- Die diabetische Nephropathie ist mittlerweile die häufigste Ursache einer dialysepflichtigen Niereninsuffizienz.
- Die Diagnose der diabetischen Nephropathie beruht auf einer progredienten Albuminurie, die von einer Mikroalbuminurie bis zum nephrotischen Syndrom reichen kann.
- Ein zumindest jährliches Screening für Albuminurie (Albumin-Kreatinin-Ratio aus dem Spontanharn) sollte daher erfolgen.
- Die funktionelle Insulintherapie hat die Therapie und die Prognose von Typ-1-Diabetikern deutlich verbessert.
- Bei Patient mit Diabetes mellitus Typ 2 und bereits fortgeschrittener Niereninsuffizienz ist eine strenge Blutzuckerkontrolle weniger effektiv.
- Patienten mit Diabetes mellitus Typ 2 profitieren v. a. von einer guten Blutdruckkontrolle (Ziel < 130/80 mmHg).
- Vor allem ACE-Hemmer und Angiotensin-Rezeptorblocker zeigen einen protektiven Effekt auf die Progression der Proteinurie.
- Patienten mit Diabetes Typ 2 haben oft ein deutlich erhöhtes kardiovaskuläres Risikoprofil.

Vaskuläre Nephropathie

Aufgrund des typischen **histopathologischen Befunds** mit Glomerulosklerose, Tubulusatrophie und interstitieller Fibrose spricht man auch von einer **Nephrosklerose.**

Epidemiologie

Die Prävalenz der arteriellen Hypertonie **steigt mit zunehmenden Alter** und ist mit einer **deutlichen Zunahme der kardiovaskulären Morbidität und Mortalität** assoziiert. Etwa die Hälfte aller über 50-Jährigen leidet an einer Hypertonie (90 % essenzielle oder primäre Hypertonie).

Neben der diabetischen Nephropathie stellt die vaskuläre Nephropathie mittlerweile die **zweithäufigste Ursache für eine Dialysepflichtigkeit** dar.

Diagnostik

In den meisten Fällen verläuft eine primäre Hypertonie **vollkommen asymptomatisch** und wird oft erst aufgrund der sekundären kardiovaskulären Komplikationen auffällig. Die vaskuläre Nephropathie entsteht durch einen langjährigen unbehandelten Hypertonus und ist meist durch langsam steigende Retentionsparameter gekennzeichnet. Zusätzlich finden sich auch **oft andere Endorganschäden:**

- Hypertensive Augenhintergrundveränderungen **(Fundus hypertonicus)**
- Linksventrikuläre Hypertrophie

Im Harnbefund ist **das Fehlen einer höhergradigen Albuminurie** (< 1 mg/g Kreatinin) auffällig und meist findet sich ein unauffälliges Harnsediment. Bildgebend imponieren im Ultraschall zumeist deutlich verkleinerte Organe, die als „Schrumpfnieren" bezeichnet werden. Eine Nierenbiopsie ist so gut wie nie indiziert.
Eine wichtige **Komorbidität** stellt der Diabetes mellitus dar und es kann gleichzeitig auch zu Veränderungen im Sinne einer diabetischen Nephropathie kommen.
Beim seltenen Bild der **malignen Hypertonie** kommt es durch Versagen der renalen Autoregulation zum Auftreten von fibrinoiden Nekrosen bis hin zum histomorphologischen Bild einer thrombotischen Mikroangiopathie (→ Kap. 23).

Therapie

Vorrangiges Ziel ist eine **adäquate Blutdruckkontrolle** zur Verzögerung der weiteren Progression. Ob ACE-Hemmer oder Angiotensin-Rezeptorblocker einen zusätzlichen Vorteil haben, ist noch nicht restlos geklärt.

Renale Hypertonie

Renoparenchymatöse Erkrankung

Etwa **5 % aller Hypertonien** sind Folge einer renalen Erkrankung (Management der chronischen Niereninsuffizienz, → Kap. 15).

Die **renoparenchymatöse Hypertonie** stellt die **häufigste Ursache einer sekundären Hypertonie** dar.

Renovaskuläre Erkrankung

Beim renovaskulärem Hypertonus handelt es sich um eine sekundäre Hypertonie, die als Folge einer **Nierenarterienstenose (NAST)** mit dadurch bedingter Aktivierung **des Renin-Angiotensin-Aldosteron-Systems (RAAS)** verursacht wird (→ Abb. 25.1). Die wichtigsten Ursachen sind arteriosklerotische Gefäßveränderung (ca. 90 %) sowie eine fibromuskuläre Dysplasie.

Diagnostik

Folgende Befunde lassen an das Vorliegen einer NAST als Ursache der Hypertonie denken:

- Hypertonie vor dem 30. Lebensjahr (→ fibromuskuläre Dysplasie)
- Plötzlicher Beginn einer schweren Hypertonie nach dem 55. Lebensjahr
- Therapierefraktäre Hypertonie
- Akuter Blutdruckanstieg bei ansonsten stabiler Hypertonie
- Maligne Hypertonie (Endorganschaden: Herz, Augen, Nieren, Gehirn, Gefäße)
- Rezidivierende Episoden von akutem Lungenödem
- Akutes Nierenversagen nach ACE-Hemmer- oder ARB-Therapie
- Unterschiedlich große Nieren (Längendifferenz > 1,5 cm)
- Abdominelles Strömungsgeräusch in der Auskultation

Die Diagnose kann dann durch **Ultraschall (Doppler)** oder **CT** bzw. **MR-Angiografie** gestellt werden. Zusätzlich besteht bei einseitiger Nierenarterienstenose die Möglichkeit einer **funktionellen Nierenszintigrafie** mit Gabe von Captopril zum Nachweis einer hämodynamisch relevanten Stenose: Auf der Seite der stenotischen Nierenarterie besteht zur Kompensation eine maximale RAAS-Aktivierung mit Engstellung des Vas efferens. Nach Gabe des ACE-Hemmers kommt es aufgrund der Vasodilatation im Vas efferens dann zu einer deutlichen Abnahme der GFR der stenotischen Niere.

Therapie

Bei der **fibromuskulären Dysplasie** gelingt durch Dilatation der Stenose mittels **perkutanter transluminaler Angioplastie (PTA)** eine signifikante Besserung der Hypertonie.

Bei Patienten mit **atherosklerotischer NAST** zeigte die **PTA** (ggf. mit zusätzlicher Stent-Implantation) in großen randomisierten Studien aber keinen Erfolg in Hinblick auf eine gebesserte Blutdruckeinstellung und Verzögerung der Progression einer Niereninsuffizienz im Vergleich zu Patienten mit optimierter medikamentöser Blutdrucktherapie.

Mögliche Erklärungen für die Ineffektivität der PTA bei atherosklerotischer NAST sind, dass eine radiologisch gesicherte Nierenarterienstenose häufig nicht die alleinige Ursache der Hypertonie ist und ein Großteil der Patienten zusätzlich an einer hoch prävalenten **essenziellen Hypertonie** leidet. Zusätzlich finden sich bei Patienten mit signifikanten Stenosen in der Histologie auch

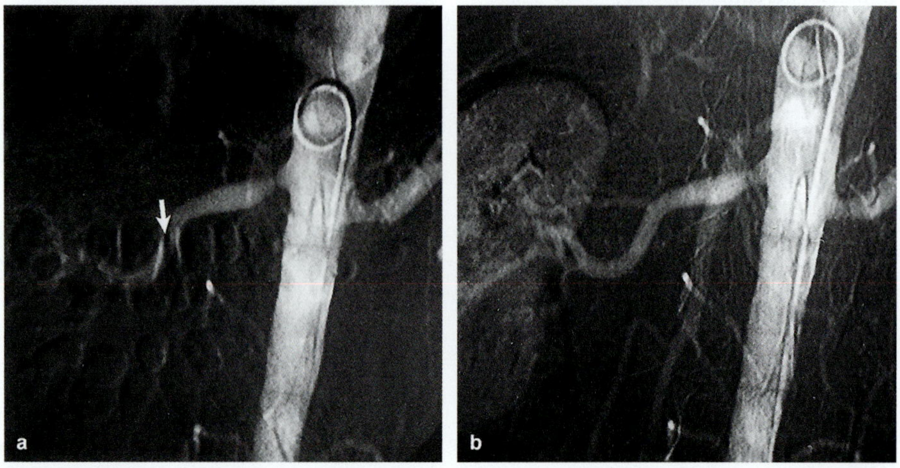

Abb. 25.1 Angiografie einer Nierenarterienstenose: a) atherosklerotisch bedingte NAST; b) Zustand nach erfolgreicher Dilatation [R236]

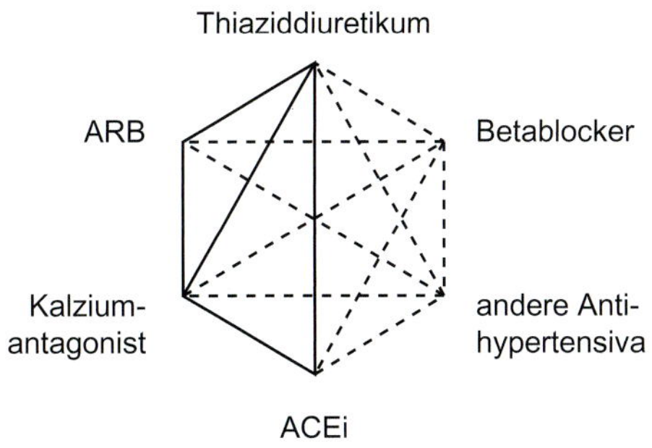

Abb. 25.2 Rationale Kombinationstherapie von antihypertensiven Medikamenten [L271]

oft bereits **irreversible segmentale und globale Sklerosen** in den glomerulären Kapillarschlingen. Eine Indikation zur PTA ist bei Patienten mit arteriosklerotischer NAST daher nur in Einzelfällen gegeben.

Antihypertensive Therapie

Substanzklassen

Vor allem bei Patienten mit chronischer Niereninsuffizienz ist auf eine optimale Blutdruckeinstellung zu achten (Zielblutdruck < 140/90 mmHg). Bei diesen Patienten ist dafür i. d. R. eine mehrfache Kombinationstherapie notwendig. → Abb. 25.2 gibt einen Überblick über rationale Kombinationsmöglichkeiten.

Bei Patienten mit Diabetes mellitus und Proteinurie stellen v. a. **ACE-Hemmer (ACEi)** und **Angiotensin-Rezeptor Blocker (ARB)** die zentrale Therapie dar. Der direkte Renin-Inhibitor Aliskiren spielt aufgrund der schlechten Studiendaten in der antihypertensiven Therapie aber keine Rolle mehr. Bezüglich des genauen Wirkorts der einzelnen RAAS-aktiven Medikamente → Abb. 1.2. Eine duale RAAS-Blockade durch eine Kombination aus ACEi und ARB sollte aufgrund der erhöhten Inzidenz von akutem Nierenversagen und Hyperkaliämie nicht erfolgen.

→ Tab. 25.1 und → Tab. 25.2 geben einen Überblick über Indikationen, Nebenwirkungen sowie Kontraindikationen einzelner Substanzklassen. Eine **Kombinationstherapie** sollte grundsätzlich immer ein **Diuretikum** beinhalten. Die erste Wahl stellen hier **Thiaziddiuretika** dar. Bei Patienten mit fortgeschrittener Niereninsuffizienz bzw. bei deutlicher Hypervolämie (z. B. Herzinsuffizienz) sind **Schleifendiuretika** aber deutlich wirksamer. Betablocker werden nach einigen renzenten Empfehlungen (z. B. britische NICE Guidelines) nicht mehr als Erstlinienpräparat zur reinen Blutdrucksenkung empfohlen, stellen aber bei der Herzinsuffizienztherapie bzw. nach Myokardinfarkt immer noch eine zentrale Säule der Therapie dar.

Die **renale Sympatikusdenervierung** als interventionelles Therapieverfahren zeigte nach initial vielversprechenden Ergebnissen in einer rezenten großen randomisierten Studie (Simplicity 3) keine Effektivität gegenüber einer optimierten medikamentösen Therapie und sollte aktuell nur im Einzelfall bei therapierefraktärer Hypertonie versucht werden. Eine elektrische Stimulation der Barorezeptoren des Carotis-Sinus durch ein implantierbares Device steht in einigen Zentren als weiteres interventionelles Verfahren bei refraktärer Hypertonie zur Verfügung (laufende Phase-II-Studien).

Hypertensive Krise

In den meisten Fällen verläuft eine arterielle Hypertonie asymptomatisch. Bei deutlich erhöhten **Blutdruckwerten über 180/120 mmHg** kann es aber zum Auftreten von **Symptomen** wie Cephalea, Epistaxis, Dyspnoe, thorakalen Schmerzen, Sehstörungen oder allgemeiner psychomotorischer Agitation kommen. Ziel der Therapie ist eine Vermeidung von Endorganschäden (hypertensive Enzephalopathie, intrazerebrale Blutungen, ischämischer Insult, Myokardinfarkt, Lungenödem, dissezierendes Aortenaneurysma oder ischämische Schädigung der Retina).

Bei **asymptomatischen** bzw. **oligosymptomatischen Patienten** mit erhöhten Blutdruckwerten über 180/120 mmHg und nur leichten Kopfschmerzen, psychomotori-

Tab. 25.1 Antihypertensiva

Wirkstoffgruppe		Nebenwirkungen	Kontraindikationen
Betablocker	$β_1$-selektiv: • Atenolol • Bisoprolol • Nebivolol	Müdigkeit, Potenzstörung, Albträume, Raynaud-Phänomen, Verschlechterung der Claudicatio bei pAVK, Hypoglykämie bei Diabetes	Asthma bronchiale, AV-Blockaden, Sick-Sinus-Syndrom, Bradykardie
	α- + β-Blockade • Carvedilol		
Kalziumantagonist	Dihydropyridin-Typ: • Amlodipin • Nifedipin • Lercanipidin	Tachykardie, Flush, periphere Ödeme, schwere Hypotension bei Kalziumantagonisten mit schnellem Wirkungseintritt (z. B. nicht-retardiertes Nifedipin)	
	• Diltiazem • Verapamil		AV-Blockierung Sick-Sinus-Syndrom
ACEi	• Captopril • Enalapril • Fosinopril • Ramipril	chronischer Reizhusten, Exanthem, angineurotisches Ödem, Hyperkaliämie, schwere Hypotension bei Hypovolämie	beidseitige Nierenarterienstenose, hämodynamisch relevante Mitral- oder Aortenstenose, hypertrophe Kardiomyopathie, Schwangerschaft
ARB	• Candesartan • Irbesartan • Losartan • Olmesartan • Telmisartan • Valsartan	Hyperkaliämie, Orthostasereaktion bei Hypovolämie	
Direkte Renin-Inhibitoren	• Aliskiren	gastrointestinale Nebenwirkungen (ansonsten wie bei ARB)	chronische Niereninsuffizienz und Diabetes
Alpha$_1$-Blocker	• Doxazosin	orthostatische Dyregulation, Kopfschmerzen	relative Kontraindikation: Leberzirrhose
Alpha$_1$-Blocker und zentrale Wirkung	• Urapidil	Müdigkeit, Schwindel, Hypotonie	
Zentral wirksame Medikamente	• Clonidin • Moxonidin	Sedierung, Mundtrockenheit	Sick-Sinus-Syndrom, AV-Block, schwere Herzinsuffizienz
	• Alpha-Methyldopa	Sedierung, Potenzstörung, positiver Coombs-Test, positive Autoantikörper für SLE und Rheumafaktor, selten: Anämie, Granulopenie, Thrombopenie,	
Vasodilatatoren	• Dihydrazalin • Minoxidil	Tachykardie, Palpitationen, koronare Minderdurchblutung, Kopfschmerzen	KHK

Tab. 25.2 Indikationen von Antihypertensiva

Indikation	Antihypertensiva
KHK	• Betablocker • ACEi/ARB • **Bei vasospastischer Angina:** Kalziumantagonist vom Dihydropyridin-Typ
Z. n. Myokardinfarkt	• Bis 4 Wochen nach Myokardinfarkt keine Kalziumantagonist vom Dihydropyridin-Typ
Herzinsuffizienz	• ACEi/ARB • Betablocker • Diuretikum • Aldosteronantagonist = neurohumorale Therapie **Cave:** Kalziumantagonist (Senkung der Kontraktilität)!
Vorhofflimmern	• Betablocker • Kalziumantagonist (Verapamil, Diltiazem)
Ältere Patienten	• Kalziumantagonisten • Thiaziddiuretika
Diabetes mellitus	• ACEi/ARB (verzögert Progression der diabetischen Nephropathie) **Cave:** nicht selektiver Betablocker!
Metabolisches Syndrom	• ACEi/ARB • Kalziumantagonist **Cave:** Betablocker ungünstig!
Proteinurie	• ACEi/ARB (verzögerte Progression)
Niereninsuffizienz	• ACEi/ARB • Schleifendiuretika bei fortgeschrittener CKD **Cave:** Hyperkaliämie (kaliumsparende Diuretika)!
Bilaterale Nierenarterienstenose	**Cave:** ACEi/ARB (akutes Nierenversagen)!
Asthma bronchiale	• Keine Betablocker
COPD	• Kardioselektive Betablocker möglich
pAVK	• Kalziumantagonist • Betablocker nicht kontraindiziert
Benigne Prostatahypertrophie	• Alpha$_1$-Blocker
Schwangerschaft	• Alpha-Methyldopa • Betablocker • Kalziumantagonist vom Dihydropyridin-Typ **Cave:** ACEi kontraindiziert!

scher Agitation bzw. geringgradiger Epistaxis (*hypertensive urgency*) ist es ausreichend, den Blutdruck langsam (über Stunden) auf Werte unter 160/80 mmHg zu senken (nicht mehr als 25–30 % in der ersten Stunde). Bei unruhigen Patienten ist eine Abschirmung und Beruhigung wichtig. Meist gelingt durch Beginn einer oralen Therapie mit einem Kalziumantagonisten (z. B. Amlodipin 5 mg) oder ACE-Hemmer (z. B. Enalapril 5 mg) eine adäquate Senkung des Blutdrucks und ein ambulantes Management mit Kontrolle in 2–3 Tagen ist möglich. Zu beachten ist hier ein eher langsamer Wirkeintritt (ca. 1,5 h). Schneller und bei psychomotorischer Agitation auch dämpfend wirkt z. B. Clonidin (0,15 mg p. o.). Bei „überwässerten Patienten" ist auch die Gabe eines Diuretikums (z. B. Furosemid 20–40 mg) sinnvoll. Bei bereits **bestehender antihypertensiver Therapie** kann auch eine zusätzliche Tablette der bestehenden Dauertherapie eingenommen werden und diese im Weiteren gesteigert werden bzw. um ein neues Präparat ergänzt werden (z. B. Hydrochlorothiazid). Bei **Angina-pectoris-Symptomatik** stellt Nitrolingual (2 Hübe) die Therapie der Wahl dar. Auf kurzwirksame Kalziumkanalblocker wie Nifedipin sollte verzichtet werden.

Bei **symptomatischen Patienten** mit Zeichen einer **Endorganschädigung** ist hingegen eine raschere Senkung des mittleren arteriellen Blutdrucks um ca. 20 % innerhalb der ersten Stunde indiziert, mit anschließender langsamerer weiterer Senkung auf Werte < 160/80 mmHg über 24 h (*hypertensive emergency*). Bezüglich der Therapieoptionen wird auf → Tab. 25.3 verwiesen. Speziell zu beachten ist:

- In der **akuten Phase** eines **ischämischen Schlaganfalls** sollte der Blutdruck akut nicht zu aggressiv gesenkt werden: Vor einer Lysetherapie sollte der Blutdruck aber auf Werte < 185/110 mmHg gebracht und gehalten werden. Bei Patienten, die nicht für eine Lyse infrage kommen, wird dagegen eine Senkung erst bei Werten > 220/120 mmHg empfohlen.
- Bei einer **intrazerebralen oder Subarachnoidalblutung** muss ein vermehrtes Blutungsrisiko gegen eine verbesserte zerebrale Perfusion bei erhöhten Blutdruckwerten abgewogen werden. Bei systolische Werte > 200 mmHg sollte der Blutdruck aber i. d. R. immer gesenkt werden. Bei erhöhtem intrazerebralen Druck sollte das

Ziel eine Aufrechterhaltung des zerebralen Perfusionsdrucks (CCP) zwischen 60 und 80 mmHg (zerebraler Perfusionsdruck = mittlerer arterieller Blutdruck [MAP] – intrakranieller Druck [ICP]) sein. Bei Patienten ohne Verdacht auf erhöhten ICP sollte ein Zielblutdruckwert von 160/80 mmHg angestrebt werden.

- Bei **hypertensiver Enzephalopathie** sistieren i. d. R. die neurologischen Beschwerden (Schwindel, Übelkeit, Erbrechen) nach Senkung des Blutdrucks.
- Bei Patienten mit **Myokardinfarkt** sollte der Blutdruck auf Werte unter 160/80 mmHg gebracht werden. Mittel der ersten Wahl sind hier v. a. Vasodilatatoren wie Nitroglyzerin und Betablocker.
- Bei **dekompensierter Linksherzinsuffizienz** mit **Lungenödem** ist neben einem Diuretikum (z. B. Furosemid i. v.) ebenfalls eine vasodilatierende Therapie zur Nachlastsenkung sinnvoll.
- Bei **dissezierendem Aortenaneurysma** ist eine rasche Senkung des systolischen Blutdrucks auf etwa 100–120 mmHg indiziert.

Tab. 25.3 Therapie der hypertensiven Krise (p. o. und i. v.)

Wirkstoff		Dosis	Wirkbeginn	Wirkdauer	Spezielle Indikation
Amlodipin	p. o.	5–10 mg	60–90 min	25 h	
Captopril	p. o. l	12,5–25 mg	15 min	4–6 h	
Clonidin	p. o.	0,15 mg	30–60 min	2–6 h	
Enalapril	p. o.	5–20 mg	2–4 h	12–24 h	
Metoprolol	p. o.	25–50 mg	30–60 min	8–12 h	
Dihydrazalin	i. v.	10–20 mg iv	5–20 min	1–4 h	Präeklampsie
Clonidin	i. v.	0,015–0,12 mg/h kontinuierlich	15 min	6 h	sedierend
Esmolol	i. v.	250–500 µg/kg/min Loading Dose (über 1 min), danach 50–300 µg/kg/min (schrittweise Steigerung der Dosierung, nach Wirkung)	1–2 min	10–30 min	Myokardinfarkt, Aortenaneurysma
Metoprolol	i. v.	1,25–5 mg i. v., danach 2,5–15 mg alle 4–6 h	10–20 min	4–8 h	
Nitroglyzerin	i. v.	5–100 µg/min (nach Wirkung)	2–5 min	3–5 min	koronare Ischämie, Vorlastsenkung
Nifedipin	i. v.	0,625–1,25 mg/h kontinuierlich	2–10 min		
Urapidil	i. v.	12,5–25 mg (Kurzinfusion) 10–50 mg/h (kontinuierlich)	10–15 min	20–30 min	im Allgemeinen 1. Wahl bei hypertensiver Krise

Zusammenfassung

- Ein langjähriger Hypertonus kann zu einer chronischen Niereninsuffizienz im Sinne einer Nephrosklerose führen.
- Häufig finden sich auch andere Endorganschäden (Fundus hypertonicus, linksventrikuläre Hypertrophie).
- Die vaskuläre Nephropathie ist nach der diabetischen Nephropathie die zweithäufigste Ursache für eine terminale Niereninsuffizienz.
- Typischerweise finden sich in der Bildgebung Schrumpfnieren und nur eine geringgradige Proteinurie.
- Bei Patienten mit chronischer Niereninsuffizienz ist meist eine antihypertensive Kombinationstherapie notwendig.
- Die Hypertonie als Folge einer chronischen Niereninsuffizienz (renoparenchymatöse Hypertonie) ist die häufigste Ursache einer sekundären Hypertonie.
- Bei der arteriosklerotisch verursachten Nierenarterienstenose zeigte in großen randomisierten Studien eine PTA der A. renalis keinen Erfolg gegenüber einer konservativen Therapie.

→ 26 Kardiorenales und hepatorenales Syndrom

Kardiorenales Syndrom

Definition

Unter dem kardiorenalen Syndrom versteht man eine Verschlechterung der Nierenfunktion im Rahmen einer akuten oder chronischen Herzinsuffizienz durch:

- **Vorwärtsversagen** (Linksherzinsuffizienz mit Pumpversagen) mit **renaler Minderperfusion**
- **Rückwärtsversagen** (Rechtsherzinsuffizienz, diastolische Dysfunktion) mit **venöser Stauung**

→ Abb. 26.1 zeigt die zugrunde liegenden **pathophysiologischen Mechanismen** des kardiorenalen Syndroms. Bei Linksherzinsuffizienz (*heart failure with reduced ejection fraction* = HFrEF) kommt es zu:

- Verminderte renale Perfusion
- Aktivierung des RAAS und des Sympathikus
- Nicht-osmotische ADH-Freisetzung

Durch vorrangig diastolische Dysfunktion des linken Ventrikels (*heart failure with preserved ejection fraction* = HFpEF) oder Rechtsherzversagen kann es aber auch zu einer renal-venösen Stauung mit erhöhtem interstitiellen Druck in der Niere kommen. Nach **Ronco** werden **fünf Typen** unterschieden, die auch eine sekundäre Verschlechterung der Herzinsuffizienz durch eine primäre renale Schädigung sowie eine Herz- und Niereninsuffizienz im Rahmen einer systemischen Erkrankung einschließen (→ Tab. 26.1).

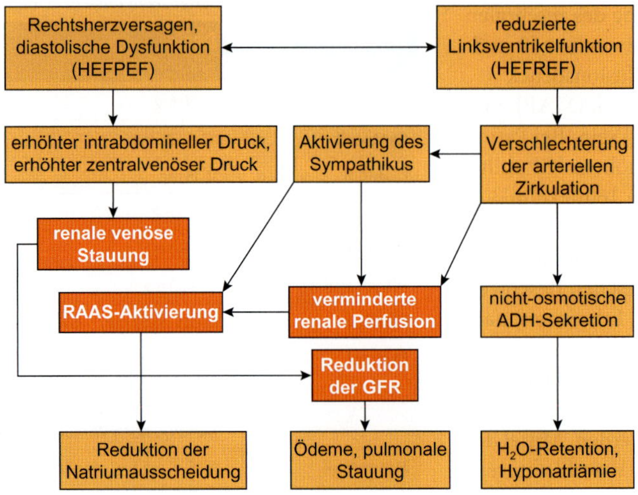

Abb. 26.1 Schematische Darstellung der Pathophysiologie des kardiorenalen Syndroms [L271]

Diagnostik

Eine Evaluation der kardialen Funktion bzw. des Volumenstatus ist durch eine **Echokardiografie** möglich.

> **Troponin T** kann bei Niereninsuffizienz auch ohne Vorliegen einer akuten koronaren Ischämie erhöht sein. Eine sequentielle Bestimmung zum Abschätzen einer Dynamik ist hier notwendig.

Tab. 26.1 Klassifikation des kardiorenalen Syndroms nach Ronco [F849–005]

Typ		Primäre Problematik	Folge	Ursachen
1	**Akutes kardiorenales Syndrom**	akute Herzinsuffizienz	akute Niereninsuffizienz	Myokardinfarkt, kardiogener Schock, Myokarditis
2	**Chronisches kardiorenales Syndrom**	chronische Herzinsuffizienz	chronische Niereninsuffizienz	Kardiomyopathie
3	**Akutes renokardiales Syndrom**	akutes Nierenversagen	Herzrhythmusstörungen, Lungenödem, Hypervolämie, akute Herzinsuffizienz	→ Kap. 11
4	**Chronisches renokardiales Syndrom**	chronische Niereninsuffizienz	Linksherzhypertrophie, chronische Herzinsuffizienz (diastolisch und systolisch), erhöhtes Risiko für kardiovaskuläres Ereignis	→ Kap. 14
5	**Sekundäres kardiorenales Syndrom**	Systemerkrankung	Herz-/Niereninsuffizienz	Sepsis, Amyloidose

Therapie

Die Therapie der Herzinsuffizienz sollte auch bei CKD-Patienten auf Basis einer neurohumoralen Therapie erfolgen:

- Betablocker
- ACE-Hemmer bzw. Angiotensin-Rezeptorblocker

> Bei **fortgeschrittener Niereninsuffizienz** sollte eine Therapie mit einem **Aldosteronantagonisten** aufgrund des Risikos für eine potenziell lebensbedrohliche Hyperkaliämie aber **nicht mehr erfolgen.**

Das medikamentöse Volumenmanagement stellt bei Patienten mit eingeschränkter renaler Funktion eine Herausforderung dar. Grundsätzlich werden oft **deutlich höhere Dosen von Diuretika benötigt** (z. B. 3× tgl. 80–120 mg Furosemid). Eine **sequentielle Nephronblockade** durch Kombination von z. B. einem Thiaziddiuretikum mit einem Schleifendiuretikum ist sinnvoll (→ Kap. 5) Bei Scheitern der konservativen Therapie ist eine extrakorporale Volumenreduktion durch **Ultrafiltration** möglich. Bei chronischer Herzinsuffizienz mit rezidivierendem Aszites besteht auch die Möglichkeit einer **Peritonealdialyse.**

Hepatorenales Syndrom

Definition

Beim hepatorenalen Syndrom (HRS) handelt es sich um eine spezifische Form des akuten Nierenversagens, das **bei schwerer Lebererkrankung** (dekompensierte Zirrhose, fulminante Hepatitis) auftreten kann.

> Wichtig ist, dass nicht jedes akute Nierenversagen bei Patienten mit Leberzirrhose durch ein HRS verursacht wird.

Ein Überblick über die zugrunde liegenden pathophysiologischen Mechanismen gibt → Abb. 26.2. Durch portale Hypertension und systemische sowie splanchnische Vasodilatation kommt es zu einer **Abnahme des effektiven arteriellen Blutvolumens** („prärenal"). Die Aktivierung des RAAS und des Sympathikus führt zu einer nicht-osmotischen ADH-Sekretion einer renalen Vaskontriktion (→ HRS) und Volumenretention (→ Aszites).

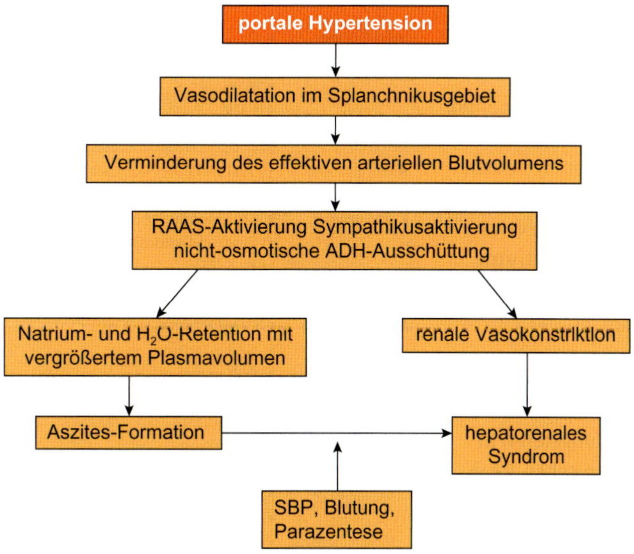

Abb. 26.2 Pathophysiologie des hepatorenalen Syndroms [L271]

Diagnostik

Beim HRS werden zwei Typen unterschieden:

- **HRS Typ 1:** Hier kommt es zu einer **raschen Verschlechterung** der Nierenfunktion mit Verdopplung des Serumkreatinins auf > 2,5 mg/dl innerhalb von 2 Wochen. Das HRS-Typ 1 ist mit einer hohen Mortalität assoziiert. Oft tritt ein oligoanurisches Nierenversagen auf.
- **HRS Typ 2:** Der Verlauf beim HRS Typ 2 ist weniger dramatisch: Es kommt zu einer Verschlechterung der Nierenfunktion auf Kreatininwerte zwischen 1,5 und 2,5 mg/dl. Häufig findet sich ein therapierefraktärer Aszites.

Das HRS ist eine **Ausschlussdiagnose** und ein prärenales akutes Nierenversagen (z. B. durch Diuretikatherapie) sowie eine akute Tubulusnekrose (z. B. bei Sepsis oder Blutungsschock nach Ösophagusvarizenblutung) müssen ausgeschlossen werden. Im Gegensatz zum prärenalen Syndrom zeigt sich auch **keine Besserung der renalen Funktion auf eine Volumengabe** (inkl. Albumin) bzw. das Absetzten der Diuretika. Bei Leberzirrhotikern ist das Auftreten einer **Hyponatriämie** ein ungünstiges Zeichen hinsichtlich der Entwicklung HRS. Neben spontanen Verläufen kann ein HRS auch infolge einer **Ösophagusvarizenblutung** oder einer **spontanbakteriellen Peritonitis (SBP)** sowie nach Parazentese und Ablassen großer Aszitesmengen (> 5 l) ohne Substitution von Albumin (6–8 g/l Aszites) auftreten.

Therapie

Eine wichtige Maßnahme zur Verhinderung des HRS ist die **adäquate Therapie einer SBP** bei einer Granulozytenzahl von > 250/mm^3 im Aszitespunktat mit z. B. Cefotaxim sowie eine Albuminsubstitution. Bei bestehendem HRS gibt es die Möglichkeit einer vasokonstrikorischen Therapie mit einem **Vasopressin-Analogon** (z. B. Terlipressin) zur Reduktion der splanchnischen Vasodilation in Kombination mit **Albumin** zur Expansion des zirkulatorischen Volumens.

Bei schweren Verläufen des HRS Typ 1 ist die **Lebertransplantation** mit dem besten Überleben assoziiert.

Zusammenfassung

- Ursächlich liegt dem kardiorenalen Syndrom eine Verminderung des effektiven zirkulatorischen Volumens zugrunde. Zusätzlich kommt es bei Hypervolämie zu einer renal venösen Stauung.
- Das hepatorenale Syndrom ist eine Komplikation bei schwerer Lebererkrankung durch Vasodilatation im Splanchnikusgebiet. Die Therapieoptionen beschränken sich auf eine Therapie mit Vasopressin-Analoga. In schweren Fällen ist eine Lebertransplantation nötig.

Tubulointerstitielle Nierenerkrankungen

Eine Vielzahl von Noxen (v. a. Medikamente) und Erkrankungen (Infektionen, Systemerkrankungen) kann zu einer (tubulo) interstitiellen Schädigung der Nieren führen. Der Großteil des renalen Parenchyms (in etwa 80 %) entfällt auf das **Tubulointerstitium.**

Akute interstitielle Nephritis (AIN)

Die **wichtigsten Ursachen** einer AIN sind in → Tab. 27.1 gelistet. Am häufigsten tritt eine AIN als Folge einer allergischen Reaktion gegen Medikamente auf.
Bei der AIN findet sich typischerweise ein **interstitielles Infiltrat,** bestehend aus Lymphozyten, Makrophagen, Plasmazellen und eosinophilen Granulozyten, sowie ein begleitendes **interstitielles Ödem** (→ Abb. 27.1). In weiterer Folge kann es nach Überschreiten der tubulären Basalmembran zu einer **Mitbeteiligung der Tubuli** kommen („Tubulitis"). Die Glomeruli und auch die Gefäße sind dagegen i. d. R. unauffällig.

Klinik und Diagnostik

Die **AIN** tritt i. d. R. Tage bis wenige Wochen nach Exposition auf und die klinische Symptomatik reicht von einem **asymptomatischen Verlauf** bis zum **akuten anurischen Nierenversagen.**

Pathophysiologisch liegt der Medikamenten-assoziierten AIN eine **T-Zell-vermittelte Hypersensitivitätsreaktion** zugrunde. Wichtig ist eine **genaue Medikamentenanamnese.** In einigen Fällen finden sich auch Symptome einer **systemischen Hypersensitivitätsreaktion** mit Fieber, Arthralgien, Exanthem sowie Eosinophilie im Blut und können bei akutem Nierenversagen richtungweisend sein.

Tab. 27.1 Ursachen einer interstitiellen Nephritis

Infektionen (→ Kap. 28)	• Pyelonephritis • Leptospirose • Hantavirus • CMV • Polyomavirus (BK) – nach NTX
Autoimmun-/ Systemerkrankungen	• Systemischer Lupus erythematodes (→ Kap. 21 und → Kap. 35) • Sarkoidose (→ Kap. 22) • Sjögren-Syndrom (→ Kap. 22 und → Kap. 37) • IgG_4-assoziierte Erkrankungen
Medikamente	• Betalactam-Antibiotika • Glykopeptide • Sulfonamide • Rifampicin • Allopurinol • Phenytoin • Gyreasehemmer • Diuretika • NSAR • Allpurinol • Protonenpumpenhemmer

Charakteristische Befunde in der Harnuntersuchung sind:
- Sterile Leukozyturie (ohne Keimnachweis im Gegensatz zum Harnwegsinfekt)
- Eosinophilurie (unspezifisch, da auch z. B. bei Glomerulonephritis oder Prostatitis möglich)
- Mikrohämaturie (aber keine Akanthozyten als Differenzialdiagnose zur Glomerulonephritis)
- Hyaline bzw. granulierte Zylinder sowie Leukozytenzylinder (aber keine Erythozytenzylinder)
- Tubuläre Proteinurie bis ca. 1,5 g/24 h bzw. 1,5 mg/g Kreatinin (→ Kap. 9)

Darüber hinaus kann zu es einer tubuläre Partialfunktionsstörung kommen (→ Kap. 2).

Bei AIN nach NSAR-Einnahme fehlen häufig die **extrarenalen Manifestationen einer Hypersensitivitätsreaktion.**

Bildgebend sind die Nieren typischerweise **normal groß bzw. vergrößert.** Bei ca. der

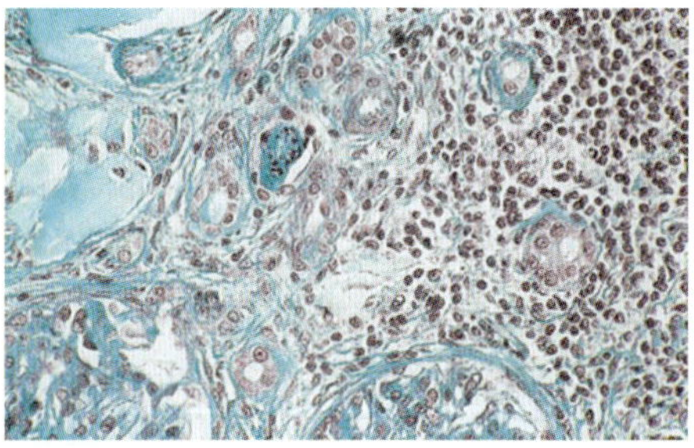

Abb. 27.1 Akute interstitielle Nephritis [G516]

Hälfte der Patienten bestehen Schmerzen in der Flanke („Kapseldehnungsschmerz").

Therapie und Verlauf

Die wichtigste therapeutische Intervention ist das **Absetzen der infrage kommenden Medikation** und i. d. R. kommt es daraufhin zu einer Erholung der Nierenfunktion. Bei fehlender Besserung ist nach 5–7 Tagen eine **Nierenbiopsie** indiziert. Bei schwerem akuten Nierenversagen kann eine Therapie mit **Kortikosteroiden** versucht werden (z. B. Aprednisolon 1 mg/kg KG).

TINU-Syndrom

Das **tubulointerstitielle Nephritis-und-Uveitis-(TINU-)Syndrom** ist eine seltene v. a. bei Jugendlichen auftretende Erkrankung, die durch eine **akute tubulointerstitielle Nephritis** sowie eine meist **bilateral** auftretende **anteriore Uveitis** charakterisiert ist. Die Ursache ist unklar, aber eine autoimmune Genese wird vermutet. Häufig kommt es zu einer **spontanen Besserung** und nur bei Fällen mit progredienter Verschlechterung der renalen Funktion ist eine Therapie mit Kortikosteroiden indiziert.

Akute zelluläre Abstoßung

Nach **Nierentransplantation** kommen andere differenzialdiagnostische Überlegungen hinzu. So findet sich bei einer akuten **T-Zell-mediierten Abstoßung** ebenso ein interstitielles Infiltrat (→ Kap. 32).

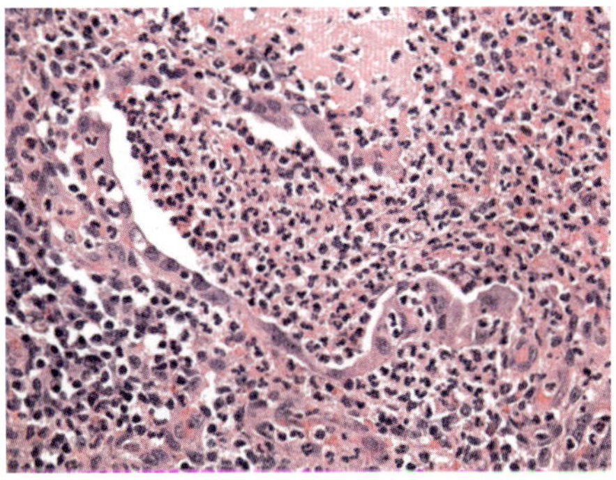

Abb. 27.2 Pyelonephritis [F926–001]

Pyelonenephritis

Auch bei der Pyleonephritis findet sich ein vorrangig aus **Neutrophilen** bestehendes **zelluläres Infiltrat im Interstitium** (→ Abb. 27.2). Zumeist entsteht eine Pyelonephritis durch einen **aszendierenden Harnwegsinfekt.** Am häufigsten tritt eine Infektion mit *E. coli* auf, gefolgt von *Proteus mirabilis, Staphylococcus saprophyticus* oder *Klebsiella paneumoniae.*
Die Diagnose wird durch die **typische Klinik** sowie mittels **Harnteststreifen** und Nachweis einer **Leukozyturie** gestellt. Durch **Harnkultur** gelingt ein Keimnachweis.

> Die initiale empirische Antibiose bei Harnwegsinfekten wird zunehmend durch **Resistenzentwicklung** der Keime erschwert.

Wichtig ist daher ein Kennen der lokalen Resistenzsituation. Bei unkompliziertem HWI wird eine orale Therapie mit **Fosfomycin** oder **Nitrofurantoin** als Erstlinientherapie empfohlen. Bei niedriger Resistenzrate ist auch eine initiale Therapie mit **Cotrimoxazol** möglich.
Bei Pyelonephritis sollte dagegen bereits als Mittel der 1. Wahl auf ein **Chinolon** zurückgegriffen werden (Cirpofloxacin, Levofloxacin). Aber auch bei **Ciprofloxacin** ist auf regional sehr hohe Resistenzraten zu achten (z. B. Spanien). Alternativ kann eine Therapie mit **Amoxicillin/Clavulansäure** erfolgen Bei schweren Verläufen (z. B. **Urosepsis**) muss eine parenterale Antibiose erfolgen: z. B. **Cephalosporin der 3. Generation** oder Ampicillin/Sulbactam.

Chronische interstitielle Nephritis (CIN)

Eine **Vielzahl an Noxen und Pathologien** kann zu einer chronischen Schädigung des renalen Interstitiums führen:
- Analgetika-Nephropathie
- Lithium
- Schwermetalle (z. B. Blei, Cadmium, Quecksilber, Arsen, Gold)
- Strahlennephropathie (z. B. nach Knochenmarktransplantation)
- Sichelzellanämie
- Autoimmunerkrankungen (SLE, Sjögren-Syndrom, Sarkoidose)
- IgG_4-assoziierte tubulointerstitielle Nephritis
- Metabolische Störungen (Hyperurikämie, Hyperkalzämie, Hypokaliämie)
- Balkannephropathie (durch mit Aristolochiasäure verunreinigten Weizen)

Histologisch findet sich eine **progrediente Vernarbung** des renalen Interstitiums im Sinne einer interstitiellen Fibrose mit tubulärer Atrophie **(„IFTA“),** die sich als gemeinsame Endstrecke im Sinne einer *end stage renal disease,* aber auch bei **weit fortgeschrittenen primär glomerulären Erkrankungen,** einer diabetischen oder vaskulären Nephropathie oder bei chronisch-postrenalen Schädigungen zeigt (vesikoureteraler Reflux, chronische Obstruktion der ableitenden Harnwege). Makroskopisch finden sich dann in der Bildgebung deutlich verkleinerte Nieren **(Schrumpfnieren).**

Toxische Nierenschädigung

Eine akute Nierenschädigung **durch exogene Noxen** kann durch **folgende Pathomechanismen** erfolgen:
- Akuter Tubulusschaden (ATN; → Kap. 12)
- Akute interstitielle Nephritis (s. o.)
- Funktionelle Störung der systemischen und renalen Hämodynamik

Die häufigste Ursache einer toxischen Nierenschädigung sind **Medikamente** (→ Tab. 27.2). Eine Nierenschädigung durch „echte“ Umwelttoxine und Gifte ist dagegen sehr selten (z. B. Schwermetalle, Aristolochiasäure, Orellanin).

> Bei **nephrotoxischen Medikamenten** sollte vor Beginn immer eine **Risiko-Nutzen-Abwägung** erfolgen. Bei dringender klinischer Indikation darf aber eine adäquate und potenziell lebensrettende Diagnostik oder Therapie (z. B. Computertomografie mit Kontrastmittel bei Verdacht auf Lungenembolie oder eine antivirale Therapie) nicht verzögert werden.

Tab. 27.2 Toxische Nierenschädigung durch Medikamente

Effekt		Medikamentenklasse
Hämodynamik	**Systemisch**	• Diuretika • RAAS-Blocker • NSAR • Vasodilatatoren
	Lokal (renal)	• Calcineurininhibitoren • NSAR • RAAS-Blocker
Direkte Tubulotoxizität		• Aminoglykoside • Amphotericin B • Cisplatin • Glykopeptide • Mannitol • Methotrexat • Röntgenkontrastmittel • Lithium • Sulfonamide • Virostatika
Akute interstitielle Nephritis		→ Tab. 27.1

Vor allem bei **Intensivpatienten** mit akuter Nierenschädigung ist aufgrund der multifaktoriellen Genese und der häufig bestehenden Polypharmazie die Identifikation einer isolierten Noxe aber oft schwierig. Der **Verlauf** der Nierenschädigung ist von der Dauer und Dosis der Noxe sowie einer bereits bestehenden Vorschädigung der Nieren abhängig und dadurch sehr heterogen. In den meisten Fällen ist die Schädigung aber reversibel. Beispiele für Auslöser von irreversiblen Nierenschäden sind Aminoglykoside, Cisplatin oder Amphotericin B.

Kontrastmittelnephropathie

Nach entsprechender Vorbereitung durch eine adäquate Hydrierung (zumindest 500–1000 ml kristalloide Flüssigkeit, z. B. NaCl 0,9 %), dem sparsamen Einsatz eines nichtionischen, isoosmolaren Kontrastmittels und strenger Indikationsstellung bei Risikopatienten wie Diabetikern bzw. Patienten mit Herz- oder Nierenerkrankung ist das Auftreten einer Kontrastmittel-assoziierten Nierenschädigung sehr **selten** geworden. Vorrangig sind **dehydrierte Patienten** mit einer **akuten Erkrankung** (z. B. Infektion, Herzinsuffizienz, Leberversagen) im Rahmen von Notfallinterventionen (z. B. Herzkatheter bei akutem Koronarsyndrom) betroffen.

Auf **pathophysiologischer Ebene** kommt es neben einer Vasokonstriktion zu einem tubulotoxischen Effekt durch das Kontrastmittel. Eine „prophylaktische“ Dialyse zur unmittelbaren Elimination des Kontrastmittels bringt keinen Vorteil.
Vorsicht ist auch bei Kontrastmitteln für **Magnetresonanzuntersuchungen** (Gadolinium) geboten. Diese zeigen zwar nur eine geringe direkte Nephrotoxizität, doch kann es bei Anwendung bei Patienten mit höhergradig eingeschränkter Nierenfunktion zu einer **nephrogenen systemischen Fibrose** kommen (v. a. ab einer GFR < 15 ml/min).

Analgetikanephropathie

Die klassische Analgetikanephropathie wurde durch **Phenacetin**-haltige analgetische Mischpräparate verursacht und kommt heutzutage so gut wie nicht mehr vor.

NSAR

NSAR können durch zwei Mechanismen zu einer **akuten Nierenschädigung** führen:
- Akute interstitielle Nephritis
- **Funktionell prärenale Störung** der renalen Hämodynamik durch Hemmung vasodilatatorischer Prostaglandine (→ Kap. 11)

Risikofaktoren sind:
- Vorbestehende chronische Niereninsuffizienz ab CKD-Stadium 3
- Hypovolämie durch Diuretikaeinnahme, Erbrechen oder Diarrhö
- Vermindertes zirkulatorisches Volumen bei Herzinsuffizienz, nephrotischem Syndrom oder Leberzirrhose

Eine Schädigung der Nieren im Sinne der **typischen Analgetika-Nephropathie** tritt durch NSAR Einnahme jedoch **nicht** auf. In wieweit eine chronische NSAR-Einnahme aber zur Entwicklung einer chronischen Niereninsuffizienz beiträgt, ist nicht restlos geklärt.

Lithiumnephropathie

Unter Therapie mit Lithium sind verschiedene renalen Störungen beschrieben: Häufig findet sich ein **nephrogener Diabetes insipidus.** Unter Langzeittherapie kann es aber auch zu einer **chronisch-progredienten Niereninsuffizienz** mit Tubulusatrophie, interstitieller Fibrose sowie glomerulären Veränderungen im Sinne einer FSGS kommen, die initial nach Beendigung der Therapie noch reversibel ist.

Zusammenfassung

- Bei der akuten interstitiellen Nephritis handelt es sich um eine Hypersensitivitätsreaktion gegen eine Noxe (meist Medikamente).
- Auch Infektionen oder systemische Autoimmunerkrankungen (Sarkoidose, Sjögren-Syndrom, SLE) können zu einer AIN führen.
- Eine Vielzahl an Noxen kann zu einer chronischen interstitiellen Schädigung der Nieren führen (Analgetika-Nephropathie, Lithium, Schwermetalle etc.).
- Die häufigste Ursache einer toxischen Nierenschädigung sind Medikamente. Neben einer AIN kann es zu einer direkten Tubulotoxizität oder einer Störung der systemischen oder renalen Hämodynamik kommen.
- Nach adäquater Vorbereitung (Volumengabe) und bei Verwendung von isoosmolaren Röntgenkontrastmitteln tritt das Kontrastmittel-assoziierte akute Nierenversagen nur mehr selten auf (**Cave:** Diabetes mellitus, vorbestehende CKD und akute Eingriffe stellen wichtige Risikofaktoren dar!).
- NSAR können ein akutes Nierenversagen durch eine akute interstitielle Nephritis oder durch Störung der renalen Hämodynamik verursachen (häufig: akut auf chronisches Nierenversagen bei vorbestehender Niereninsuffizienz).

Infektassoziierte Nierenerkrankungen

Eine Nierenbeteiligung im Rahmen einer **bakteriellen** oder **viralen Infektion** kann durch einen direkten Befall des Organs bedingt sein:

- Hantavirus
- Polyomaviren (BK-Virus nach Transplantation)
- HIV
- Tuberkulose
- Leptospirose
- Pyelonephritis

Zusätzlich kann es auch zu einer **indirekten Schädigung** durch eine Immunkomplexerkrankung kommen:

- Poststreptokokken-Glomerulonephritis (→ Kap. 17)
- Shunt-Nephritis
- Endokarditis
- Hepatitis-B-Virusinfektion
- Hepatitis-C-Virusinfektion

Daneben ist zu beachten, dass einige der zur Verfügung stehenden **Antibiotika** und **Virostatika** potenziell nephrotoxisch sind und daher zumindest eine genaue Dosisanpassung notwendig ist (z. B. Aminoglykoside, Aciclovir, Cidofovir, Foscarnet, Adefovir, Tenofovir).

Hantavirus

Klinik

Die klinische Symptomatik einer Hantavirus-Infektion ist **abhängig vom Serotyp** (Endemiegebiete) und reicht von einer **selbstlimitierenden interstitiellen Nephritis** bis zum Auftreten eines **hämorrhagischen Fiebers mit renalem Syndrom** (HFRS). Die klinischen Symptome umfassen:

- Fieber mit Kopf und Gliederschmerzen, Lumbalgien
- Abdominale Symptomatik mit Schmerzen, Erbrechen und Durchfall
- Hypotension, Schock
- Akutes Nierenversagen
- Thrombopenie und DIC
- Hämorrhagie

Daneben gibt es noch eine Verlaufsform mit **vorrangig kardiopulmonaler Klinik** (interstitielles Lungenödem, ARDS), die als Hantavirus-Cardipulmonary-Syndrom (HCPS) bezeichnet wird.

> Die **Diagnose** der Hantavirus-Infektion wird serologisch durch den Nachweis von Antikörpern gestellt. Die **Anamnese** ist meist richtungweisend: Die Infektion erfolgt durch das **Einatmen von erregerhaltigen Kot von Nagetieren** (Waldarbeiter, Jäger, nach Reinigen von Schuppen, Kellern, etc.).

Therapie

Sie beruht bei schweren Verläufen auf der **intensivmedizinischen Versorgung.** Zusätzlich besteht die Möglichkeit einer antiviralen Therapie mit **Ribavirin** mit aber nur eingeschränkter Wirksamkeit.

BK-Virus

Das BK-Virus (Polyomavirus) ist mit einer Prävalenz von knapp 90 % in der Bevölkerung weit verbreitet. Primär kommt es zu einer **asymptomatischen Infektion der Tubulszellen.** Unter Immunsuppression kann es aber zu einer raschen Replikation des Virus kommen. Vor allem nach Nierentransplantation ist eine rasch progrediente Verschlechterung der Transplantatfunktion möglich.

Diagnostik

Sie gelingt durch Nachweis der **virusspezifischen DNA** im Harn und Plasma bzw. charakteristischer Zellen im Harn **(Decoy-Zellen).** Histologisch findet sich dann eine **tubulointerstitielle Entzündung** (Tubulitis, interstitielles Infiltrat). Immunhistochemisch ist ein Nachweis des Polyomavirusantigens **(SV 40)** möglich.

HIV

Im Rahmen einer HIV-Infektion kann es durch verschieden Mechanismen zu einer renalen Schädigung kommen:

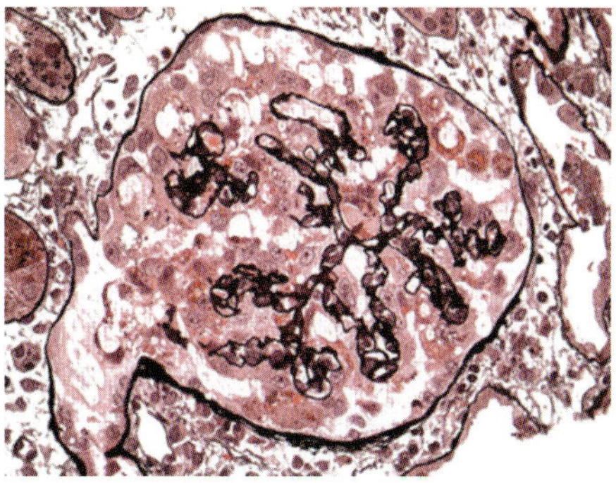

Abb. 28.1 Collapsing-Glomerulonephritis bei HIVAN [G531]

- **HIV-assoziierte Nephropathie (HIVAN):** Histologisch handelt es sich um eine **spezielle Form der FSGS,** die als sog. Collapsing-Glomerulonephritis bezeichnet wird und eine schlechte Prognose aufweist (→ Abb. 28.1).
- **HIV-assoziierte TMA:** Hier handelt es sich um eine sekundäre TMA (→ Kap. 23).
- **Medikamententoxizität:** Nebenwirkung der HAART-Therapie durch z. B. Tenofovir

HBV- und HCV-Infektion

> Sowohl durch eine chronische Hepatitis-B- als auch Hepatitis-C-Virus-Infektion kann es zu einer **Immunkomplex-mediierten Glomerulonephritis** kommen (z. B. membranöse Glomerulonephritis, membranoproliferative Glomerulonephritis).

Zusätzlich findet sich beim HBV eine Assoziation mit einer Polyarteriitis nodosa (PAN) und beim HCV mit einer gemischten Kryoglobulinämie (→ Kap. 20).
Bei er **PAN** handelt es sich um eine **ANCA-negative Vaskulitis** der mittelgroßen Gefäße. Die Nierenbeteiligung erfolgt durch **Schädigung der arteriellen Versorgung** mit Ischämie aber typischerweise **ohne Glomerulonephritis** (im Gegensatz zur mikroskopischen Polyangiitis; → Kap. 20). Häufig findet sich auch eine gastrointestinale (Mesenterialischämie) oder myokardiale (Myokardinfarkte) Symptomatik.

Tuberkulose

Bei der urogenitalen Tuberkulose (TB) handelt es sich um die häufigste **extrapulmonale Manifestation** einer Tuberkulose. Die Symptomatik ist oft uncharakteristisch mit Dysurie, Flankenschmerzen, Hämaturie oder Pyurie.

Diagnostik und Therapie

In der Regel findet sich eine **sterile Leukozyturie** ohne Keimnachweis in der Harnkultur. Die Diagnosestellung erfolgt durch kulturellen Nachweis (spezielle Tuberkulosekultur) bzw. durch molekularbiologische Untersuchungen (PCR). Die Therapie der renalen Tuberkulose ist gleich der Lungentuberkulose und basiert auf einer **Kombinationstherapie** mit z. B. Isoniazid, Rifampicin und Pyrazinamid über zumindest 6 Monate.
Eine Infektion mit *Mycobacterium bovis* findet sich gelegentlich nach intravesikaler Immuntherapie mit Bacillus-Calmette-Guerin (BCG) bei Urothelkarzinom.

Leptospirose

Bei der Leptospirose (Morbus Weil) handelt sich um eine **weltweit verbreitete Zoonose.** Als Überträger kommen v. a. Ratten und Mäuse infrage, die Leptospiren über den Urin ausscheiden können. Häufig erfolgt die Übertragung auch über verunreinigtes Wasser.

Klinik

Die Symptomatik reicht von grippeähnlichen Symptomen bis zu Fällen mit akutem Leber- und Nierenversagen oder Meningitis.

Diagnostik

Die Diagnose wird durch kulturelle Anzüchtung oder serologischen Nachweis von Antikörpern im Plasma gestellt. Die Therapie erfolgt durch Penicillin G, Ampicillin, sowie Doxycyclin oder in schweren Fällen mit Cefotaxim bzw. Ceftriaxon.

Tab. 28.1 Hereditäre Nierenerkrankungen

Erkrankung	Protein
ADPKD	• Polycystin 1 • Polycystin 2
Alport Syndrom: • X-chromosomal • Autosomal dominant • Autosomal rezessiv	 • Kollagen Typ IV, Alpha-5-Kette • Kollagen Typ IV, Alpha-3-Kette • Kollagen Typ IV, Alpha-4-Kette
Bartter Syndrom: • Typ I • Typ II • Typ III	 • Na^+-K^+-$2Cl^-$-Cotransporter • ROM-Kaliumkanal • ClC-Chloridkanal
Morbus Fabry	• Alpha-Galaktosidase A
Gitelman-Syndrom	• Na^+-Cl^--Cotransporter
aHUS	• Faktor H • Faktor I • MCP
Tuberöse Sklerose	• TSC1-Tuberin • TSC2-Tuberin
Von-Hippel-Lindau-Syndrom	• Tumorsuppressor VHL
Wilms' Tumor	• Transkriptionsfaktor WT1
Zystinose	• CTNS (Membranprotein)

Hereditäre Nierenerkrankungen

→ Tab. 28.1 gibt einen Überblick über hereditäre Nierenerkrankungen.

Autosomal-dominante polyzystische Nierenerkrankung (ADPKD)

Bei der ADPKD findet sich eine **progrediente und ausgeprägte Zystenbildung der Nieren,** die von den tubulären Strukturen ausgeht (→ Abb. 28.2). Es handelt sich dabei um dabei um eine Systemerkrankung mit häufiger **extrarenaler Beteiligung** anderer Organsysteme:

- Leberzysten
- Pankreaszysten
- Kolondivertikulose
- Intrakranielles Aneurysma
- Mitralklappenprolaps, Aortenklappeninsuffizienz

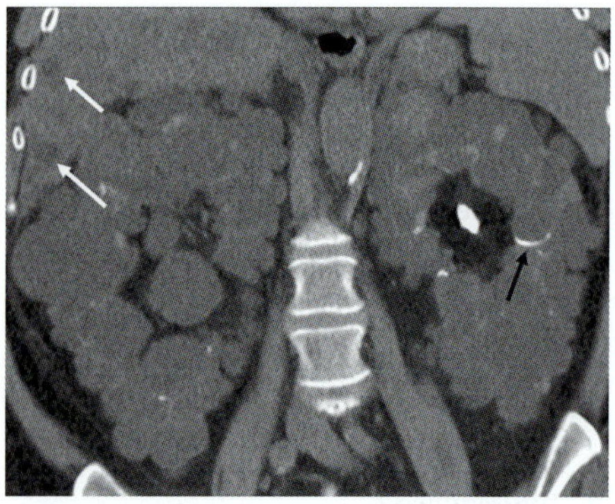

Abb. 28.2 CT-Bild bei Patienten mit ADPKD: multiple Nierenzysten (teilweise mit Verkalkung [schwarzer Pfeil]) und ebenso Zysten in der Leber [weiße Pfeile] [F248–002]

Ätiologie

Der Erkrankung liegt eine **Mutation im Chromosom 16** (Polycystin 1, PKD 1) oder **Chromosom 4** (Polycystin 2, PKD 2) zugrunde, die zu einer gestörten Funktion der tubulären Zilien führt.

> Bei der ADPKD Typ 1 handelt sich um eine der **häufigsten hereditären Erkrankung** überhaupt und sie betrifft in etwa jede 500. Lebendgeburt.

Isolierte Nierenzysten finden sich häufig und bleiben im Gegensatz zur ADPKD meist ohne klinische Bedeutung. Die ADPKD-Erkrankung muss daher von benignen Zysten klar abgegrenzt werden. Spontanmutationen kommen nur in etwa 5 % aller Erkrankten vor und häufig finden sich daher auch andere betroffene Familienangehörige.

Diagnostik

Die Diagnose wird mittels Ultraschall gestellt. Eine genetische Analyse der PKD1- und PKD2-Loci ist nicht sinnvoll, da die Mutationen nicht streng konserviert, sondern sehr heterogen über das ganze Gen verteilt sind. Derzeit findet man nur bei etwa 70 % aller an ADPKD1 erkrankten Personen eine **pathogenetische Mutation.**

Klinik

Einzelne Zysten können bis zu **10 cm groß** werden und spontan bzw. nach Trauma rupturieren. Klinisch präsentieren sich die Patienten dann zumeist mit Flankenschmerz und Hämaturie sowie gelegentlich Fieber. Eine Abgrenzung zu einer Zysteninfektion kann schwierig sein. Hier hilft im Einzelfall eine FDG-PET-CT-Untersuchung zum Nachweis eines erhöhten Glukosemetabolismus. Eine **längere antibiotische Therapie** (zumindest 4 Wochen) ist sinnvoll. Am häufigsten findet sich eine Infektion mit *E coli*.

Der Großteil der Patienten mit ADPKD 1 entwickelt bis zum 4. Lebensjahrzehnt eine **terminale Niereninsuffizienz.** ADPKD-Typ-2-Patienten entwickeln erst in der zweiten Lebenshälfte eine chronische Niereninsuffizienz und zeigen selten eine Progression bis zur Dialysepflichtigkeit.

Therapie

Eine etablierte Therapie zur Progressionsverzögerung gibt es nicht. Der **ADH-Antagonist** Tolvaptan scheint zu einer Reduktion der Progression der Nierenzysten zu führen, ist aber mit Nebenwirkungen behaftet.

Alport-Syndrom

Ätiologie

Das Alport-Syndrom wird auch als **hereditäre Nephritis** bezeichnet und ist eine Erkrankung der **glomerulären Basalmembran.** Zugrunde liegend findet man Mutationen in unterschiedlichen Proteinen des **Kollagen Typ IV.** In über 90 % der Fälle ist die X-chromosomal kodierte alpha 5 Kette des Kollagen Typ IV betroffen, bei der nur Männer manifest erkranken. Bei anderen (selteneren) autosomal vererbten Formen können aber auch Frauen betroffen sein.

Klinik

Typischerweise kommt es zu einer chronisch progredienten Niereninsuffizienz, die in etwa ab der dritten Lebensdekade zu einer Dialysepflichtigkeit führt. Extrarenale Manifestationen sind eine Innenohrschwerhörigkeit, die in ca. 50 % der Fälle auftritt, sowie Augenveränderungen bei ca. 10 % der Betroffenen.

Nach **Nierentransplantation** bei Patienten mit Alport-Syndrom kann es in bis zu 10 % der Fälle zu einer rasch progredienten Glomerulonephritis durch Auftreten von Antikörpern gegen die glomeruläre Basalmembran kommen **(RPGN Typ 1),** da das in der Transplantatniere vorhandene Typ-IV-Kollagen (ohne Mutation) vom Immunsystem des Empfängers als Fremdantigen erkannt wird.

Morbus Fabry

Ätiologie

Beim Morbus Fabry handelt es sich um eine **lysosomale Speichererkrankung,** die durch Mutationen im X-chromosomal kodierten Gen für das Enzym Alpha-Galaktosidase A verursacht wird.

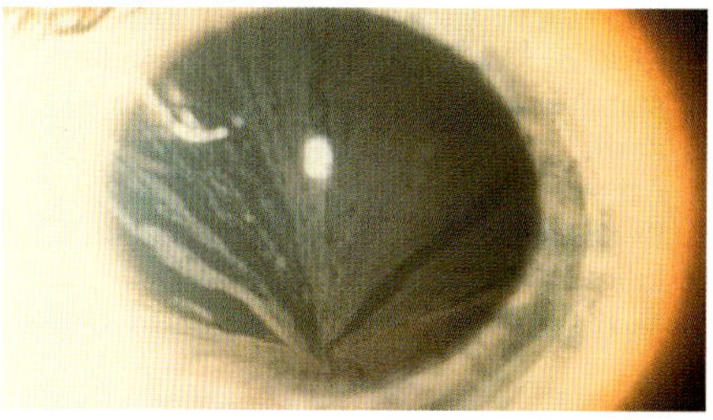

Abb. 28.3 Cornea verticilata [F927–001]

Klinik

Durch den Enzymdefekt kommt es zur **Multisystemerkrankung.** Am häufigsten sind die Nieren, das Herz, die Haut sowie das Nervensystem betroffen. Charakteristisch ist auch eine Trübung der Kornea, die als **Cornea verticilata** bezeichnet wird (→ Abb. 28.3). Es kommt zu einer fortschreitenden chronischen Einschränkung der Nierenfunktion und das Stadium der terminalen Niereninsuffizienz wird meist im Alter zwischen 30 und 40 Jahren erreicht.

Diagnostik

Die Diagnose gelingt mittels molekulargenetischer Untersuchung. Eine Therapie ist heute durch parenterale Substitution des fehlenden Enzyms möglich.

Zusammenfassung

- Zu einer infektassoziierten Nierenschädigung kann es durch direkten Befall des Organs (Hantavirus, BK-Virus, Leptospirose, Tuberkulose) oder durch Immunkomplexablagerungen (Hepatitis B, Hepatitis C, Endokarditis) kommen.
- Eine Reihe von hereditären Erkrankungen kann zu einer chronischen Nierenschädigung mit Fortschreiten bis zur Dialysepflichtigkeit führen (ADPKD, Alport-Syndrom). Häufig sind mehrere Mitglieder einer Familie betroffen.

Chronische Nierenersatztherapie

Nicht der Abfall der GFR unter einen bestimmten Wert (z. B. < 10 ml/min), sondern die **klinische Symptomatik** des Patienten ist ausschlaggebend für den Beginn der chronischen Dialysebehandlung.

Zur Behandlung von Patienten mit terminaler Niereninsuffizienz stehen vier Möglichkeiten zur Verfügung:

- Konservatives Management ohne NET
- Hämodialyse (HD) (→ Kap. 30)
- Peritoneladialyse (PD) (→ Kap. 30)
- Nierentransplantation (NTX) (→ Kap. 31)
  - (Präemptive) Lebendspende
  - Listung bei Eurotransplant

In der offiziellen Nomenklatur wurde der Begriff **des terminalen Nierenversagens** (*endstage renal disease,* ESRD) für eine GFR unter 15 ml/min durch das CKD-Stadium 5 bzw. 5D ersetzt (Nierenversagen). Der Begriff der terminalen Niereninsuffizienz bzw. des ESRD wird im klinischen Alltag aber weiterhin verwendet und steht als Synonym für ein **irreversibles, nierenersatzpflichtiges Organversagen.**
Bei den betroffenen Patienten sind Dialyseverfahren emotional oft schlecht belegt, da die Lebensqualität im Vergleich zum relativ asymptomatischen Stadium der chronischen Niereninsuffizienz aufgrund der zeitintensiven Verfahren doch deutlich abnimmt.

Indikationen

Indikationen für den Beginn einer **Nierenersatztherapie (NET)** bei chronisch niereninsuffizienten Patienten stellen sowohl **klinische Symptome** einer ausgeprägten Urämie als auch **laborchemische Parameter** dar. **Absolute** Dialyseindikationen sind:

- Konservativ nicht mehr behandelbares Lungenödem
- Unstillbares Erbrechen
- Hämodynamisch relevanter urämischer Perikarderguss
- Urämische Enzephalopathie
- Serumkalium von > 6 mmol/l (trotz maximaler konservativer Therapie mit Azidoseausgleich und Diuretikagabe)

Zu den **relativen Indikationen** zählen:

- BUN > 100 mg/dl
- Deutliche Hyperphosphatämie unter Therapie mit Phosphatbindern
- Intraktabler Juckreiz
- Übelkeit und Inappetenz mit progredienter kataboler Stoffwechsellage
- Deutliche Allgemeinsymptomatik mit Müdigkeit und eingeschränkter Leistungsfähigkeit

Dementgegen gibt es aber **keinen GFR-Wert** ab dem zwingend mit einer Dialyse begonnen werden muss: Über Jahre bestand die Diskussion, ob ein frühzeitiger Beginn einer chronischen Dialyse zur Vermeidung einer Katabolie und Malnutrition von Vorteil für die Patienten ist. Das IDEAL Trial aus dem Jahr 2010 konnte aber zeigen, dass ein frühzeitiger Beginn bei einer GFR über 10 ml/min nicht mit einem verbesserten Überleben assoziiert ist.
Die Entscheidung zur geplanten **„Andialyse"** erfolgt daher zusammen mit den Patienten in Abhängigkeit des Auftretens einer urämischen Symptomatik **ab einer GFR unter 10 ml/min.** Einige Patienten versuchen den Beginn der Dialyse möglichst lange hinauszuzögern. Oft müssen diese Patienten dann nach **„Crash-Landung"** mit Zeichen einer fortgeschrittenen Urämiesymptomatik bzw. im Lungenödem akut dialysiert werden.

Planung

Ein strukturiertes Vorgehen in der Planung der optimalen Nierenersatztherapie ist entscheidend. Vor allem muss individuell und rechtzeitig im Verlauf der chronischen Nierenerkrankung (CKD-Stadium 4) zusammen mit dem Patienten geklärt werden, welches Nierenersatzverfahren angewandt werden soll.

Grundsätzlich sind **Hämodialyse** und **Peritonealdialyse gleichwertige Verfahren,** was die Qualität der Behandlung sowie Mortalität und Morbidität betrifft, und die Entscheidung soll nach eingehender Aufklärung durch Ärzte und Pflegepersonal vom Patienten auf **individueller Basis** gefällt werden.

Danach ist v. a. die Planung einer rechtzeitigen Anlage eines Zugangs für die **Hämodialyse (Shunt-Anlage)** bzw. **Peritonealdialyse** wichtig und sollte ab einer **GFR von 15 ml/min** erfolgen (→ Kap. 30). Grundsätzlich muss jeder Patient mit präterminaler Niereninsuffizienz auch in Hinblick auf die Möglichkeit einer Nierentransplantation evaluiert werden. Idealerweise erfolgt der Eintrag auf die Warteliste noch **vor Erreichen der Dialysepflichtigkeit.** Auch die Verfügbarkeit eines möglichen Lebendnierenspenders muss abgeklärt werden (→ Kap. 31).
Bei CKD-Patienten sollten in Hinblick auf die Anlage eines Shunts daher auch die Venen am Unterarm geschont und dort möglichst Blutabnahmen und v. a. die Anlage von Venenverweilkanülen vermieden werden. Eine Punktion am Handrücken stellt aber kein Problem dar.
Bei Patienten mit **multiplen Komorbiditäten** und eingeschränkter Lebenserwartung (z. B. hochaltrige geriatrische Patienten oder solche mit einer weit fortgeschrittenen malignen Erkrankung) besteht auch die Möglichkeit eines **konservativen Managements** der Urämiesymptomatik. Das Therapieziel ist hier v. a. die symptomatische Verbesserung der Lebensqualität, nicht aber die Verlängerung der Lebensdauer.

Zusammenfassung

- Vor allem die klinischen und laborchemischen Komplikationen der Urämie stellen die Indikation zum Beginn einer chronischen Nierenersatztherapie.
- Hämodialyse und Peritonealdialyse stellen gleichwertige Verfahren dar.
- Jeder Patient sollte für die Möglichkeit einer Nierentransplantation evaluiert werden.
- Bei Patienten mit multiplen Komorbiditäten und eingeschränkter Lebenserwartung ist auch eine konservative symptomorientierte Therapie möglich.

Im Gegensatz zum Versagen anderer Organsysteme stehen bei der terminalen Niereninsuffizienz mit der Hämodialyse bzw. Hämofiltration extrakorporale Verfahren zum akuten und langfristigen Organersatz zur Verfügung. Zusätzlich besteht mit der Peritonealdialyse eine weitere Modalität der Nierenersatztherapie:

- Zur Behandlung der Komplikationen des **akuten Nierenversagens** stehen intermittierende oder kontinuierliche Hämodialyse bzw. Hämofiltrationsverfahren zur Verfügung. Bei Kindern und in Entwicklungsländern findet in dieser Indikation aber auch die Peritonealdialyse Anwendung.
- Zur **chronischen Nierenersatztherapie** werden v. a. die intermittierende Hämodialyse (bzw. Hämodiafiltration) oder die Peritonealdialyse verwendet.

Die **Indikationen** zum Beginn einer akuten bzw. chronischen Nierenersatztherapie werden in → Kap. 13 und → Kap. 29 behandelt. Seit den 60er-Jahren wurden extrakorporale Verfahren zur Hämodialyse entwickelt, die es ermöglichen, die exkretorische Nierenfunktion maschinell zu ersetzen.

> Mittlerweile gehört die **Hämodialyse** zur klinischen Routine und wird sowohl bei **akutem Nierenversagen** (auf der Intensivstation) als auch zur Behandlung einer **terminalen chronischen Niereninsuffizienz** angewendet. Weltweit werden knapp 2 Mio. Patienten mit einer chronischen Hämodialyse behandelt.

Hämodialyse und Hämofiltration

Physikalische Grundlagen

Die Reinigung des Bluts von kleinmolekularen Stoffen erfolgt bei der Hämodialyse bzw. Hämofiltration durch zwei unterschiedliche physikalische Vorgänge:

- Diffusion (Hämodialyse)
- Konvektion (Hämofiltration)

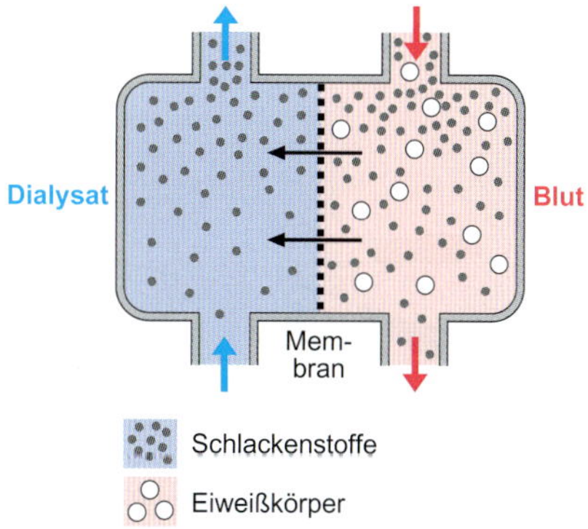

Abb. 30.1 Dialyse [L106]

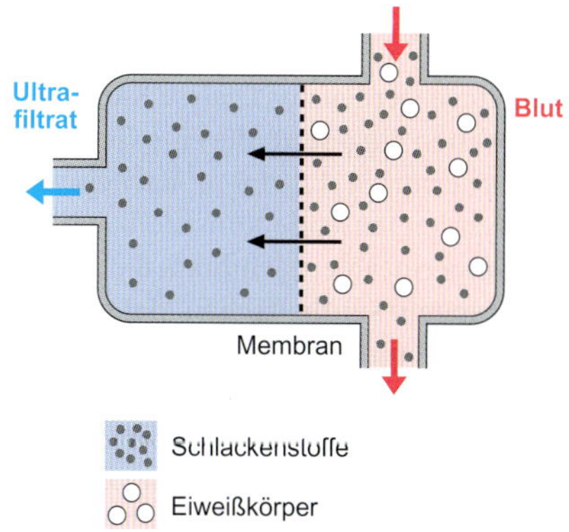

Abb. 30.2 Hämofiltration [L106]

Bei der **Dialyse diffundieren** kleinmolekulare Substanzen bis 25 000 Da (z. B. Harnstoff, Kreatinin und Elektrolyte) über eine **semipermeable Membran** (Dialysatorkapillare) entlang des Konzentrationsgradientens vom Blut ins Dialysat. In umgekehrter Richtung kommt es zu einer Diffusion von Bikarbonat aus dem Dialysat ins Blut (→ Abb. 30.1). Eiweißgebundene Toxine können die Dialysemembran nicht überwinden.
Bei der **Hämofiltration** wird durch einen **hydrostatischen Druckgradienten** primär Plasmawasser durch die **Dialysemembran** „gepresst" und kleinmolekulare Substanzen folgen durch **Konvektion** nach (→ Abb. 30.2). Vor allem größere Moleküle (500–25 000 Da) können so effektiver entfernt werden. Dass filtrierte Plasmawasser muss danach durch eine Substitutionsflüssigkeit ersetzt werden (ca. 40–60 l pro Behandlung).

Nach dem gleichen Prinzip funktioniert auch die **Ultrafiltration,** durch die auch im Rahmen der Hämodialyse eine **negative Volumenbilanz** erzielt werden kann. Hier werden aber nur kleine Volumina (ca. 3–4 l) entfernt und haben somit keinen signifikanten Einfluss auf die Entfernung der Urämietoxine. Eine Kombination beider Verfahren wird als **Hämodiafiltration** bezeichnet und findet in der Behandlung von Patienten mit chronischer Niereninsuffizienz zunehmende Verbreitung. Einen schematischen Überblick über den Dialysekreislauf gibt → Abb. 30.3.
Während einer Dialysesitzung werden in etwa 150 l Dialysatwasser benötigt, die über die Dialysemembran mit dem Blut des Patienten in Berührung kommen. Aus diesem Grund sind die Anforderungen an die Sterilität und Reinheit des Wassers sehr hoch. Ultrareines Dialysatwasser wird durch eine **Umkehrosmose** bereitgestellt.

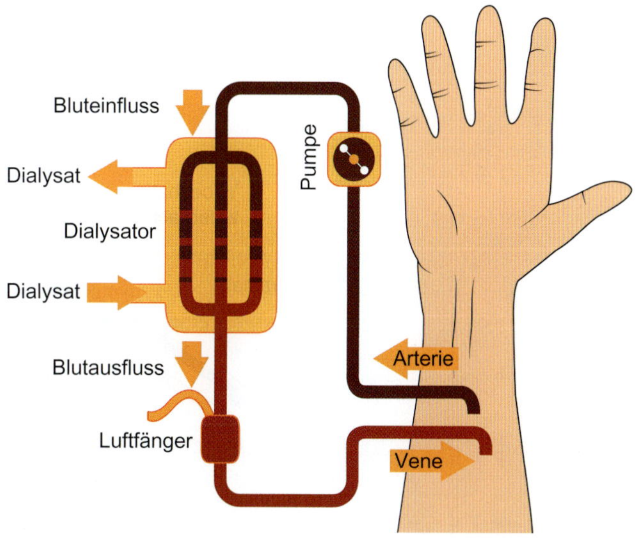

Abb. 30.3 Schematische Darstellung des Dialysekreislaufs [L271]

Dialysator

Heutzutage werden zur Dialyse **Kapillarmembranen** eingesetzt, die eine Gesamtoberfläche von ca. 1,2–1,9 m^2 aufweisen. Dazu werden tausende Kunststoffkapillaren mit semipermeabler Membran, die aus **hypoallergenem synthetischen Material** (z. B. Polyurethan) hergestellt werden, parallel im Dialysator („Dialysemembran") angeordnet. Das Blut fließt im Inneren der Kapillare und wird außen von der **Dialysatflüssigkeit** umspült.

Dialysezugänge

Zur Durchführung eines Hämodialyseverfahren wird ein **Gefäßzugang** zur Entnahme und Rückführung des Bluts benötigt. Um eine adäquate Behandlungsqualität zu erzielen, sind dafür Blutflussraten von ca. 300 ml/min notwendig. Grundsätzlich stehen dafür zwei Möglichkeiten zur Verfügung:

- Großlumiger zentralvenöser Zugang (akute und chronische Dialyse)
- Chirurgisch angelegter arteriovenöser Shunt (chronische Dialyse)

Eine schnelle und einfache Zugangsmöglichkeit zur Durchführung einer Dialyse gelingt durch die Anlage eines **zentralvenösen Zugangs** mit zwei großvolumigen Schenkeln. Bei akutem Nierenversagen bzw. akuten Dialyseindikationen erfolgt die Anlage eines **„Quinton"** oder **„HF"-Katheters** vorzugsweise in die V. jugularis interna. Alternativ besteht auch eine Zugangsmöglichkeit über die V. subclavia oder V. femoralis. Bei Patienten mit **chronischer Niereninsuffizienz** besteht auch die Möglichkeit der Anlage von speziellen Kathetern, die durch Untertunnelung auch für Monate (bis Jahre) in situ bleiben können (**„PermKath"**, → Abb. 30.4).

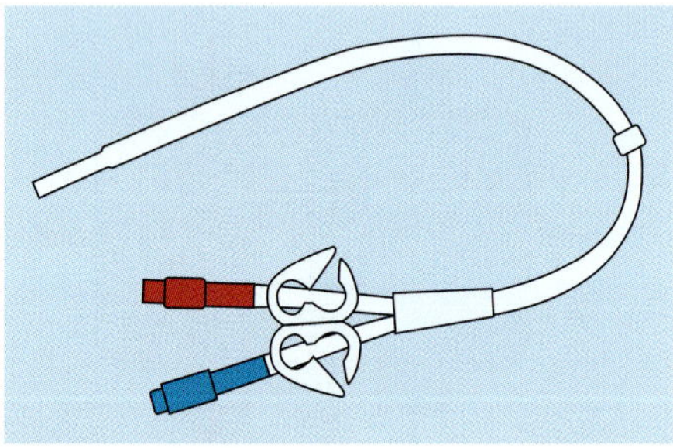

Abb. 30.4 „PermKath" [G067]

Im Allgemeinen sollte aber bei chronisch progredienter Niereninsuffizienz durch eine **adäquate Shunt-Planung** die Anlage von zentral venösen Dialysezugängen vermieden werden, da diese mit einer höheren Mortalität und vermehrten Komplikationen (Infekte, zentralvenöse Stenosen) assoziiert sind.
Bei Patienten im CKD Stadium 4–5 muss daher die operative Anlage eines **arteriovenösen Shunts** noch vor Erreichen eines terminalen Nierenversagen ab einer GFR um 15 ml/min geplant werden. Idealerweise erfolgt die Anlage eines Shunts am Unterarm der nicht-dominanten Hand durch **Anastomose der distalen A. radialis mit der V. cephalica** am Unterarm (→ Abb. 30.5). Alternativ kommen auch Shunts am Oberarm (A. brachialis ad V. cephalica oder V. basilica mit anschließender Transposition nach „vorne") oder Schleifenshunts z. B. in der Leiste infrage, bei der auch künstliche **Gefäßinterponate** („Gore-Loop") Verwendung finden können.
Die **Blutentnahme** erfolgt über eine distale Punktion und wird weiter proximal zurückgeführt. Normalerweise könne die neu angelegten Shunts frühestens 4 Wochen nach der Operation verwendet werden. Ein „ausgereifter" Shunt zeigt einen Blutfluss von ca. 600–1200 ml/min. Aufgrund der zunehmenden vaskulären Komorbiditäten (arterielle Hypertonie, Diabetes mellitus) ist bei einigen Patienten aber keine Shuntanlage möglich.

Durch **neue Techniken** kann auch versucht werden, bei verschlossenen oberen Zentralvenen (nach mehrfachen zentralvenösen Zugängen) durch Punktion der V. femoralis und Einbringen einer Schleuse über den rechten Vorhof in die V. cava superior die thombosierte Stelle durch Punktion von innen nach außen zu überwinden (**„Inside-out"-Zugang**).

Grundsätzlich bleibt zu erwähnen, dass der Dialysezugang für chronisch niereninsuffiziente Patienten ihre **Lebensader** darstellt. Es sollten daher am Shuntarm grundsätzlich keine venösen Punktionen oder die Anlage einer Blutdruckmanschette erfolgen. Über einen **PermKath** sollten auch keine Infusionen verabreicht oder Blut abgenommen werden, um eine mögliche Katheterinfektion zu vermeiden. **Cave:** Zwischen den Dialysesitzungen werden die Katheterschenkel auch mit eine „Lock-Lösung", z. B. Citrat oder Actilyse, verplombt!

Antikoagulation

Zur Offenhaltung des extrakoporalen Kreislaufs ist eine **Antikoagulation** zwingend notwendig, da durch Kontakt des Bluts mit künstlichen Oberflächen die Gerinnungskaskade ausgelöst wird. Dementgegen steht bei einigen Patienten (v. a. auf der Intensivstation) **ein erhöhtes Blutungsrisiko** bei systemischer Antikoagulation. Verschiedene Schemata zur Dosierung stehen zur Verfügung:

- **Unfraktioniertes Heparin:** z. B. 1000 IE als Bolus und 1000 IE/h als kontinuierliche Infusion
- **Niedermolekulares Heparin:** z. B. Enoxaparin mit 1 mg/kg als Bolus (i. d. R. 40–80 mg) oder Dalteparin (z. B. 5000 IE)

Bei Patienten mit Heparin-induzierter Thrombopenie (HIT) kommen alternative

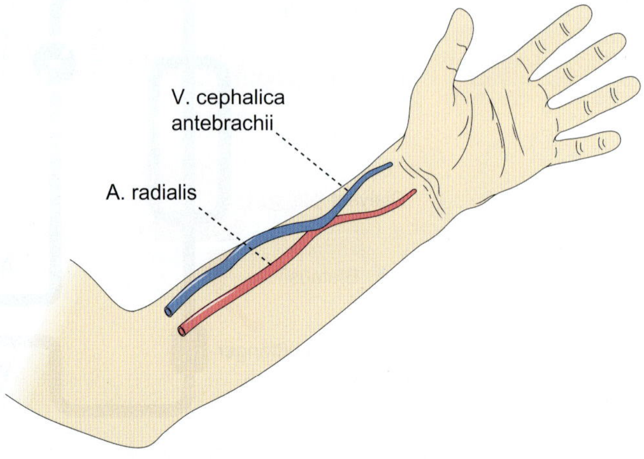

Abb. 30.5 „Cimino-Shunt" [L106]

Medikamente zur Anwendung: **Danaparoid** oder **Argatoban.**
Neben der **systemischen Antikoagulation** besteht auch die Möglichkeit einer **regionalen Antikoagulation** des extrakorporalen Kreislaufs durch Citrat. Dabei wird im arteriellen Schlauchsystem unmittelbar nach Entnahme des Bluts aus dem Patienten Citrat zugeführt und durch Bildung von Kalzium-Citrat-Komplexen das ionisierte Kalzium im Blut soweit erniedrigt, dass keine Gerinnungsaktivierung mehr erfolgen kann. Der Großteil dieser Komplexe wird über die Dialysemembran entfernt (kalziumfreie Dialysatflüssigkeit). Aufgrund der dadurch entstehenden Gefahr einer Hypokalzämie wird im venösen Schenkel Kalzium rückindfundiert. Das übrige Citrat wird in der Leber in Bikarbonat metabolisiert (**Cave:** Citrat-Akkumulation bei Leberversagen mit metabolischer Alkalose!). Die Citratantikoagulation findet Anwendung bei Patienten mit erhöhter Blutungsgefahr sowie bei Patienten mit HIT.

Durchführung der chronischen Hämodialyse

Typischerweise erfolgt die **intermittierende chronische Hämodialyse** 3-mal wöchentlich für 4–5 h (z. B. Mo – Mi – Fr und Di – Do – Sa) in einem Dialysezentrum. Selten kommt auch eine tägliche Dialyse (ggf. als Nachtdialyse) oder eine Heimhämodialyse zur Anwendung.

Dialysequalität

Als Maß für die Effizienz der Dialysebehandlung hat sich der Term **Kt/V** („Kt *over* V") etabliert. In dieser Formel steht *t* für die Behandlungsdauer und *V* für das Verteilungsvolumen des Harnstoffs im Körper (Gesamtkörperwasser, ca. 60 % des Körpergewichts). *K* ist die Harnstoff-Clearance über den Dialysator pro Zeiteinheit (i. d. R. etwa 200 ml/min).
Das Produkt aus *K* mal *t* ist somit jenes Volumen, das bei der Behandlung von Harnstoff gereinigt wird: z. B. 200 ml/min × 240 min = 48 l.
Bezogen auf *V*, dem Verteilungsvolumen des Harnstoffs, ergibt sich der dimensionslose Quotient **Kt/V.** Bei einem Quotienten von 1 wird ein Blutvolumen in der Größe des Verteilungsvolumens von Harnstoff effektiv gereinigt. Als Ausdruck einer adäquaten Entgiftung sollte die Kt/V pro Dialysebehandlung über 1,2 liegen.
Einfacher ist die Errechnung der prozentuellen Harnstoffreduktion (URR oder *urea reduction rate*), die mit der Kt/V korreliert: Hierzu wird der Quotient aus Harnstoff im Blut nach $[BUN_{post}]$ und vor $[BUN_{prä}]$ der Behandlung berechnet:

$$\text{URR}\ (\%) = (([BUN_{prä}] - [BUN_{post}])/[BUN_{prä}]) \times 100$$

Bei einer URR größer 65 % liegt die Kt/V über 1,2.

Supportive Therapie an der chronischen Dialyse

Besonders bei Patienten mit Anurie ist eine **Flüssigkeitsrestriktion** zwischen den Dialysen wichtig.

> Die **intradialytische Gewichtszunahme** sollte i. d. R. unter 3 % des Körpergewichts liegen, da ein Flüssigkeitsentzug von über 1000 ml/h an der Dialyse hämodynamisch oft schlecht toleriert wird.

Bei Patienten mit Neigung zu **Hyperkaliämie** ist auch eine Ernährung mit Kaliumrestriktion zu empfehlen.
Durch extrakorporale Verfahren können auch die **endokrinen Funktionen** der Niere nicht ersetzt werden: Die komplexe Regulation des Knochenstoffwechsels und der Blutbildung, sowie des Blutdrucks muss analog der Therapie der chronischen Niereninsuffizienz weiter medikamentös unterstützt werden. Wichtig ist hier v. a.:

- Behandlung der renalen Anämie mittels Eisen und ESA
- Adäquate Phosphatkontrolle mittels oraler Phosphatbinder
- Therapie des sekundären Hyperparathyreoidismus mit aktivem (1,25)-OH-Vitamin-D_3 bzw. Calcimimetikum (Cinacalcet).

Durch die Dialyse werden auch die wasserlöslichen Vitamine B_1, B_2, B_3 (Nicotinamid), B_5 (Pantothensäure), B_6, B_7 (Biotin), B_9 (Folsäure) und C entfernt und müssen oral ersetzt werden.
Aufgrund der **verminderten Immunkompetenz** bei Patienten mit chronischer Niereninsuffizienz ist eine **aktive Immunisierung** gegen Pneumokokken, Influenza sowie Hepatitis B indiziert. Das Ansprechen auf die Impfung ist bei Urämie allerdings deutlich reduziert.

Peritonealdialyse

Bei der Peritonealdialyse (PD) handelt es sich um ein seit Jahrzenten etabliertes Verfahren zur Nierenersatztherapie. In Deutschland und Österreich werden aber nur in etwa 5 % aller Patienten mit terminaler Niereninsuffizienz mittels Peritonealdialyse behandelt. Vorteil der PD ist eine **Erhaltung der Eigenverantwortung** und **Autonomie** der Patienten.
Mortalität und Morbidität sind vergleichbar mit den Hämodialyseverfahren. Die Restnierenfunktion bleibt bei der PD länger erhalten und trägt zur Entgiftung und v. a. Entwässerung bei. Vorsicht ist daher bezüglich der Einnahme von NSAR oder nephrotoxischer Medikamente bzw. einer undifferenzierten Kontrastmittelgabe (KM) angeraten. Bei einer Kontrastmittelgabe von unter 200 ml konnten aber keine nennenswerte Veränderung der Restfunktion nachgewiesen werden.

Prinzip

Bei der Peritonealdialyse dient das Peritoneum als „Dialysemembran", über die harnpflichtige Substanzen entlang eines Konzentrationsgradienten aus den peritonealen Kapillaren in die mit **Dialysatflüssigkeit gefüllte Bauchhöhle** übertreten. Über einen in die Bauchwand implantierten Plas-

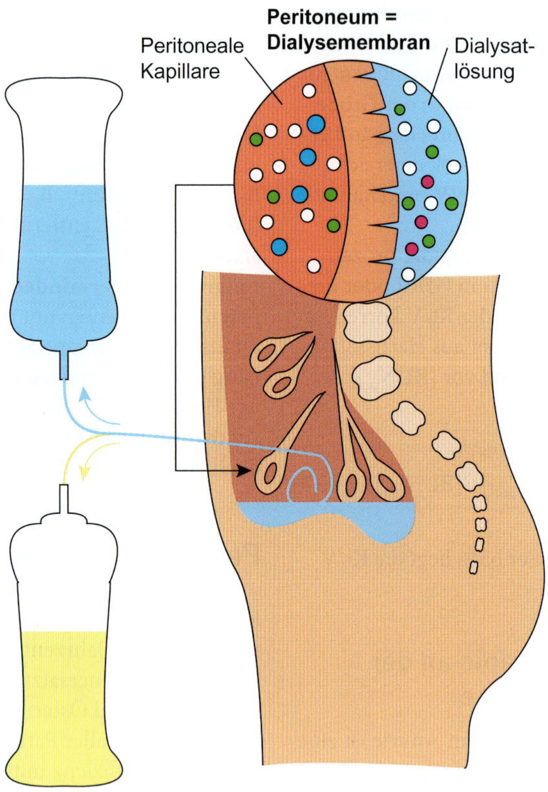

Abb. 30.6 Schematische Darstellung der Peritonealdialyse [L271]

tikkatheter, einen „Tenckhoff-Katheter", der chirurgisch oder interventionell implantiert werden kann, wird die Dialysatflüssigkeit dafür in die Bauchhöhle eingebracht und wieder entfernt (→ Abb. 30.6).
Durch Einbringen von **Glukose oder Glukosepolymeren** (z. B. Icodextrin) kann durch die osmotische Wirkung auch Flüssigkeit entzogen werden.

Durchführung

Im Allgemeinen unterscheidet man zwei Varianten der Peritonealdialyse:
CAPD (continuous ambulatory peritoneal dialysis) Dabei werden in etwa 2–2,5 l Dialysatflüssigkeit in die Bauchhöhle eingebracht und verweilen dort für etwa 4 h. Danach werden sie wieder entleert und der nächste Einlauf beginnt. Üblich sind 4 Beutelwechsel pro Tag.
APD (automated peritoneal dialysis) Sie erfolgt meist nachts, da mittels des „Cyclers" das Dialysat automatisch eingefüllt und wieder abgelassen wird. So erfolgen in etwas 6–10 Zyklen innerhalb von 10–12 h.

Dialysequalität

Die Überprüfung der Qualität der Dialysebehandlung erfolgt ebenso über die Berechnung der **Harnstoffentfernung.** Da es sich aber um ein kontinuierliches Verfahren handelt, wird die **Kt/V pro Woche** angegeben werden und sollte nach aktuellen Guidelines über 1,7 liegen.
Je nach **Transportcharakteristik** des Peritoneums erfolgt eine raschere oder langsamere Äquilibration zwischen der Dialysatflüssigkeit und dem Blut. Es erfolgt dabei eine Unterteilung in:

- High
- High Average
- Low Average
- Low

Die Bestimmung der individuellen Transportcharakteristik erfolgt mittels des **Peritoneal-Equilibration-Tests (PET-Test),** wobei eine standardisierte Dialysatlösung (2,5 % Glukose) eingebracht wird und nach 2 bzw. 4 h der Dialysat-Plasma-Quotient von Kreatinin und Harnstoff bestimmt wird.

Bei den **„High-Transportern"** kommt es rasch zu einem Ausgleich zwischen Blut und Dialysat und eine kurze Verweildauer der Dialysatflüssigkeit ist sinnvoll (APD). Dementgegen profitieren **„Low-Transporter"** von einer längeren Verweildauer (CAPD).

Komplikationen

Die wichtigste Komplikation der PD ist die **Peritonitis.** Die wichtigsten Symptome sind die Trübung des Dialysatauslaufs sowie eine hohe Leukozytenzahl im Dialysat (> 100 Leukozyten/mm³). Zusätzlich finden sich klinische Symptome, wie Bauchschmerzen und Fieber.

Die wichtigste **Infektquelle** stellt eine Kontamination während des Beutelwechsels dar. Hierdurch kommt es häufig durch eine Infektion mit grampositiven Keimen wie *Staphylococcus epidermidis* oder *Staphylococcus aureus.*
Noch vor Beginn einer empirischen Antibiose müssen Kulturen aus dem Dialysat zur mikrobiologische Aufarbeitung abgenommen werden, um eine Keimnachweis zu erlangen. Eine zusätzliche **Gramfärbung** ermöglicht eine frühzeitige Differenzierung der antibiotischen Therapie.

Aktuelle Empfehlungen zur initialen **intraperitonealen Therapie** empfehlen zur Abdeckung des **grampositiven Spektrums** die Anwendung von Cephalosporinen der 1. Generation (z. B. Cefazolin) oder Vancomycin und zur Abdeckung des **gramnegativen Bereichs** Cephalosporine der 3. Generation (z. B. Cefepime) oder Aminoglykoside. Die weitere Behandlung wird nach Einlagen des Kulturergebnisses adaptiert. Daneben gibt es auch eine Infektion der Austrittstelle des Tenckhoff-Katheters, die als **„Exit-site-Infektion"** oder **Tunnelinfektion** bezeichnet wird. In Abhängigkeit des Lokalbefunds ist in einigen Fällen eine systemische Antibiose indiziert (z. B. Clindamycin, Levofloxacin). Bei rezidivierenden Peritonitiden kann es auch notwendig sein, den PD-Katheter zu wechseln bzw. die PD überhaupt zu beenden. Neben den infektiösen Komplikationen kann es aber auch zu Leckagen und Hernien kommen (z. B. Hydrothroax, Bauchwandödeme).

Nach **Langzeitbehandlung** entsteht auch bei optimalem Verlauf eine zunehmende Schädigung des Peritoneums mit Rückgang der Clearance und Ultrafiltration und ein Wechsel auf ein Hämodialyseverfahren muss erfolgen.

Kontraindikationen

Absolute Kontraindikationen für die PD gibt es nur wenige. Aufgrund der hohen Eigenverantwortung ergeben sich jedoch einige relative Kontraindikationen, die es zu beachten gilt (→ Tab. 30.1).

Tab. 30.1 Kontraindikationen zur PD

Relative Kontraindikationen
• Sehschwäche/Blindheit • Fehlende Restnierenfunktion (anurische Patienten) • Adipositas • Fehlende Adhärenz • Demenz, kognitive Einschränkung • Schlechte Wohnsituation (Hygiene, Wohnraum)
Absolute Kontraindikationen
• Intraabdominale Verwachsungen • Aktive entzündliche Darmerkrankung • Intraabdominale Abszesse • Aktive Divertikulitis • Schwere Psychose • Schwangerschaft ab 3. Trimester
Keine Kontraindikation
• Mehrfache abdominale OPs • Stoma

Zusammenfassung

- Durch extrakorporale Verfahren kann die Nierenfunktion akut und chronisch ersetzt werden.
- Über die letzten 50 Jahre hat sich die Hämodialyse zu einem klinischen Routineverfahren entwickelt.
- Bei der Hämodialyse erfolgt die Elimination von kleinmolekularen Stoffen bis 25 000 Da durch Diffusion über eine semipermeable Membran.
- Die Hämofiltration beruht auf dem Prinzip der Konvektion: Durch einen Druckgradienten über die Kapillare wird primär Flüssigkeit entfernt und die gelösten kleinmolekularen Stoffe folgen nach.
- Für eine Hämodialyse ist ein Gefäßzugang nötig: Neben der Möglichkeit eines zentralvenösen Zugangs (v. a. akute Dialyse) sollte bei Patienten mit chronischer Niereninsuffizienz eine chirurgische Shuntanlage noch vor Dialysebeginn geplant werden.
- Zur Offenhaltung des extrakorporalen Kreislaufs ist bei allen Verfahren eine Antikogulation nötig. In der Regel erfolgt eine systemische Antikoagulation mit Heparin oder LMWH. Bei Blutungsdiatese ist eine regionale Zitratantikoagulation möglich.
- In der Regel erfolgt die chronische Hämodialyse 3×/Woche für 4–5 h.
- Die Dialysequalität ist durch die Harnstoffreduktion quantifizierbar.
- Peritonealdialyse und Hämodialyse sind gleichwertige Verfahren in Bezug auf die Mortalität. Dennoch werden nur etwa 5 % mit Peritonealdialyse behandelt.
- Die wichtigste Komplikation der Peritonealdialyse ist die Peritonitis und eine zielgerichtete Antibiose ist notwendig.

Nierentransplantation

Die Nierentransplantation (NTX) verbessert im Vergleich zu den anderen Nierenersatzverfahren sowohl das Überleben als auch die Lebensqualität und ist darüber hinaus noch kosteneffizient. Jeder Patient mit (prä-)terminaler Niereninsuffizienz muss daher hinsichtlich der Möglichkeit einer Transplantation evaluiert werden und an einem Transplantationszentrum vorgestellt werden.
Das Transplantatüberleben nach 1 Jahr liegt mittlerweile bei über 90 % und auch nach 10 Jahren hat noch etwas mehr als die Hälfte der Patienten ein funktionierendes Transplantat.
Seit den 60er-Jahren entwickelte sich die Transplantationsmedizin von einem experimentellen Verfahren zu einer Standardtherapie und gilt als einer der größten Erfolgsgeschichten der Medizin.

Evaluation des Empfängers

Aufgrund der chronischen Niereninsuffizienz besteht ein deutlich **erhöhtes kardiovaskuläres Risiko.** Die Voruntersuchungen werden nach dem individuellen Risikoprofil adaptiert (Herzultraschall, Belastungs-EKG und ggf. Myokardszintigrafie und Koronarangiografie). Ebenso muss bei Risikopatienten (Alter, Diabetes mellitus) eine zerebrale und periphere arterielle Verschlusskrankheit abgeklärt werden.
Eine **aktive maligne Erkrankung** stellt eine absolute Kontraindikation zur Transplantation dar. Nach erfolgreicher Therapie muss in Abhängigkeit des Rezidivrisikos eine Wartezeit eingehalten werden. Bei Frauen sollen jährliche gynäkologische Untersuchungen sowie eine Mammografie ab dem 40. Lebensjahr erfolgen. Bei Männern ist eine PSA-Kontrolle ab dem 40. Lebensjahr indiziert. Ein Hautstatus soll Hauttumore (Basaliome, Melanome) ausschließen. Ab dem 45. Lebensjahr ist ebenso eine Koloskopie notwendig.
Grundsätzlich sollte zum Zeitpunkt der Transplantation **keine aktive Infektion** bestehen. Bei den folgenden chronischen Erkrankungen ist im Speziellen zu beachten:

- **Hepatitis B:** Bei HBsAg-positiven Empfängern ist eine Prophylaxe mit z. B. Lamivudin oder Entecavir nach der Transplantation indiziert, um eine gesteigerte Virusreplikation zu verhindern.
- **Hepatitis C:** Durch die neuen DAA (*direct acting antivirals*) ist eine Therapie auch nach der Transplantation möglich.
- **HIV:** Transplantation unter Fortsetzung der HAART bei stabilem Verlauf möglich. **Cave:** Medikamenteninteraktionen, vermehrte akute Abstoßung!
- **Tuberkulose:** Bei Zustand nach Tuberkulose sollte eine postoperative Prophylaxe mit INH erfolgen.
- **CMV:** Bei serologisch CMV-negativen Patienten besteht nach Transplantation eines Organs von einem CMV-positiven Spender ein erhöhtes Erkrankungsrisiko (Prophylaxe mit Valganciclovir oder preemptive Therapiestrategie unter engmaschigem CMV-Monitoring und Therapiebeginn bei nachweisbarerer Replikation noch ohne klinische Symptomatik post transplant).

In Abhängigkeit der renalen Grunderkrankung besteht auch ein erhöhtes Risiko für eine Rekurrenz der Erkrankung im Transplantat (z. B. FSGS, aHUS). Bei Patienten mit ADPKD ist gelegentlich aus Platzgründen eine Nephrektomie notwendig.
Sollte keine Kontraindikation vorliegen, kann eine Freigabe zur Transplantation erfolgen.

Evaluation der Organspender

Leichenspende

Trotz der kontinuierlichen Bestrebungen, das Aufkommen von Spenderorganen von Verstorbenen (*deceased donor*) zu erhöhen, bleibt die Rate (Inzidenz) an Organspendern relativ konstant und zeigt große Unterschiede zwischen den einzelnen europäischen Ländern. So finden sich in Österreich und Spanien mehr als 30 Organspender pro 1 Mio. Einwohner, während es in Deutschland nur etwa 15 Spender pro 1 Mio. Einwohner sind. Dieser große Unterschied liegt vorrangig an der unterschiedlichen Gesetzgebung: In Deutschland muss ein Verstorbener noch zu Lebzeiten zur Organspender zugestimmt haben, um als Spender infrage zu kommen. In Österreich und Spanien gilt dagegen die Widerspruchsregelung und jeder, der sich nicht zu Lebzeiten aktiv dagegen ausgesprochen hat, ist ein potenzieller Spender. Dadurch ergeben sich auch Unterschiede in der mittleren Wartezeit auf eine Nierentransplantation:

- Deutschland: ca. 5–6 Jahre
- Österreich: 3,5 Jahre
- Schweiz: 3–4 Jahre

Aus medizinischer Sicht kommen grundsätzlich alle Patienten nach **Hirntod** für eine Organspende infrage. Unter Hirntod versteht man **ein irreversibles Erlöschen aller Hirnfunktionen** (Großhirn, Kleinhirn, Hirnstamm). Bei den Patienten wird die Kreislauffunktion durch Beatmung und Medikamente künstlich aufrechterhalten. Auch nach Herzkreislaufstillstand und frustraner Reanimation ist eine Organspende möglich (*non heart beating donor* = NHBD).
Die Nierenfunktion wird zumeist anhand des Aufnahmekreatinins abgeschätzt. Ein danach aufgetretenes akutes Nierenversagen stellt keine Kontraindikation dar. Sonografisch sollten die Nieren weitestgehend unauffällig zur Darstellung kommen (normale Größe und Parenchymbreite).
Maligne Erkrankungen müssen soweit ausgeschlossen werden. Bei chronischen Infektionen (HBV, HCV) erfolgt eine Stratifizierung nach serologischem Status des Empfängers. Eine HIV-Infektion stellt mittlerweile keine absolute Kontraindikation zur Organspende mehr dar. Eine Sepsis ist in den meisten Fällen aber eine Kontraindikation zur Organspende.
Um den Spenderpool zu erweitern, werden zunehmend mehr Organe von marginalen Spendern mit höherem Alter (> 65 Jahre) oder bestehenden kardiovaskulären Risikofaktoren (Diabetes mellitus, arterielle Hypertonie) akzeptiert (*extended criteria donors*).

Allokation

Die Allokation der Organe erfolgt in Deutschland und Österreich über Eurotransplant, das darüber hinaus noch die Niederlande, Belgien, Luxemburg, Kroatien, Slowenien und Ungarn einschließt. Die Reihung erfolgt nach Punkten, die sich aus den folgenden Faktoren errechnen:

- HLA-Übereinstimmung zwischen Spender und Empfänger
- Mismatch-Wahrscheinlichkeit (wichtig bei seltenem HLA-Typ des Empfängers)
- Zeit auf der Warteliste (ab dem 1 Tag an der Dialyse)
- Distanz zwischen Spender- und Empfängerzentrum mit dem Ziel eines kurzen Transportwegs und dadurch kurzer Ischämiezeit
- Länderbilanz (Ausgleich für Organimporte und -exporte)

Zusätzlich gibt es noch die Möglichkeit einer sog. High-Urgency-Meldung **(HU)** für Patienten ohne Zugangsmöglichkeit für eine Hämo- oder Peritonealdialyse. Dies kann z. B. bei Shunt-Verschlüssen nach frustraner Thrombektomie und fehlender Zugangsmöglichkeit für einen zentralvenösen Zugang (aufgrund von zentralen Stenosen) notwendig sein.

Lebendspende

In den meisten europäischen Ländern sieht man eine langsame, aber kontinuierliche Zunahme von Lebendspendern. Das Niveau der skandinavischen Länder mit einem fast 80-prozentigen Anteil an Lebendnierenspenden am Transplantaufkommen wird aber nicht erreicht werden können. In Deutschland erfolgen knapp 20 % der Nierentransplantationen nach Lebendspende. Für eine Lebendspende kommen Verwandte ersten oder zweiten Grades, sowie Ehegatten und Lebenspartner bzw. Personen, die „dem Spender in persönlicher Verbundenheit offenkundig nahe stehen" infrage. Die Vorteile einer Lebendspende sind:

- Kürzere Wartezeit
- Möglichkeit einer präemptiven Transplantation noch vor Erreichen der Dialysepflichtigkeit und dadurch Vermeiden der Komorbiditäten einer chronischen Dialysetherapie
- Besseres Transplantatüberleben durch die gute Organqualität im Vergleich zu Leichenspende (kein Hirntod, kürzere Ischämiezeit)

In etwa die Hälfte aller Patienten nach einer Lebendspendernierentransplantation hat nach 15 Jahren noch ein funktionierendes Transplantat mit guter Funktion.
Eine genaue Evaluation des potenziellen Spenders muss erfolgen: Nach Ausschluss von Kontraindikationen (maligne Erkrankungen, deutlich erhöhtes kardiovaskuläres Risiko, Proteinurie bzw. eingeschränkte Nierenfunktion, chronische Infektion) besteht neben dem unmittelbaren perioperativen Risikos keine relevante Erhöhung der Langzeitmortalität bzw. des Risikos einer terminalen Niereninsuffizienz.

Transplantimmunologie

Die Grundlage jeder Immunantwort ist die Differenzierung von selbst und nicht-selbst. Grundsätzlich spricht man bei den Immunreaktionen gegen ein Spenderorgan von **Alloimmunität,** worunter man eine Immunreaktion gegen nicht-selbst Antigene der gleichen Spezies versteht. Auf die komplexen immunologischen Prozesse im Rahmen der Alloantigenerkennung kann hier nur überblicksweise eingegangen werden (→ Abb. 31.1).
Die genetische Grundlage von Alloimmunität sind polymorphe Genprodukte, die sich zwischen einzelnen Individuen unterscheiden. Wichtig in der Transplantimmunologie sind hier v. a.:

- Blutgruppenantigene
- HLA-Antigene

Die Bedeutung von **Nicht-HLA-Antigenen** (also Polymorphismen in anderen über das gesamte Genom verteilten Genloci) ist noch unzureichend verstanden, dürfte aber in Hinblick auf das Langzeittransplantatüberleben eine wichtige Rolle spielen.

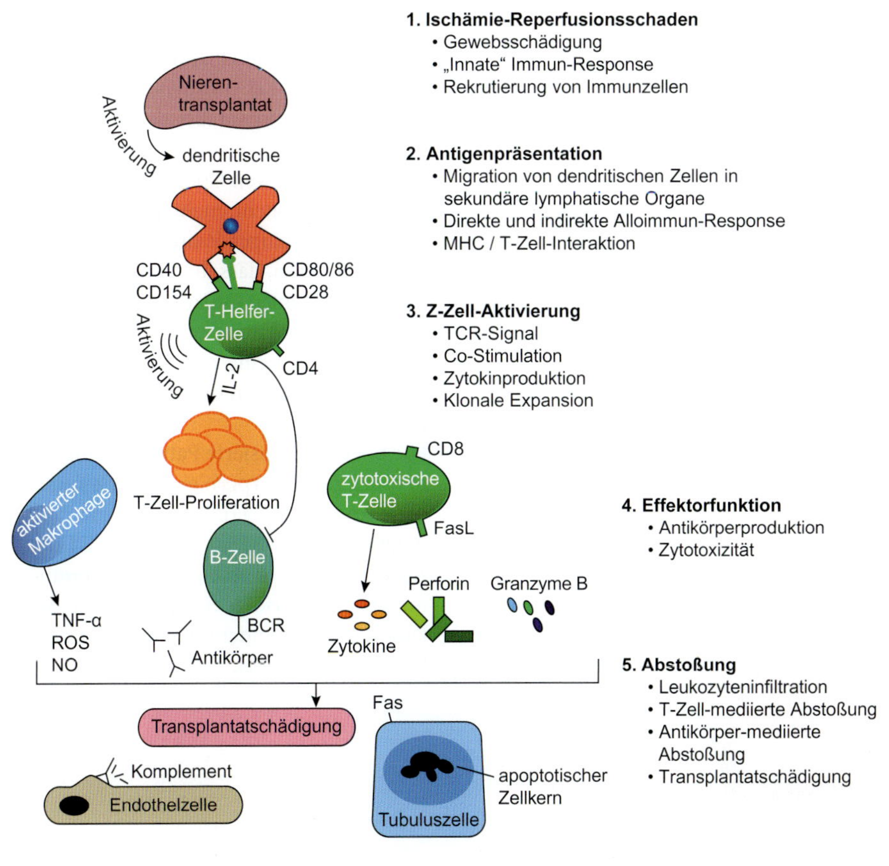

Abb. 31.1 Überblick über die Alloimmunreaktion [L271]

AB0-Inkompatibilität

Antikörper gegen das **AB0-System** als wichtigstem Blutgruppenantigen werden bereits während des ersten Lebensjahrs ausgebildet. So finden sich z. B. bei Menschen mit Blutgruppe 0 Antikörper gegen A und B. Auch auf den Endothelzellen werden Blutgruppenantigene exprimiert und bei Blutgruppen inkompatibler Transplantation (z. B. A auf B oder B auf 0) kann es zu einer hyperakuten Abstoßung kommen. Ein Organ der Blutgruppe 0 kann in Analogie zur Transfusionsmedizin auch als „Universalspender" angesehen werden.
In den letzten 10 Jahren haben sich aber bei der Nierentransplantation erfolgreich **Desensibilisierungsprotokolle** durchgesetzt, die nach Entfernung der Antikörper und Hemmung der Neuproduktion eine **Transplantation durch AB0-inkompatibler Lebendspende** ermöglichen (Prätransplant-Immunadsorption oder Plasmaaustausch und Rixuximab). Die Langzeitergebnisse sind dabei vergleichbar mit den Ergebnissen bei AB0-kompatibler Transplantation.

HLA-System

Die wichtigste Antigenbarriere in der Transplantationsmedizin sind Unterschiede im Major Histocompatibility Complex (MHC), das beim Menschen auch als Human-Leukocyte-Antigen (HLA)-System bezeichnet wird. Die HLA-Gene werden in 3 Klassen unterteilt und befinden sich auf dem kurzen Arm von Chromosom 6.

- HLA Klasse I: HLA-A, HLA-B, HLA-C
- HLA Klasse II: HLA-DQ, HLA-DR, HLA-DP
- HLA Klasse III: Komplementfaktoren, TNF-alpha

Vor allem die HLA-Klasse-I- und HLA-Klasse-II-Proteine zeigen einen hochgradigen Polymorphismus mit multiplen Allelen für jedes Gen.

Funktion des MHC

Der MHC ist ein zentraler Bestandteil des Immunsystems. Die Aufgabe liegt in der Antigenpräsentation für T-Zellen:

- **MHC-Klasse-I-Proteinkomplexe** werden von so gut wie allen Zellen exprimiert. In der Peptidbindungsstelle der MHC-Moleküle werden dann zelleigene (z. B. Tumorproteine) oder von Viren stammende Peptide für **CD-8-positive zytotoxische T-Zellen** präsentiert und vom T-Zellrezeptor als fremd oder nicht fremd erkannt.
- **MHC-Klasse-II-Moleküle** werden nur von antigenpräsentierenden Zellen (Makrophagen, dendritische Zellen, B Zellen) exprimiert, die darin kleine Peptidfragmente von Fremdeiweißen (Bakterien, aber auch fremde HLA-Komplexe) für CD4-positive T-Helferzellen präsentieren. Neben der Bindung des T-Zellrezeptors wird aber auch ein zweites Signal **(kostimulatorisches Signal)** zur T-Zell-Aktivierung benötigt. Über CD4-positive T-Helferzellen erfolgt neben der Aktivierung der zellulären Immunantwort (Typ 1) auch die Stimulation von B-Zellen und dadurch Produktion von Antikörpern (Typ 2).

Alloantigenerkennung

Nach einer Nierentransplantation stellen aber die MHC-Moleküle des Spenders aufgrund des hochgradigen Polymorphismus das wichtigste Antigen der **Nicht-selbst-Erkennung** durch die T-Zellen des Empfängers dar (→ Abb. 31.2):

- Dendritische Zellen des Spenders wandern nach der Transplantation in Lymphknoten des Empfängers ein. Dort werden die intakten „fremden" MHC-Komplexe an der Oberfläche der Spenderzellen von den (CD4-positiven) T-Zellen des Empfängers erkannt und lösen nach Aktivierung (s. o.) eine **Alloimmunreaktion** aus **(direkte Alloantigenerkennung).** Das Besondere der direkten Alloantigenerkennung ist der hohe Anteil an T-Zellen (bis zu 10 % aller T-Zellen), die fremde MHC-Moleküle direkt erkennen können.
- Peptidfragmente von „fremden" MHC-Komplexen werden aber auch ganz gewöhnlich von antigenpräsentierenden Zellen des Empfängers in Selbst-MHC-Klasse-II-Proteinkomplexen präsentiert und können von einem T-Zellrezeptor erkannt werden **(indirekte Alloantigenerkennung).** Dabei handelt es sich grundsätzlich um eine „normale" T-Zell-mediierte Immunantwort gegen ein Fremdantigen. Deutlich weniger T-Zellen erkennen einen fremden MHC-Komplex auf diesem Weg.

Die direkte Alloantigenerkennung bildet die Grundlage für eine akute zelluläre Abstoßung, wohingegen die indirekte Alloantigenerkennung vorrangig mit chronischen Abstoßungsprozessen in Verbindung gebracht wird.

HLA-Typisierung

Die Bestimmung des individuellen HLA-Typs erfolgt heutzutage auf genetischer Ebene, indem die spezifische Genregion mittels PCR amplifiziert und sequenziert wird. Der HLA-Mismatch hat aber mit der modernen und hochpotenten Immunsuppression zunehmend an Bedeutung verloren. Vor allen bei älteren Spendern bzw. Empfängern wird im Rahmen des **ET-Senior-Programms** zugunsten einer kürzeren Ischämizeit auf ein HLA-Matching verzichtet. Wichtiger ist der HLA-Mismatch bei jungen Patienten zur Verhinderung einer Sensibilisierung mit Bildung von HLA-Antikörpern, da diese im Laufe ihres Lebens noch eine weitere Transplantation benötigen werden.

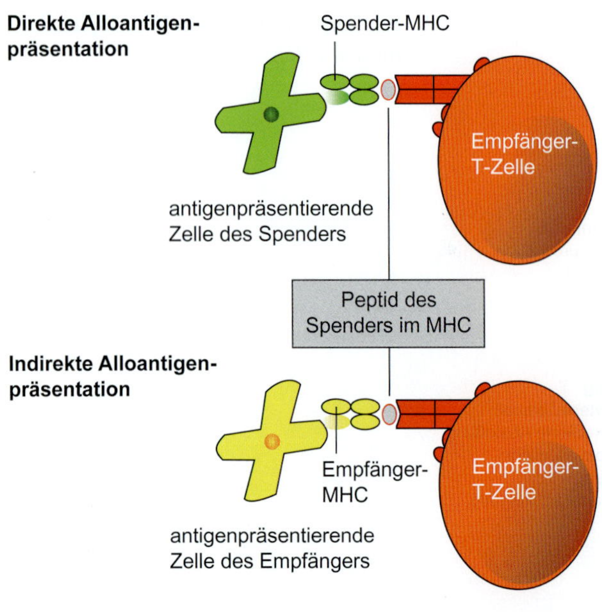

Abb. 31.2 Direkte und indirekte Alloantigenerkennung [L271]

Immunisierte Empfänger

Durch Vortransplantationen, Blutprodukte oder Schwangerschaften kann es zu einer Immunisierung der Patienten gegen verschieden HLA-Antigene kommen.
Durch neue Technologie (z. B. Luminex) können im Blut zirkulierenden HLA-Antikörper im Empfänger leicht detektiert und im Verlauf monitiert werden. Historisch hat sich der Begriff der Panel reactive antibodies **(PRA)** als Maß der Sensibilisierung gegenüber potenziellen Spendern, basierend auf lymphozytotoxischen Antikörpern etabliert. Bei einem PRA von 20 % liegen Antikörper gegen 20 % aller Spender vor.
Antikörper, die gegen HLA-Moleküle des jeweiligen Spenders gerichtet sind und dann als **Donor-spezifische Antikörper (DSA)** bezeichnet werden, stellen einen Risikofaktor für Abstoßung und schlechtes Transplantatüberleben dar. Ähnlich der AB0-inkompatiblen Transplantation wird versucht, durch Elimination von DSA (z. B. durch Immunadsorption) das immunologische Risiko zu minimieren.
Insgesamt zeigen Desensibilisierungsprotokolle bei Immunisierung gegen HLA-Antigene aber ein schlechteres Ergebnis als bei AB0-Inkompatibilität. Für Patienten mit einem aufgrund von DSA-immunologisch inkompatiblen Lebendspender ist daher die Teilnahme an Organtauschketten eine weitere Option (*kidney paired donation*): Basierend auf komplexen Computeralgorithmen wird dabei versucht, mehrere inkompatible Spender-Empfänger-Paare so miteinander zu kombinieren, dass die Transplantation eines kompatiblen Organs möglich wird. Die zeitgleiche Transplantation mehrerer Paare stellt aber eine zusätzliche logistische Herausforderung an die Transplantationszentren dar.
Für hochimmunisierte Patienten (mit zytotoxischen Antikörpern gegen viele verschiedene bzw. häufige HLA-Antigene in der Population, PRA > 85 %) wurde von ET das Acceptible-Missmatch **(AM)**-Programm initiiert. Hier erfolgt eine bevorzugte Allokation bei Vorhandensein eines kompatiblen Nierenangebots.

Ablauf der Nierentransplantation

Erster Schritt ist die Identifikation potenzieller Organspender auf der Intensivstation. Anschließend erfolgt eine Meldung beim zuständigen Transplantkoordinator, der die weiteren Schritte koordiniert: Es erfolgt eine Meldung bei Eurotransplant sowie die Einleitung der Hirntoddiagnostik. Nach Feststellung des Hirntods kann die Entnahme der Organe erfolgen, die mit einer kalten Perfusionslösung gespült und anschließend auf Eis (in einem Plastiksack) gelagert werden (→ Beginn der **„kalten Ischämiezeit“**). Parallel dazu erfolgt die Allokation des Organs über ET und die Organe werden gekühlt zum Empfänger transportiert.
Währenddessen wird im Empfängerzentrum der Empfänger vorbereitet:

- Ausschluss einer aktuell bestehenden Kontraindikation
- Abschätzen des individuellen immunologischen Risikos zur Individualisierung der Immunsuppression (z. B. präformierte Donor-spezifische Antikörper)
- Hämodialyse bei Hyperkaliämie

Nach Eintreffen des Organs erfolgt vor der Transplantation ein **Crossmatch** zwischen dem Blut des Empfängers und Lymphozyten des Spenders (aus der Milz, wird mitversandt), um präformierte Antikörper nachweisen zu können, die zu einer **hyperakuten Abstoßung** führen können.
Bei negativem Crossmatch kann die Niere transplantiert werden. Dabei sollte die kalte Ischämiezeit eine Dauer von maximal 20–24 h nicht überschreiten. Die orale Immunsuppression wird präoperativ begonnen (→ Kap. 32) und beinhaltet initial auch hoch dosierte i. v. Kortikosteroide. Zusätzlich erfolgt in den meisten Zentren eine Induktionstherapie mit Basiliximab bzw. ATG (v. a. bei immunologischen Hochrisikopatienten).
Die Implantation erfolgt extraperitoneal in die rechte oder linke Fossa Iliaca. Üblicherweise erfolgt eine End-zu-Seit Anastomose der A renalis an die A. illiaca externa bzw. der V. renalis an die V. illiaca externa. Die Anastomosenzeit (**„warme Ischämiezeit“**) sollte 60 min nicht überschreiten, da es danach häufig zu einer Schädigung des Transplantats kommt.

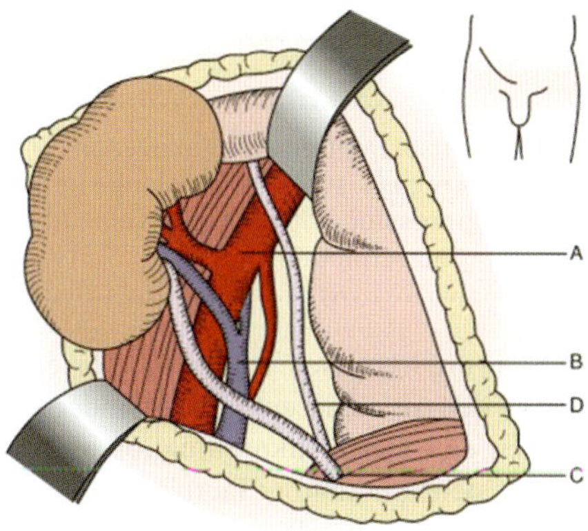

Abb. 31.3 Organsitus nach Nierentransplantation: A: A. Illiaca externa, B: V. Illiaca externa, C: Urether des Translpantats, D: Urether der Eigenniere [G517]

Der Ureter wird anschließend mittels Antirefluxplastik an die Harnblase anastomosiert und meist mit einem Doppel-J-Katheter geschient, der nach 3 Monaten entfernt bzw. gewechselt werden muss (durch Zystoskopie). → Abb. 31.3 zeigt den Organsitus nach Nierentransplantation.

Zusammenfassung

- Die Nierentransplantation verbessert im Vergleich zu anderen Nierenersatztherapien sowohl das Überleben als auch die Lebensqualität.
- Aufgrund des v. a. deutlich erhöhten kardiovaskulären Risikoprofils ist eine eingehende Abklärung der Patienten notwendig.
- Die durchschnittliche Wartezeit auf ein Spenderorgan beträgt in Österreich und der Schweiz in etwa 3,5 Jahre, wohingegen sie in Deutschland bei 5–6 Jahren liegt. Dies ist durch eine unterschiedliche Gesetzgebung bedingt.
- Die Allokation von Organen von Leichenspendern beruht auf der Wartezeit, immunologischen Faktoren (HLA-Match) sowie der Distanz zwischen Spender- und Empfängerzentrum.
- Die Lebendspende einer Niere ist nach genauer medizinischer Abklärung des potenziellen Spenders möglich. Nieren von Lebendspendern zeigen ein besseres Überleben (meist bessere Organqualität, kürzere Ischämiezeit, kein vorangehender Hirntod oder Kreislaufstillstand).
- Die wichtigste Barriere in der Organtransplantation stellen Inkompatibilitäten im HLA-System dar.
- Nach vorhergehender Desensibilisierung ist eine blutgruppeninkompatible Nierentransplantation möglich.

Immunsuppressive Therapie

> Nach Transplantation eines allogenen Spenderorgans ist eine **lebenslange Immunsuppression** notwendig, um eine Abstoßung zu verhindern.

In der Frühphase nach Transplantation erfolgt in den meisten Zentren als Standardtherapie eine **Dreifachkombination** mit:

- Calcineurininhibitor (Tacrolimus, Cyclosporin A)
- Proliferationshemmer (z. B. Mycophenolat Mofetil, Azathioprin)
- Kortikosteroiden

Die anfänglich hohe Immunsuppression zur Verhinderung einer akuten Abstoßung kann nach den ersten Monaten schrittweise reduziert werden.

Standardimmunsuppression

Calcineurininhibitoren

Calcineuininhibitoren (CNI) stellen die Grundlage der aktuellen Immunsuppression dar: Durch Inhibierung von Calcineurin (intrazelluläre Phosphatase) wird die Aktivierung des Transkriptionsfaktor NF-AT (*nuclear factor of activated T cells*) verhindert, was die Transkription von einer Reihe von Zytokinen (v. a. IL-2) und somit die T-Zell-Aktivierung hemmt. Tacrolimus (FK 506) wird heute als Standardtherapie verwendet, da sich eine geringe Abstoßungsrate im Vergleich zu Cyclosporin A zeigte.
Wichtige **Nebenwirkungen** sind eine Störung der renalen Mikrozirkulation durch Konstriktion des Vas afferens (akut und meist reversibel bei Überdosierung) sowie eine chronische (irreversible) Nephrotoxizität mit Glomerulosklerose. Zusätzlich findet sich v. a. bei Tacrolimus eine Neurotoxizität (Tremor, Krampfanfälle) sowie ein erhöhtes Risiko für einen Posttransplantdiabetes, wohingegen eine Therapie mit Cyclosporin A mit Gingivahyperplasie und Hirsutismus assoziiert ist.
Aufgrund der Toxizität und großer interindividueller Unterschiede (Metabolisierung über CYP3A4) erfolgt eine Dosierung durch regelmäßige Messung der Talspiegel (vor der morgendlichen Einnahme). Wichtig ist auch die Interaktion mit anderen Medikamenten:

- Diltiazem, Verapamil, Fluconazol, Clarithromycin, Erythromycin, Metoclopramid oder Amiodaron können die CNI-Spiegel deutlich erhöhen.
- Rifampicin, Carbamazepin, Phenytoin oder Phenobarbital dahingegen erniedrigen die CNI-Spiegel deutlich.

Abhängig vom immunologischen Risiko liegen die Zielwerte für Tacrolimus in den ersten 3 Monaten noch bei 8–12 ng/ml. Danach sind aber deutlich niedrigere Zielspiegel (3–7 ng/ml) ausreichend.

Proliferationshemmer

Eine Kombination eines CNI mit einem Lymphozytenproliferationshemmer reduziert signifikant das Auftreten einer akuten Abstoßung. Mycophenolat Mofetil (MMF) oder Moycophenolat Natrium hemmen spezifisch die Inositol-Monophophat-Dehydrogenase in Lymphozyten und sind im Vergleich zu Azathioprin weniger knochenmarkstoxisch bei insgesamt höherer immunsuppressiver Potenz. Dennoch kann es auch unter Mycophenolat zum Auftreten einer Panzytopenie kommen (v. a. Leukopenie, aber auch Anämie und Thrombopenie) und eine Dosisreduktion notwendig machen. Weitere Nebenwirkungen sind häufige gastrointestinale Beschwerden (v. a. Diarrhö), was ebenso zu einer Reduktion der Mycophenolatdosis führt. Eine Dosisreduktion ist aber mit erhöhten Abstoßungsrisiko assoziiert.
Bei Therapie mit Azathioprin (AZA) ist zu beachten, dass eine Kombination mit Allopurinol das Risiko für das Auftreten einer Agranolozytose deutlich erhöht, da es mit dem Abbau von AZA interferiert. Ebenso sollten die Patienten vor Beginn einer Therapie mit AZA auf eine TPMT Mutation bzw. die TPMT-Aktivität getestet werden. Bei erniedrigter Aktivität des Enzyms Thiopurin-Methyltransferase (TPMT) kommt es unter Therapie mit AZA ebenso zu einer vermehrten Knochenmarkssuppression.
Die initiale Dosis beträgt bei Mycophenolat mofetil 2× 1000 mg sowie bei Mycophenolat Natrium 2× 720 mg bei gleicher Wirksamkeit. Bei AZA liegt die Dosis bei 1,5 mg/kg KG.

Kortikosteroide

In der frühen postoperativen Phase stellen Steroide aufgrund ihres allgemeinen antiinflammatorischen und immunmodulatorischen Effekts nach wie vor eine wichtige Säule der Immunsuppression dar. Aufgrund des Nebenwirkungsprofils (z. B. Stoffwechselstörungen mit Diabetes mellitus und Osteoporose) kommen nach intraoperativer Bolusgabe (z. B. 40 mg Dexamethason) zunehmend niedrigere Dosen und ein frühzeitiges und rasches Tapering über 10–12 Wochen bis zu eine Erhaltungsdosis von 5 mg pro Tag zur Anwendung. Eine optimale Strategie bezüglich der Beendigung der Steroidtherapie gibt es nicht.

Alternative Immunsuppressiva

mTOR-Inhibitoren (Everolimus und Sirolimus) oder der Co-Stimmulationsblocker Belatacept erlauben eine CNI-freie Immunsuppression zur Vermeidung der CNI-Toxizität, sind aber mit einem erhöhten Risiko für eine akute Transplantatabstoßung assoziiert. mTORi finden aufgrund des antiproliferativen Effekts v. a. bei Auftreten von Hauttumoren Anwendung und zeigen einen positiven Effekt in Bezug auf eine CMV-Reaktivierung. Bei Belatacept wurde ein erhöhtes Risiko von *post-transplant lymphoproliferative disorder* [PTLD] bei EBV-IgG-negativen Patienten beschrieben (keine vorhergehende Immunisierung) und ist bei diesen Patienten daher kontraindiziert.

Induktionstherapie

In den meisten Zentren erfolgt eine Induktionstherapie mit Basiliximab (Anti-IL-2-Rezeptor-Antikörper, CD25), um eine unmittelbare und effektive Suppression des Immunsystems sicher zu stellen. Vor allem bei Patienten mit erhöhtem immunologischen Risiko (frühere Transplantationen, präformierte Antikörper, hoher PRA) ist eine Induktionstherapie wichtig. Neben Basiliximab besteht bei immunologischen High-Risk-Patienten noch die Möglichkeit einer T-Zell-depletierenden Therapie mit Anti-Thymozyten-Globulin (ATG). Als Nebenwirkung einer Therapie mit ATG finden sich eine Leukopenie bzw. Thrombopenie sowie allergische Reaktionen und das Zytokin-Release-Syndrom (polyklonales Antiserum aus Kaninchen oder Pferden). ATG führt zu einer persistierenden Lymphozytendepletion und dadurch erhöhtem Infektrisiko (z. B. CMV, Sepsis).

Abstoßung

Die **Alloimmunreaktion** gegen das Transplantat beginnt unmittelbar nach der Implantation. Durch den Ischämie-Reperfusionsschaden entsteht ein inflammatorisches Milieu, das durch Rekrutierung von Immunzellen (dendritische Zellen, T Lymphozyten) die Entwicklung einer Alloimmunreaktion begünstigt (→ Kap. 31). Grundsätzlich wird eine zelluläre von einer humoralen Abstoßung unterschieden. Die Banff-Klassifikation bildet die Grundlage der Einteilung der verschiedenen Formen der Transplantatabstoßung, basierend auf den histologischen Veränderungen.
Klinisch äußert sich eine Transplantatabstoßung durch ein steigendes Kreatinin oder einen Rückgang der Harnmenge. Im Ultraschall kann eine verminderte Perfusion (v.a. in der Diastole) bzw. ein steigender Ressistance-Index (RI) hinweisend sein.
Eine Biopsie des Transplantats erfolgt entweder aufgrund einer klinischen Indikation („Indikationsbiopsie", meist bei steigendem Kreatinin) oder in manchen Zentren routinemäßig zu gewissen Zeitpunkten nach der Transplantation („Protokoll- oder Managementbiopsie" z.B. nach 3 Monaten zur Optimierung des Post-Transplant-Managements).

T-Zell-mediierte Abstoßung

> In der Regel tritt die akute **T-Zell-vermittelte Abstoßung** in den **ersten Monaten** nach Transplantation auf, frühestens aber nach 4–7 Tagen.

Nach Aktivierung im Lymphknoten (s. direkte Alloantigenerkennung, → Kap. 31) zirkulieren die T-Zellen ins Transplantat. Dort migrieren sie über die peritubulären Kapillaren ins renale Interstitium. Histologisch finden sich ein interstitielles Ödem sowie Infiltrate aus T-Zellen und Makrophagen mit begleitender Tubulitis. Die Diagnose wird histologisch gestellt:

- Bei Beteiligung von mehr als 25 % des Parenchyms in der Histologie wird die Läsion nach Banff als akute **T-Zell-mediierte Abstoßung Typ 1 („interstitielle Abstoßung")** klassifiziert und in Abhängigkeit des Schweregrads der Tubulitis in Typ 1A (moderat) und Typ 1B (schwer) unterteilt.
- Bei schwereren Verläufen kommt es zusätzlich zu einer Beteiligung der Gefäße im Sinne einer Endothelitis bzw. Arteriitis, was als akute **T-Zell-mediierte Abstoßung Typ 2 („vaskuläre Abstoßung")** klassifiziert wird. Hier erfolgt in Abhängigkeit des Schweregrads des Vaskulitis eine Unterteilung in Typ 2A (moderat) und Typ 2B (schwer).
- Bei einer transmuralen Arteriitis (mit Nekrose der glatten Muskelzellen in der Media) spricht man von einer **T-Zell-mediierten Abstoßung Typ 3.**
- Bei Nicht-Erfüllen der diagnostischen Kriterien für eine T-Zell-mediierte Abstoßung (z.B. Vorliegen einer fokalen Tubulitis mit geringgradigem interstitiellem Infiltrat, aber weniger als 25 % des Parenchyms betreffend) stellt sich die Diagnose einer **„Borderline-Läsion".**

Die **Therapie** der Typ-1-Abstoßung beruht auf einem Kortikosteroidbolus über 3 Tage (z.B. Methylprednisolon mit 3–5 mg/kg KG pro Tag). Bei fehlendem Ansprechen bzw. bei Vorliegend einer vaskulären Abstoßung (Typ 2 und 3) ist zusätzlich eine T-Zell depletierende Therapie mit ATG indiziert (1–1,5 mg/kg KG pro Tag). Das optimale Management von Patienten mit Borderline-Veränderungen oder subklinischen Abstoßungen (ohne Kreatininerhöhung) ist unklar. Insgesamt zeigen akute Abstoßungsepisoden ein gutes Ansprechen auf die Therapie.
Die Rate an akuten Abstoßungsepisoden ist in den letzten Jahren durch potente immunsuppressive Protokolle mit Induktionstherapie auf knapp 10 % gesunken. In der Spätphase nach Transplantation spielt die zelluläre Abstoßung nur eine untergeordnete Rolle.

Antikörper-mediierte Abstoßung

Bei der Antikörper-mediierten **(„humoralen") Abstoßung** (ABMR) kommt es auf pathophysiologischer Ebene zur Bildung von Antikörpern, die gegen das Transplantat gerichtet sind. Am wichtigsten sind hier Antikörper gegen HLA-Klasse 1 und Klasse-2-Antigene (s. DSA, → Kap. 31). Die Bedeutung von nicht HLA-Antikörpern (z.B. MICA, Angiogtensin-II-Rezeptor) ist noch nicht geklärt.

Eine **hyperakute Transplantatabstoßung** durch im Empfänger bereits vor der Transplantation zirkulierende präformierte zytotoxische Antikörper (z.B. Blutgruppenantigene oder DSA) kommt aufgrund der Durchführung eines Crossmatch vor der Transplantation so gut wie nicht mehr vor.
Auf **Effektorebene** kommt es nach Antikörperbindung zur Aktivierung der Komplementkaskade (*membrane attack complex*) bzw. zur Bindung von NK-Zellen über den Fc-Rezeptor und dadurch zu einer Schädigung des Transplantats.
Die **Diagnostik** beruht auf dem Nachweis von DSA im Blut sowie einer Nierenbiopise: Histologisch finden sich Zeichen einer mikrovaskulären Inflammation mit peritubulärer Kapillaritis bzw. Arteriitis oder auch eine thrombotischer Mikroangiopathie (→ Kap. 23). In ca. der Hälfte der Fälle ist auch eine lineare Ablagerung von C4d (Komplementspaltprodukt) in den peritubulären Kapillaren nachweisbar.
Bei der akuten humoralen Abstoßung handelt es sich meist um eine durch eine **immunologische Memory-Antwort** (nach vorhergehendem Immunisierungsereignis wie z.B. Transplantationen, Schwangerschaft oder Bluttransfusionen) bedingte rasche Neubildung von Antikörpern, die im Crossmatch nicht mehr nachweisbar waren.
Eine **chronische humorale Abstoßung** entsteht durch Neubildung von Antikörpern gegen das Transplantat (DSA). Wichtige Risikofaktoren sind eine fehlende Adhärenz zur immunsuppressiven Therapie. Die chronische Transplantatabstoßung ist einer der wichtigsten Faktoren in der Entwicklung einer chronisch-progredienten Verschlechterung der Transplantatfunktion.
Insgesamt gibt es nur wenige Daten zur optimalen **Therapie der ABMR:**

- Bei der akuten Abstoßung beruht die Therapie vorrangig auf einer Elimination von zirkulierenden Antikörper durch **Immunadsorption mit Protein-A-Säulen.** Alternativ dazu besteht die Möglichkeit eines Plasmaaustauschs in Kombination mit intravenösen Immunglobulinen.
- Sowohl Patienten mit akuter als auch chronischer ABMR sollten auf eine **Basisimmunsuppression** mit Tacrolimus und Mycophenolat Mofetil gewechselt werden.
- Fallberichte zeigen bei therapierefraktären Patienten ein mögliches Ansprechen auf eine Gabe von **Rituximab, Bortezomib**

→

oder Eculizumab. Randomisierte Studien zur Effektivität dieser Therapien liegen derzeit noch nicht vor und eine strenge Risiko-Nutzen-Abwägung muss vor einer Anwendung erfolgen.

Postoperatives Management und Komplikationen

Unmittelbare postoperative Phase

Unmittelbar postoperativ ist eine engmaschige Überwachung des Patienten notwendig. Neben einer Überwachung der Vitalparameter sind regelmäßige Laborkontrollen (Elektrolyte, Kreatinin, BUN, Entzündungsparameter) sowie regelmäßige Ultraschallkontrollen (Durchblutung des Transplantats, Flüssigkeitsretentionen um das Transplantat, Dilatation des Nierenbeckens) indiziert. Häufige Probleme in den ersten Stunden und Tagen nach Transplantation sind:

- Blutungskomplikationen (z. B. arterielle Blutung im Anastomosenbereich)
- Perfusionsprobleme (arterielle Thrombosen) oder Nierenvenenthrombose
- Volumenmanagement (v. a. Vermeidung einer Hypovolämie, aber auch einer übermäßigen Hypervolämie)
- Postrenale Problematik durch z. B. Verlegung des Harnkatheters bei postoperativer Hämaturie oder Obstruktion des Ureters durch Lymphflüssigkeit („Lymphozele")
- Ureterleak mit „Urozele" (Flüssigkeitsretention mit deutlich erhöhten Kreatininwerten im Punktat)
- Hyperkaliämie (Azidose, fehlende Transplantatfunktion) und andere Elektrolytstörungen (z. B. Hypophosphatämie)

Ein **wichtiger klinischer Parameter** ist aber v. a. das **Einsetzen einer Harnproduktion** (hier muss aber eine bestehende Restfunktion der Eigennieren beachtet werden).

> Ein **plötzliches Sisitieren** einer **initial bestehenden Harnproduktion** erfordert eine umgehende Evaluation der Ursachen. Wichtig ist v. a. ein umgehender **Ultraschall des Transplantats** zum Nachweis einer Perfusion des Organs und Ausschluss eines akuten postrenalen Problems.

In einigen Fällen kommt es bereits intraoperativ zum Einsetzen einer Harnproduktion durch das Transplantat. In Abhängigkeit der Organqualität mit einer möglicherweise bereits bestehende v. a. vaskulären Vorschädigung des Transplantats (Alter des Spenders, Hypertonie, Diabetes mellitus) bzw. der kalten und warmen Ischämiezeit finden sich aber in etwa 30 % Verläufe mit **protrahiertem Einsetzen der Transplantatfunktion** und **Fortbestehen einer Dialysepflichtigkeit** für 1–3 Wochen im Sinne eines akuten postischämischen Transplantatversagens (*delayed graft function*). Das akute Nierenversagen ist in den meisten Fällen auch reversibel, stellt aber einen wichtigen Risikofaktor für ein verkürztes Transplantatüberleben dar.
In der Regel erfolgt bei fehlender oder inadäquater Transplantatfunktion nach 1 Woche eine **Nierenbiopsie.** Bei Abstoßung ist eine Intensivierung der Immunsuppression indiziert (s. o.). Bei akutem Tubulusschaden kann zugewartet werden.

Nicht-immunologische Komplikationen nach Nierentransplantation

Die wichtigsten nicht-immunologischen Komplikationen nach Nierentransplantation sind:

- **Hohes kardiovaskulären Risiko:** durch langjährige chronische Niereninsuffizienz und Posttransplantdiabetes. Die deutlich erhöhte kardiovaskuläre Mortalität stellt die häufigste Todesursache nach Nierentransplantation dar.
- Allgemein erhöhtes Risiko für **virale, bakterielle und fungale Infektionen** in Abhängigkeit der Dosis und Stärke der systemischen Immunsuppression (v. a. nach ATG-Therapie). → Tab. 32.1 zeigt die wichtigsten Infektionen nach Transplantation im zeitlichen Verlauf.
  - **Opportunistische Infektionen:**
    - *Pneumocystis-jirovecii*-Pneumonie (Prophylaxe in den ersten 3–6 Monaten nach Transplantation)
    - *CMV-Infektion oder Reaktivierung:* Prophylaxe mit Valgancyclovir bei Hochrisikopatienten (Spender CMV-IgG-positiv, Empfänger CMV-IgG-negativ), sonst engmaschige Kontrolle und frühzeitige (präemptive) Therapie bei steigender CMV-DNA im Blut (regelmäßige PCR Kontrollen) auch ohne klinischer Symptome
    - *Polyomavirus-Nephropathie* als Ausdruck einer „Überimmunsuppression" (→ Kap. 28)
- **Maligne Erkrankungen:**
  - z. B. *post-transplant lymphoproliferative disorder* [PTLD] als Nebenwirkung der Immunsuppression (EBV-assoziiert)
  - Erhöhte Inzidenz von Hauttumoren (z. B. Basaliome), aber auch soliden Tumoren unter Immunsuppression
- **Rekurrenz der renalen Grunderkrankung:**
  - Atypisches hämolytisches Syndrom (→ Kap. 23)
  - FSGS (→ Kap. 18)

Tab. 32.1 Infektionen nach Nierentransplantation

1. Monat nach Transplantation	Monate 1–6	Nach dem 6. Monat
Nosokomiale Infektionen („normale Infektionen"): • Harnwegsinfekte • Katheterassoziierte Infektionen • Wundinfekte • Pneumonie **Resistente Kolonisationskeime des Empfängers** **Sehr selten durch Übertragung vom Spender** Wichtige Keime: • Staphylokokken inkl. MRSA • Gramnegative Keime • *Clostridium difficile* • Candida-Spezies • Herpes simplex Virus (HSV)	**Opportunistische Infektionen:** • Herpesviren: CMV, EBV, HSV • Varizella-Zoster-Virus (VZV) • *Pneumocystis jirovecii* (später bei Prophylaxe), Toxoplasmose • Listerien, Nokardien, Tuberkulose • *Cryptococcus neoformans*, Aspergillose, Mukor • Influenza, Respiratoray-Syncytial-Virus (RSV), Adenovirus • Polyoma-Nephropathie (BK-Virus)	**Späte opportunistische Infektionen** • *Cryptococcus neoformans* • Tuberkulose • CMV • Listerien • BK-Virus • Parvo B19 **Persistierende Infektionen:** • HBV, HCV **„Community acquired" Infektionen:** • Harnwegsinfekt • Pneumonie • Influenza **EBV-assoziierte Erkrankungen (PTLD)**

Zusammenfassung

- Die Standardimmunsuppression basiert auf einer Therapie mit einem Calcineurininhibitor (Tacrolimus) in Kombination mit einem Proliferationshemmer (Mycophenolat) und Kortikosteroiden.
- Eine Zell-vermittelte Abstoßung tritt meist in den ersten Monaten nach Transplantation auf und zeigt ein gutes Ansprechen auf Kortikosteroidgabe und ggf. ATG. Insgesamt konnte durch eine effektive Immunsuppression mit Induktionstherapie die Inzidenz deutlich gesenkt werden.
- Eine humorale Abstoßung entsteht durch Antikörper gegen das Transplantat. Bei akuter Abstoßung ist eine Elimination der Antikörper durch z. B. Immunadsorption möglich. Eine chronische humorale Abstoßung entsteht oft durch fehlende Adhärenz zur immunsuppressiven Therapie und ist eine wichtige Ursache für einen späten Transplantatverlust.
- Die häufiste Todesursache bei Patienten nach Nierentransplantation sind kardiovaskuläre Ereignisse. Danach folgen Infekte und maligne Erkrankungen.
- Durch die Immunsuppression besteht ein erhöhtes Risiko für Infektionen (**Cave:** opportunistische Infektionen wie z. B. *Pneumocystis jirovecii*, CMV etc.!).

Spezieller Teil – Rheumatologie

BASICS

Entzündliche Arthritiden

Kollagenosen

Vaskulitiden

Differenzialdiagnosen

→ 33 Rheumatoide Arthritis

Definition

Die rheumatoide Arthritis (RA) gilt als eine chronisch verlaufende **Entzündung mehrerer Gelenke (chronische Polyarthritis),** die unbehandelt oft zu deren Zerstörung führt. Häufig zeigt sich ein symmetrischer Gelenksbefall, der von Entzündungen der Sehnenscheiden **(Tendovaginitis)** und Schleimbeutel **(Bursitis)** sowie extraartikulären Manifestationen begleitet werden kann.

Epidemiologie

Mit einer Prävalenz von ungefähr 1 %, zählt die rheumatoide Arthritis zu einer der häufigsten entzündlichen Gelenkerkrankungen weltweit. Die Erkrankung tritt zwischen dem 35. und 50. Lebensjahr auf, wobei Frauen ungefähr 3-mal häufiger als Männer betroffen sind.

Ätiologie

Eine **genetische Disposition** spielt nach derzeitigem Stand der Forschung eine Rolle. Bei eineiigen Zwillingen erkranken in rund 20 % der Fälle beide an RA. Abgesehen von der vererbten Anlage, ist das humane Leukozyten Antigen HLA-DR4 bei Patienten mit rheumatoider Arthritis ca. 3- bis 4-mal häufiger als in der gesunden Gesamtbevölkerung anzutreffen.
Assoziationen mit **infektiösen Ursachen** (z. B. Zytomegalievirus, EBV, Mykoplasmen, Parvovirus) sind beschrieben. Ein kausaler Zusammenhang zwischen einer viralen Infektion und dem Auftreten der RA konnte bisher nicht bestätigt werden. Daneben gelten **Rauchen** und möglicherweise **diätetische Faktoren** als Wegbereiter der rheumatoiden Arthritis. Im Zentrum der Erkrankung steht in allen Fällen ein **autoimmuner Entzündungsprozess** der Gelenke.

Klinik

Im Frühstadium zeigen sich eher unspezifische Symptome, wie subfebrile Temperaturen, Abgeschlagenheit, allgemeines Krankheitsgefühl, Depressivität sowie Appetitmangel und Gewichtsverlust.

> Leitsymptome der rheumatoiden Arthritis sind **Gelenkschmerzen** in Ruhe, **Schwellung** und länger andauernde (über 30 min) **Morgensteifigkeit** der Hand-, Fingergrund- und Fingermittelgelenke.

Der chronisch-progrediente Krankheitsverlauf ist schleichend. Initial kommt es hauptsächlich zum Befall der kleineren Gelenke. In weiterer Folge können aber auch große Gelenke, wie Hüfte, Knie und Schulter, betroffen sein.

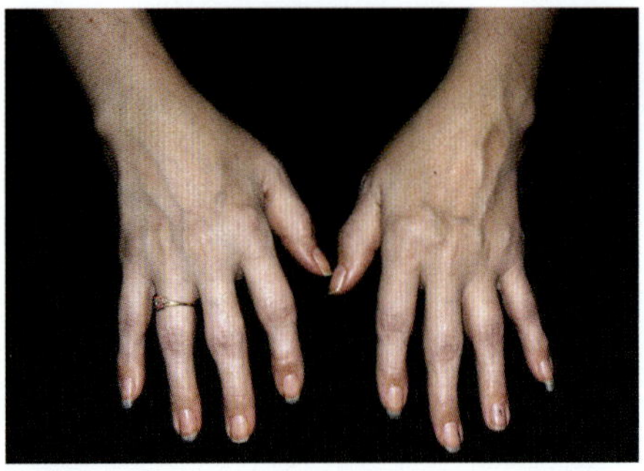

Abb. 33.1 Beginnende rheumatoide Arthritis mit Schwellungen der Fingergrund- und Mittelgelenke [G518]

Charakteristische Fehlstellungen der Finger als Folge der destruktiven und degenerativen Veränderungen sind (→ Abb. 33.1):

- **Schwanenhalsdeformität:** Überstreckung im Mittelgelenk sowie Beugung im Endgelenk
- **Ulnardeviation**
- **Knopflochdeformität:** Überstreckung im Grund- und Endgelenk, Beugung im Mittelgelenk

Im Zuge des Fußbefalls kann es zu Fehlstellungen im Sprunggelenk und dem Zehengrundgelenk kommen. In der Kniekehle zeigt sich gehäuft eine mediodorsale flüssigkeitsgefüllte Zyste **(Baker-Zyste).**
Extraartikulär befällt die rheumatoide Arthritis das Herz (Myokarditis, Perikarditis), die Lunge (Veränderungen der Pleura), die Augen (Keratoconjunctivitis sicca) sowie Nieren und Gefäße. Subkutan bzw. an den Sehnen überwiegend streckseitig finden sich manchmal Rheumaknoten.
Aufgrund der Synovitis der Sehnenscheiden im Bereich des Handgelenks, kann es zu einer Kompression des N. medianus mit Ausprägung des Karpaltunnelsyndroms kommen.

Diagnostik

RA-Patienten fallen oft bei ihrem ersten Besuch durch Schmerzen beim „diagnostischen Händedruck“ **(Gaenslen-Zeichen)** auf, ausgelöst durch die entzündlichen Veränderungen in den Metacarpophalangealgelenken.
Eine aktuelle Entscheidungshilfe bei der Diagnose Rheumatoide Arthritis, stellen die ACR-/EULAR-Klassifikationskriterien 2010 dar. Unter Berücksichtigung klinischer sowie laborchemischer Befunde werden Punkte vergeben. Ab einer Punktzahl von mindestens 6 gilt die Diagnose rheumatoide Arthritis als sicher. Im Vergleich zu älteren Kriterien lässt sich die RA hiermit auch im Frühstadium relativ gut identifizieren (→ Tab. 33.1).

Laborchemische Untersuchungen

Im Labor können sich unspezifische Entzündungszeichen wie ein erhöhtes CRP, BSG sowie Ferritin im Serum zeigen. Eine normochrome normozytäre Anämie als Zeichen der Entzündung ist möglich.
Immunologisch zeigen etwa 80 % der Patienten im Verlauf positive **IgM-Rheumafaktoren.** Spezifischer sind Antikörper gegen citrullinierte Peptide, die sog. **Anti-CCP-Antikörper (ACPA),** die derzeit in der Klinik verwendet werden. Hinsichtlich Spezifität sind laut aktueller Studienlage Antikörper gegen mutiertes citrulliniertes Vimentin (MCV-Ak) vielversprechend. Weniger für die Diagnostik der RA geeignete unspezifische Parameter sind die antinukleären Antikörper (ANA), die bei ca. 40 % der Patienten erhöht sein können.

Tab. 33.1 ACR-/EULAR-Klassifikationskriterien zur Diagnose der rheumatoiden Arthritis (nach Aletaha et al. 2010)

Kriterium	Punkte
A. Gelenkbeteiligung	**max. 5**
1 großes Gelenk	0
2–10 große Gelenke	1
1–3 kleine Gelenke (mit oder ohne Beteiligung großer Gelenke)	2
4–10 kleine Gelenke (mit oder ohne Beteiligung großer Gelenke)	3
› 10 Gelenke (wobei mindestens 1 kleines Gelenk)	5
B. Serologie	**max. 3**
negative Rheumafaktoren und negative ACPA	0
schwach-positive Rheumafaktoren oder schwach-positive ACPA	2
stark-positive Rheumafaktoren oder stark-positive ACPA	3
C. Akute-Phase-Proteine	**max. 1**
normales CRP sowie BSG	0
erhöhtes CRP oder BSG	1
D. Dauer der Symptome	**max. 1**
weniger als 6 Wochen	0
länger als 6 Wochen	1

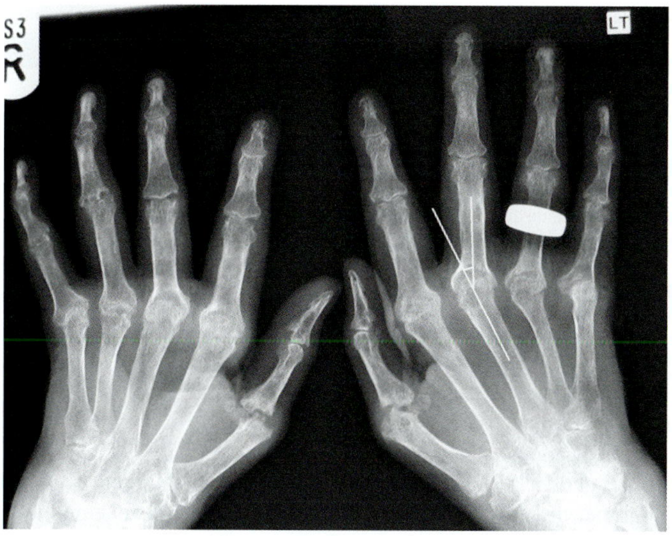

Abb. 33.2 Konventionelle Röntgenaufnahme der Hände bei rheumatoider Arthritis [E319]

> **Rheumafaktoren** mögen spezifisch für rheumatoide Arthritis klingen, sind sie aber nicht!

Bildgebende Verfahren

Erosive Knochendefekte, Luxationen und Ankylosen, die allesamt im Laufe der fortschreitenden Erkrankung auftreten, sind im **Röntgen** gut darzustellen. Daher sind konventionelle Röntgenaufnahmen im Krankheitsverlauf essenziell. Diese sollten ab Diagnosestellung alle 6–12 Monate durchgeführt werden (→ Abb. 33.2).

Frühe Veränderungen sind lediglich mithilfe der **Kernspintomografie** zu identifizieren. Mit diesem Verfahren lassen sich der Inflammationsprozess sowie Knochenmarködeme frühzeitig adäquat abbilden.

Zunehmend an Bedeutung gewinnt die Sonografie, die ihrerseits als nicht-invasives Verfahren geeignet ist, um Synovitiden bzw. Gelenkergüsse zu erkennen oder auszuschließen.

Therapie

Pharmakologische Therapie

Das vorrangige Ziel der RA-Therapie ist die Schmerzbekämpfung, gefolgt von der Einschränkung des inflammatorischen Prozesses und dem Aufrechterhalten der Funktion. Zum Einsatz kommen:

NSARs z. B. Ibuprofen oder Diclofenac. Sie sind dank ihrer Dreifachwirkung (analgetisch, antipyretisch und antiphlogistisch) besonders für akute Schübe und in der Frühphase der Erkrankung zur Symptomlinderung geeignet. Aufgrund der gastrointestinalen, renalen und kardiovaskulären Nebenwirkungen sollten Medikamenten dieser Substanzklasse nicht in der Langzeittherapie verwendet werden.

Glukokortikoide Diese werden bei schweren Schüben als Initialtherapie bis zum Einsetzen der Wirkung des Basistherapeutikums oder als Langzeittherapie bei systemischer RA verwendet. Bei längerfristiger Anwendung sollte stets eine geringe Dosis (< 5 mg Prednisolon pro Tag) eingehalten werden, um Nebenwirkungen wie Diabetes mellitus bzw. eine früh einsetzende Osteoporose zu vermeiden.

DMARDs Diese Basistherapeutika wirken aktiv gegen den rheumatischen Entzündungsprozess. Primär gilt der Folsäureantagonist **Methotrexat** (MTX) mit seiner immunsuppressiven Wirkung als Mittel der Wahl. Es wird 1-mal wöchentlich oral oder subkutan verabreicht. Eine Einnahme von Folinsäure 1–2 Tage nach MTX-Gabe verringert die Nebenwirkungsrate.

Zu den DMARDs zählen auch die an Bedeutung gewinnenden **Biologicals.** Dies sind Antikörper, die gegen körpereigene Entzündungsmediatoren gerichtet sind und somit Immunreaktionen blockieren sollen. Sie dienen derzeit als Kombinationspräparate zusätzlich zu bestehenden Basistherapeutika in der RA-Therapie. Beispiele sind Infliximab und Adalimumab als TNF-α-Antikörper sowie Etanercept, ein Fusionsprotein aus IgG und einem TNF-Rezeptor.

Weitere Basistherapeutika Dazu gehören die Immunsuppressiva Leflunomid und Azathioprin, Sulfasalazin sowie das Antimalariamittel Hydroxychloroquin.

Die Deutsche Gesellschaft für Rheumatologie empfiehlt derzeit eine Basistherapie mit **Methotrexat** und niedrig dosiertem **Prednisolon.** Bei fehlendem Ansprechen können weitere DMARDs hinzugezogen werden.

Adjuvante Therapie

Krankengymnastik im Sinne von Mobilisieren und Stabilisieren beugt einer frühzeitigen Funktionseinschränkung vor. Zusätzlich kann mithilfe von Ergotherapie durch Schienen und Manschetten eine schnell fortschreitende Achsfehlstellung einzelner Gelenke etwas eingedämmt werden.

Im akuten Entzündungsprozess bietet sich eine **lokale Kältetherapie** als Unterstützung an.

Prognose

Derzeit existiert keine kurative Therapie gegen die rheumatoide Arthritis. Im Verlauf der chronisch progredienten Erkrankung zeigen ca. 50 % der Patienten nach 10 Jahren Einschränkungen im alltäglichen Leben. Die Lebenserwartung Erkrankter ist um rund 5–10 Jahre verkürzt.

Still-Syndrom

Der Morbus Still stellt eine Sonderform der rheumatoiden Arthritis dar. Er ist definiert als systemische juvenile idiopathische Arthritis. Sie tritt gehäuft im Kindesalter auf, während Erwachsene nur selten betroffen sind. Charakteristisch sind abends auftretende hohe **Fieberschübe** (> 39 °C) mit einem flüchtigen **lachsfarbenen feinfleckigen Exanthem,** begleitet von einer **Hepatosplenomegalie** und symmetrischer Polyarthritis.

Im Labor zeigen sich, ähnlich der RA, angestiegene Entzündungsparameter. Im Speziellen ein kräftig erhöhtes Ferritin.

Die **Therapie** erfolgt analog zur rheumatoiden Arthritis mit Glukokortikoiden und Methotrexat bzw. Biologicals.

Zusammenfassung

- Die rheumatoide Arthritis ist eine der häufigsten Gelenkerkrankungen weltweit.
- Durch chronische Entzündungsprozesse kommt es zu Funktionseinschränkungen vorrangig an Hand- und proximalen Fingergelenken.
- Typische Symptome sind Gelenkschmerzen und Morgensteifigkeit.
- Die Therapie besteht hauptsächlich in der Schmerzlinderung und Einschränkung des Entzündungsprozesses.
- Das Still-Syndrom geht oft mit einem charakteristischen lachsfarbenen Exanthem einher.

Definition

Als Spondylarthritiden bezeichnet man eine Gruppe chronisch-entzündlicher Erkrankungen mit teils ähnlichen Symptomen. Zu den typischen Merkmalen zählen eine Beteiligung des Achsenskeletts, periphere Arthritis, Enthesiopathie (v. a. Ferse), Daktylitis, anteriore Uveitis sowie ein Auftreten mit Psoriasis. Die Spondylarthritiden sind häufig mit HLA-B27 assoziiert und weisen negative Rheumafaktoren auf **(seronegative Arthritiden).**

Je nach hauptsächlichem Befall unterscheidet man zwischen **axialen** (Rückenschmerzen) oder **peripheren** (Enthesiopathie, Daktylitis oder Arthritis) **Spondylarthritiden.**

Zu ihnen zählen:

- **Ankylosierende Spondylitis**
- **Reaktive Arthritis**
- **Psoriasis-Arthritis**
- Enteropathische Arthritis im Rahmen eines Morbus Crohn oder einer Colitis ulcerosa
- Undifferenzierte Spondylarthritis

Ankylosierende Spondylitis (Morbus Bechterew)

Epidemiologie und Ätiologie

Die Prävalenz der ankylosierenden Spondylitis liegt bei ca. 1,5–2 % in der kaukasischen Bevölkerung. Männer sind 3-mal häufiger betroffen als Frauen. Der Häufigkeitsgipfel liegt zwischen der 3. und 4. Lebensdekade. Ätiologisch gesehen ist aufgrund der extrem hohen Assoziation mit HLA-B27 eine genetische Disposition gesichert.

Klinik

Richtungweisend bei Morbus Bechterew ist ein **entzündlicher Rückenschmerz.** Er tritt v. a. morgens oder nach längerer Ruhe auf und ist meist mit einer **Sakroilitis** vergesellschaftet. Diese führt zu Gesäßschmerzen einhergehend mit Steifigkeit und Schmerzausstrahlung in die Oberschenkel.

Mit zunehmender Erkrankungsdauer kommt es zur Bewegungseinschränkung und Versteifung der Wirbelsäule sowie des Thorax (**Thoraxumfangsdifferenz** in- bzw. exspiratorisch < 6 cm).

Bei manchen Patienten sind **Arthritiden** und **Uveitiden** anzutreffen.

Diagnostik

Derzeit dienen die modifizierten New-York-Kriterien (→ Tab. 34.1) als Stütze in der Diagnosestellung. Neben den genannten klinischen Kriterien wird hier auch eine radiologisch manifeste Sakroiliitis einbezogen. Bei Auftreten mindestens eines klinischen Kriteriums sowie einer röntgenologisch nachgewiesenen Sakroiliitis, gilt die Diagnose ankylosierende Spondylitis als gesichert.

Tab. 34.1 Modifizierte New-York-Kriterien zur Diagnose der ankylosierenden Spondylitis

Radiologisches Kriterium
• Bilaterale Sakroiliits (mindestens Grad II) oder unilaterale Sakroiliitis (Grad III oder IV)
Klinische Kriterien
• Rückenschmerzen und -steifigkeit für mindestens 3 Monate mit Besserung bei Bewegung bzw. Verschlechterung in Ruhe • Eingeschränkte Bewegung der LWS in frontaler und sagittaler Ebene • Verminderte Thoraxausdehnung in Bezug auf die Alters- und Geschlechtsnorm

Die Magnetresonanztomografie wird zunehmend in die Frühdiagnostik involviert. Mithilfe dieser lassen sich Entzündungsprozesse der Wirbelsäule sowie eine Sakroiliitis früher nachweisen.

Im Krankheitsverlauf kann der BASDAI (*bath ankylosing spondylitis disease activity index*) mit Fragen zu Müdigkeit, peripheren und stammnahen Symptomen sowie Dauer und Intensität der Morgensteifigkeit, erhoben werden. Die Aktivität der Erkrankung steht in engem Zusammenhang mit der aktuellen Entzündungsaktivität.

Körperliche Untersuchung

In der klinischen Untersuchung werden verschiedene Tests, die Bewegungseinschränkungen der Wirbelsäule und des Thorax objektivieren, unterschieden:

- **Tragus-Wand-Abstand** (ab 15 cm pathologisch)
- **Schober-Test:** Von LWK 5 wird ein Punkt 10 cm in Richtung kranial markiert. Die Distanz zwischen beiden Punkten muss sich bei maximaler Rumpfbeugung physiologischerweise um mindestens 4 cm vergrößern.
- **Ott-Test:** Von HWK 7 wird ein Punkt 30 cm in Richtung kaudal markiert. Die Distanz zwischen beiden Punkten muss sich bei maximaler Rumpfbeugung physiologischerweise um mindestens 2 cm vergrößern.

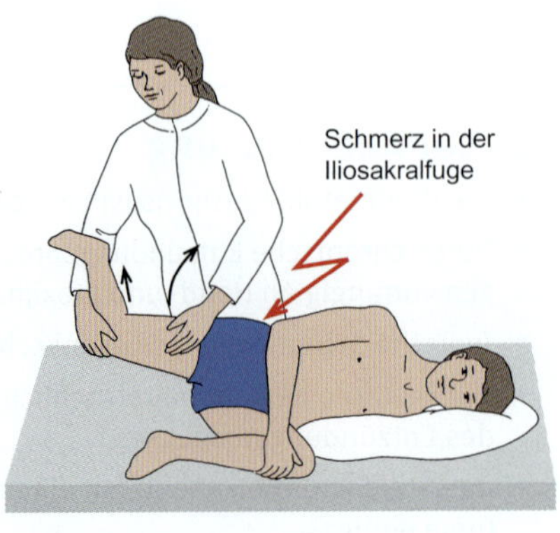

Abb. 34.1 Mennell-Handgriff [L157]

Tab. 34.2 Radiologische Gradeinteilung der Sakroiliitis

Grad	Darstellung
0	Normalbefund
I	verdächtiger Befund
II	milde Sklerose und vereinzelt Erosionen
III	erhebliche Erosionen, Erweiterung des Gelenks, partielle Ankylose (Verknöcherung)
IV	komplette Ankylose

- **Mennell-Handgriff:** Retroflexion des Beins in Seitenlage des Patienten führt zu Schmerzen im Iliosakralgelenk (→ Abb. 34.1).

Laborchemische Untersuchungen

Im klinischen Labor zeigen sich keine spezifischen Parameter. Akute-Phase-Proteine (CRP) sowie die BSG können erhöht sein. Fast alle Patienten sind HLA-B27-positiv.

Bildgebende Verfahren

In der Darstellung des Beckens, der Iliosakralgelenke und der LWS, dient das konventionelle Röntgen als strahlungsarmes und dennoch aussagekräftiges Mittel der Wahl. Radiologisch wird die Sakroiliitis in fünf Grade eingeteilt (→ Tab. 34.2). Diese sind für die Diagnostik (s. modifizierte New-York-Kriterien) unentbehrlich.

Eine typische radiologische Veränderung bei Morbus Bechterew sind die **Syndesmophyten.** So wird eine Verknöcherung der spinalen Ligamente mit Überbrückung der Disci intervertebrales bezeichnet.

> Bei fortgeschrittenem Morbus Bechterew zeigt sich im Röntgen typischerweise eine vollständig verknöcherte Wirbelsäule **(„Bambusrohrform")** (→ Abb. 34.2).

Therapie

Eckpfeiler der Behandlung der ankylosierenden Spondylitis sind die Patientenschulung sowie regelmäßige Bewegungsübungen zu Hause oder im Rahmen einer ambulanten **Physiotherapie.**

Mittel der ersten Wahl zur Behandlung der Schmerzen und Steifigkeit sind **NSARs** (z. B. Diclofenac). Bei akuten Entzündungsschüben können **lokal Glukokortikoide** angewandt werden. Die Wirksamkeit einer systemischen Anwendung ist bis dato nicht nachgewiesen. Eine periphere Arthritis kann mit **Sulfasalazin** behandelt werden. Bei hoher Krankheitsaktivität können **TNF-α-Blocker** zum Einsatz kommen. Diese beeinflussen die Lebensqualität und die Beweglichkeit positiv, wohingegen die radiologischen Veränderungen sich nur wenig rückläufig zeigen.

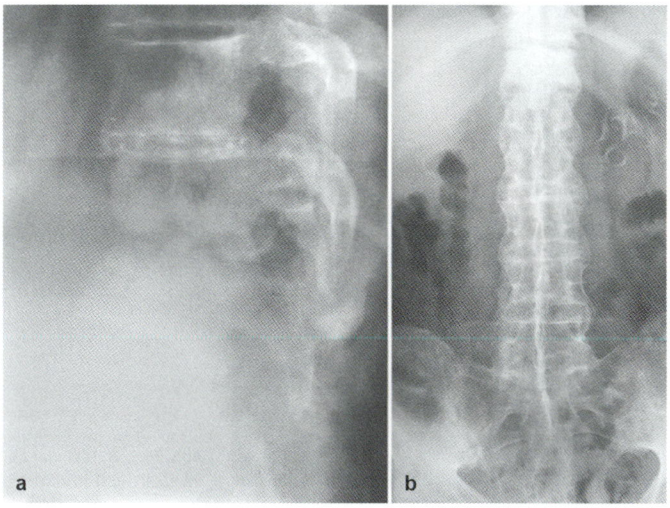

Abb. 34.2 Konventionelle Röntgenaufnahme des Beckens mit Sakroiliitis und verknöcherter Wirbelsäule („Bambusrohrform") bei fortgeschrittener ankylosierender Spondylitis: a) Röntgenbild des Sakroiliakalgelenks im seitlichen Strahlengang; b) Röntgenbild des Sakroiliakalgelenks im a-p-Strahlengang. Es zeigt sich eine typische Ankylosierung der Zwischenwirbelgelenke (Verbindung durch Syndesmophyten). Das Lig. longitudinale anterius scheint ossifiziert. [G519]

In schweren Fällen können ein **Hüftgelenkersatz** oder **Osteotomien** zur Entlastung und Aufrichtung der Wirbelsäule indiziert sein.

Prognose

Entscheidend für den Erhalt der Mobilität ist eine konsequente Physiotherapie. Zirka 10–20 % der Patienten erleiden eine vollständige Versteifung der Wirbelsäule und damit erheblichen Einschränkungen der Lebensqualität.

Reaktive Arthritis

Definition

Es handelt sich um eine **entzündliche Gelenkerkrankung,** die typischerweise auf eine vorangegangene **Infektion** des **Gastrointestinal- oder Urogenitaltrakt** folgt.
Das Auftreten der klassischen Symptomen **Arthritis, Urethritis** und **Uveitis** im Verlauf der Erkrankung wird als **Reiter-Syndrom** (bzw. Morbus Reiter) bezeichnet.

Epidemiologie

Von der reaktiven Arthritis sind hauptsächlich Erwachsene im Alter von 20–40 Jahren betroffen. Häufigkeitsunterschiede zwischen den Geschlechtern gibt es nach gastrointestinalen Effekten nicht. Aufbauend auf einen urogenitalen Infekt entwickeln Männer häufiger eine reaktive Arthritis. Kaukasier scheinen statistisch gesehen häufiger zu erkranken. Grund hierfür ist wahrscheinlich eine vermehrte Verbreitung des HLA-Antigens HLA-B27.

Ätiologie

Ätiologisch gesehen spielen sowohl eine **genetische Prädisposition** (HLA-B27) als auch **bakterielle Infektionen** eine wichtige Rolle. Zu den auslösenden Mikroorganismen zählen:

- Im **Urogenitaltrakt:** hauptsächlich *Chlamydia trachomatis, Neisseria gonorrhoe,* Ureaplasmen, Mykoplasmen
- Im **Gastrointestinaltrakt:** *Campylobacter jejuni, Yersinia enterocolitica, Salmonella enteritidis, Escherichia coli*

Klinik

Je nach vorhergehender Erkrankung folgen auf eine Durchfallerkrankung oder eine Urethritis nach ca. 1 bis maximal 6 Wochen Symptome der reaktiven Arthritis. Typischerweise zeigt sich als Erstmanifestation eine **asymmetrische Oligoarthritis** großer Gelenke, hauptsächlich der unteren Extremität. Rund ein Drittel der Patienten weist dermatologische Symptome auf. Bei Männern kann z. B. eine Entzündung der Genitalschleimhaut (**Balanitis circinata;** → Abb. 34.3) auftreten. Manchmal finden sich an den Fußsohlen und seltener an den Handflächen kleine verhärtete Knötchen (**Keratoderma blennorrhagicum;** → Abb. 34.4).
In rund 30 % der Fälle tritt die charakteristische **Trias des Reiter-Syndroms** auf:

- **Arthritis**
- **Urethritis**
- **Uveitis**

Zu den weiteren extraartikulären Symptomen zählen die Enthesitis, Tendinitis, Bursitis. Begleitsymptome wie Sakroiliitis und Fieber sowie eine Beteiligung innerer Organe (Herz, Lunge) sind selten.

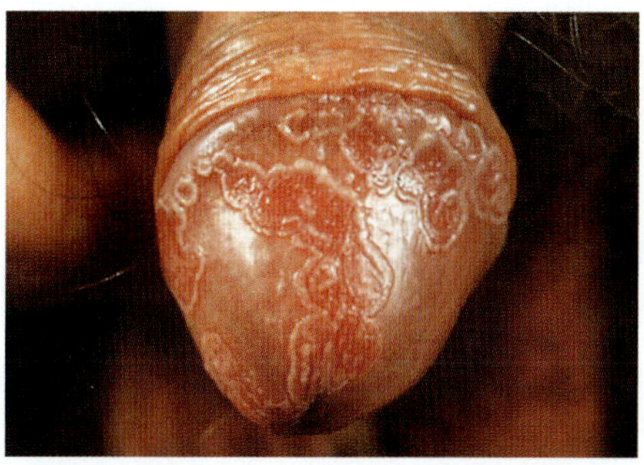

Abb. 34.3 Balanitis circinata im Rahmen eines Reiter-Syndrom nach Chlamydieninfektion [E428]

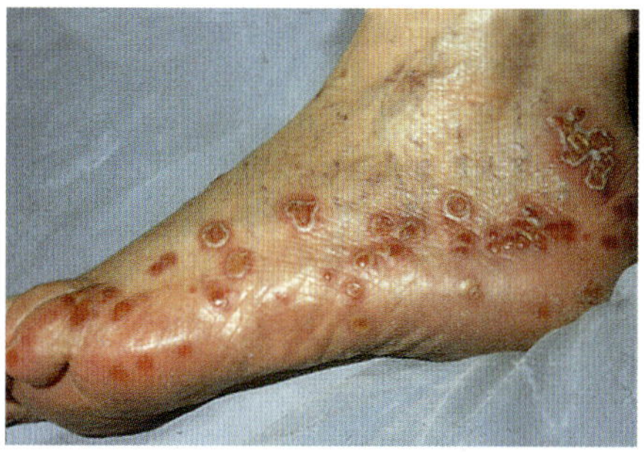

Abb. 34.4 Kleine pustulöse Veränderungen der Fußsohle (Keratoderma blennorrhagicum) [E428]

> Charakteristisch für das **Reiter-Syndrom** sind die Symptome: Uveitis, Urethritis und Arthritis. Als Gedankenstütze: „Can't see, can't pee or bend the knee."

Diagnostik

Zur Sicherung der reaktiven Arthritis stehen praktisch klaren diagnostischen Kriterien fest. Das Auftreten einer **asymmetrischen oligoartikulären Arthritis** in Kombination mit einer **vorausgegangenen Enteritis oder Urethritis** sollte jedoch den Verdacht erhärten. Zusätzlich kann ein Erregernachweis, z. B. Salmonellen aus dem Stuhl oder Chlamydien mithilfe der PCR aus dem Morgenurin oder aus Gelenkpunktat, erfolgen.

Laborchemische Untersuchungen

Im Serum zeigen sich mäßig erhöhte **unspezifische Entzündungsparameter** (BSG und CRP). Ansonsten sind keine pathologischen Veränderungen, im Speziellen keine Rheumafaktoren bzw. Autoantikörper, vorhanden. Letztlich gelingt mithilfe des Routinelabors nur der Ausschluss anderer Erkrankungen des rheumatischen Formenkreises.
Ebenso unspezifisch aber richtungsweisend kann der Nachweis von HLA-B27 sein.

Therapie

Im Vordergrund der Therapie der reaktiven Arthritis steht die Behandlung der Trigger-Infektion: Bei gesichertem Nachweis einer **Chlamydien-Urethritis** können Antibiotika (**Tetracycline**) zum Einsatz kommen. Unkomplizierte Enteritiden sollten wegen der Gefahr der Chronifizierung nicht antibiotisch behandelt werden.
Therapeutisches Mittel der Wahl bei Arthritiden sind **NSARs** (z. B. Diclofenac). In schweren Fällen können lokale Injektionen von **Glukokortikoiden** einen positiven Effekt erzielen.

Bei chronischen reaktiven Polyarthritiden wird das Immunsuppressivum **Sulfasalazin** empfohlen. Zur Diskussion stehen derzeit TNF-Blocker wie **Etanercept.** Neue Studien liefern bereits positive Ergebnisse.

Prognose

In rund drei Viertel der Fälle heilt die Erkrankung bei adäquater Therapie in 6–12 Monaten vollständig aus. Bei etwa 20 % der Patienten verläuft die Krankheit chronisch über Jahre. Eine milde Oligoarthritis ohne Reiter-Syndrom gilt als prognostisch günstiger.

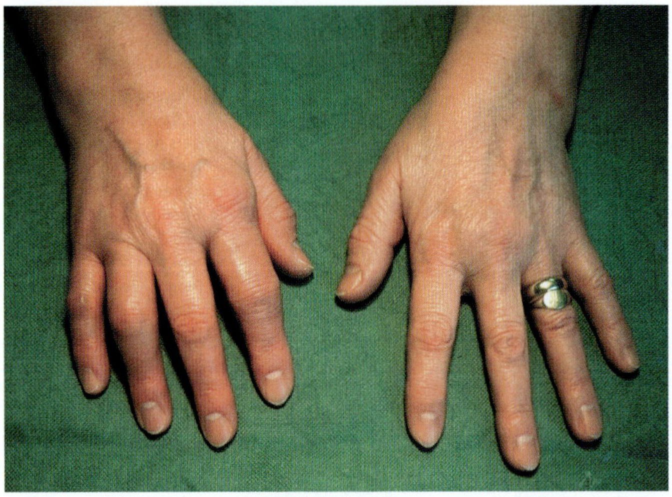

Abb. 34.5 Wurstfinger bei Psoriasis-Arthritis [M114]

Psoriasis-Arthritis

Definition

Es handelt sich typischerweise um eine **seronegative** chronische **Spondylarthritis,** die in Kombination mit einer Psoriasis vulgaris auftritt.

Epidemiologie und Ätiologie

Die Gesamtprävalenz der Erkrankung liegt zwischen 2 und 3 %. Frauen und Männer sind gleich häufig betroffen. Im Laufe einer Psoriasis erkranken rund 20 % der Patienten an der begleitenden Arthritis psoriatica. Das Hauptmanifestationsalter liegt zwischen dem 30. und 50. Lebensjahr. Die Ätiologie ist analog zur Psoriasis vulgaris unbekannt.

Klinik

Charakteristisch sind vorangegangene Psoriasis-typische Hautveränderungen: **erythrosquamöse, schuppende, weißliche Plaques,** die vorrangig an den Streckseiten von Knie und Ellbogen sowie am Haaransatz des Kopfes und der Anal- und Sakralregion auftreten.

> In 20 % der Fälle tritt die Psoriasis-Arthritis auch ohne psoriatische Hautveränderungen auf → **Psoriasis-Arthritis sine psoriasis.**

Symptome der Psoriasis-Arthritis sind **Ödeme, Schmerzen** und **Steifigkeit** von Gelenken, Bändern und Sehnen (Daktylitis, Enthesitis). In 30 % der Fälle zeigt sich ein Befall der Gelenke und Sehnen eines Fingers oder Zehs (eines Strahls). Man spricht vom **„Wurstfinger“** (→ Abb. 34.5). Ein weiteres Drittel der Patienten stellt sich mit **Nagelveränderungen** vor: Eine Tüpfelung, Verdickung oder ölfleckige Veränderung, Onycholysen bzw. ein fehlendes Nagelhäutchen können auftreten.

Nach Moll und Wright werden **fünf Formen** der Psoriasis-Arthritis unterschieden:

- Asymmetrische Oligoarthritis (< 5 asymmetrisch betroffene Gelenke) – meist in Kombination mit dem Bild des **„Wurstfingers“**
- Symmetrische Oligoarthritis (> 5 symmetrisch betroffene Gelenke, ähnlich der rheumatoiden Arthritis)
- Distale Arthritis mit Beteiligung der DIPs (distale Interphalangealgelenke)
- Mutilierende Arthritis mit Destruktion und Deformation der Gelenke (**„Teleskopfinger“**)
- Spondyloarthritis mit Beteiligung der Wirbelsäule, Hüfte und dem Iliosakralgelenk

Diagnostik

Als sensitives und spezifisches diagnostisches Mittel gelten die 2006 von der Gruppe „The Classification of Psoriatic Arthritis“ veröffentlichten Kriterien, mit deren Hilfe die Diagnose Psoriasis-Arthritis auch ohne Hautveränderungen gestellt werden kann. Voraussetzung ist das Vorliegen entzündlicher muskuloskelettaler Beteiligung sowie drei der CASPAR-Kriterien (→ Tab. 34.3). Neben anamnestischen Hinweisen werden auch klinische, radiologische und laborchemische Merkmale in die Diagnosestellung einbezogen.

Laborchemische Untersuchungen

Manchmal zeigen sich mäßig erhöhte Entzündungsparameter (BSG und CRP). Es besteht eine Assoziation zu HLA-B27, die Rheumafaktoren sind meist negativ.

Tab. 34.3 CASPAR-Kriterien zur Diagnose der Psoriasis-Arthritis

Merkmal	Punkte
Beweis einer aktiven Psoriasis	1
Psoriasis in der Vergangenheit	1
Psoriasis in der Familie 1. oder 2. Grades	1
Nagelbeteiligung	1
Daktylitis (aktuell oder zurückliegend nach ärztlicher Diagnose)	1
negative Rheumafaktoren	1
radiologischer Beweis von juxtaartikulären Knochenformationen (keine Osteophyten)	1

Bildgebende Verfahren

Im **konventionellen Röntgenbild** lassen sich in erster Linie typische Proliferationen und Erosionen darstellen (→ Abb. 34.6). Der **Ultraschall** ist eine verlässliche Methode zur Darstellung von subklinischen Enthesiopathien besonders der Achillessehne.

Therapie

Die Therapie der Psoriasis-Arthritis dient der Prävention von Gelenkveränderungen, Verbesserung der Lebensqualität sowie einer Senkung der Mortalität.
Milde Formen der Erkrankung werden in erster Linie mit **NSARs** (z. B. Diclofenac) behandelt. Kombinationen mit intraartikulär injizierten **Steroiden** sind möglich. Bei fortgeschrittener Erkrankung kommen verschiedene **DMARDs** (*disease modifiying anti-rheumatic drugs*) zum Einsatz. **Methotrexat, Sulfasalazin** und **Leflunomid** sind Mittel der ersten Wahl.
Bleibt unter der Erstlinientherapie eine Befundbesserung aus, werden **TNF-alpha-Blocker** (Etanercept, Adalimumab, Infliximab) eingesetzt.

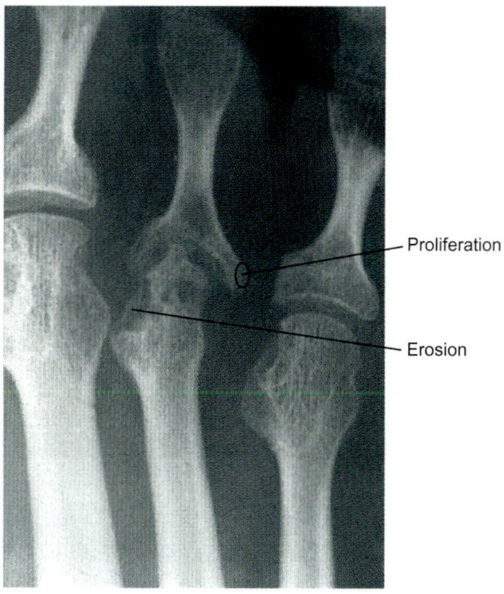

Abb. 34.6 Röntgenveränderungen bei Psoriasis-Arthritis [M114]

Prognose

In der Regel spricht die Erkrankung gut auf die Therapie an, womit schwere Deformitäten verhindert werden können. Die Lebensqualität bleibt jedoch eingeschränkt.

Zusammenfassung

- Seronegative Spondylarthritiden gehen ohne Rheumafaktoren einher.
- Typisch für den Morbus Bechterew ist die Beteiligung der Wirbelsäule und des Iliosakralgelenks.
- Im Röntgen zeigt sich eine „Bambusrohrform" im fortgeschrittenen Stadium.
- Die reaktive Arthritis entsteht meist nach urogenitalen oder gastrointestinalen Infektionen.
- Charakteristisch für die reaktive Arthritis ist die Reiter-Trias (Urethritis, Uveitis, Arthritis).
- Die Psoriasis-Arthritis entsteht meist Monate bis Jahre nach den typischen Hautveränderungen.
- „Wurstfinger", „Teleskopfinger" und Nagelveränderungen sind typische Symptome.
- Therapeutisch gilt für alle seronegativen Spondylarthritiden: NSARs, lokale Glukokortikoide, Sulfasalazin oder DMARDs (TNF-alpha Blocker).

Systemischer Lupus erythematodes

Definition

Der systemische Lupus erythematodes (SLE) ist eine chronisch verlaufende autoimmunologische Systemerkrankung mit Beteiligung etlicher Organe. Neben den inneren Organen können auch Haut und Gefäße (Vaskulitis) betroffen sein. Charakteristisch für den SLE ist die Assoziation mit diversen Autoantikörpern.

Epidemiologie

Die Inzidenz liegt in Europa bei ca. 4 pro 100 000 Einwohnern pro Jahr. Diese und die Prävalenz von rund 30 pro 100 000 Einwohnern fallen in Südostasien etwas geringer aus. Die höchste Inzidenz und Prävalenz findet sich unter den afrikanischen Populationen in Nordamerika. Frauen, insbesondere im gebärfähigen Alter, sind knapp 10-mal so häufig betroffen, wie Männer.

Ätiologie

Die Erkrankungsursache ist bisher nicht bekannt. Eine **genetische Disposition** wurde in mehreren Studien bestätigt. Im Speziellen scheint das Vorkommen von den HLA-Antigenen **HLA-B8, HLA-DR2** und **HLA-DR3** das Auftreten eines SLE zu begünstigen. Daneben können Allel-Variationen der Gene STAT4 und TREX1 mit SLE assoziiert sein. Parallel zur genetischen Komponente scheinen Umweltfaktoren teilweise große Effekte auf das Auslösen von Schüben der Erkrankung zu haben. **UV-Strahlung,** bestimmte **Medikamente** (Hydralazin, D-Penicillamin, Sulfonamide), **Nikotinkonsum** sowie **Östrogenpräparate** spielen hier eine beachtliche Rolle.

Klinik

Der SLE ist in seiner Diversität des klinischen Auftretens wohl einzigartig. Er kann sowohl akut mit hohen **Fieberschüben, Müdigkeit,** allgemeiner **Abgeschlagenheit** und Gelenkschmerzen, als auch chronisch-rezidivierend mit Beteiligung sämtlicher innerer Organe (→ Tab. 35.1) auftreten. Häufig treten neben Muskel- und Gelenkbeschwerden (Polyarthritis, Myositis) **charakteristische Hautveränderungen** auf:

- Schmetterlingserythem an Wangen und Nasenrücken (→ Abb. 35.1)
- Hautveränderungen aufgrund von Lichtsensibilität (UV-Strahlung)
- Diskoider Lupus (rote schuppenbildende Papeln und follikuläre Hyperkeratose)
- Orale und nasale Ulzera

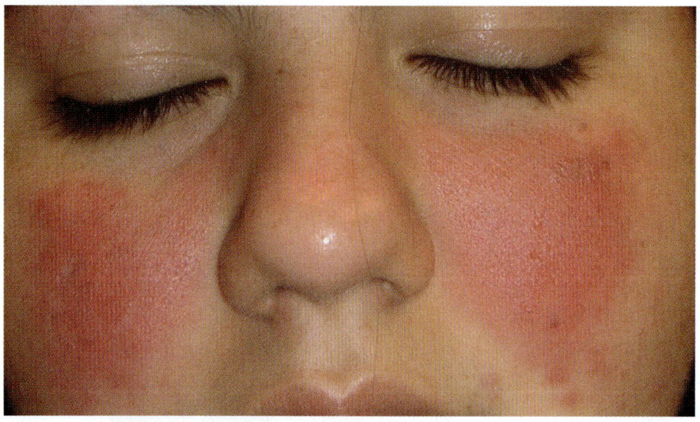

Abb. 35.1 Schmetterlingserythem als kutane Manifestation des SLE [G520]

> Ein **symmetrisches Erythem beider Wangen** und des **Nasenrückens** bei einer **Frau** im gebärfähigen Alter schreit förmlich nach einem SLE.

Diagnostik

Die Diagnose des SLE wird anhand von klinischen und laborchemischen Beobachtungen bestätigt. Derzeit dienen die **Klassifikationskriterien der SLICC** (Systemic Lupus International Collaboration Clinics) aus 2012 als Unterstützung. Gegenübergestellt werden sowohl klinische als auch immunologische Merkmale. Treffen zumindest vier Kriterien zu – davon mindestens ein klinisches und ein immunologisches Merkmal – erscheint die Diagnose als sehr wahrscheinlich. Als alleiniges diagnostisches Mittel sind die Kriterien nicht geeignet, da kaum ein SLE-Patient vier Merkmale gleichzeitig aufweist. Eine nachgewiesene Lupus-Nephritis mit einhergehenden antinukleären Antikörpern (ANAs) oder Antikörper gegen den DNA-Doppelstrang (Anti-dsDNA-Antikörper) bestätigt die Diagnose SLE ebenso.

Die genaueren diagnostischen Maßnahmen in Bezug auf die internistischen Manifestationen der Erkrankung können hier der Kürze wegen nicht behandelt werden.

Laborchemische Untersuchungen

Grundsätzlich muss zwischen allgemeinen Aktivitätsmarkern und spezifischen immunologischen Parametern unterschieden werden. Zu den unspezifischen Laborbefunden zählen eine erhöhte **BSG,** oft normales CRP, evtl. Zeichen einer hämolytischen Anämie sowie erniedrigte Komplementfaktoren. **Thrombo-** und **Leukopenien** sind selten.

Charakteristisch für den SLE ist das vermehrte Auftreten von Autoantikörpern:

- Positive **antinukleäre Antikörper (ANAs)** sind in fast 99 % der an SLE erkrankten Patienten positiv. Diese sind aber nicht unbedingt spezifisch für den Lupus erythematodes

Tab. 35.1 Organmanifestationen bei SLE

Zielorgan	Klinische Manifestation
Niere	**Lupus-Nephritis** (→ Kap. 25), Hypertonus, Proteinurie, Hämaturie
Herz	Perikarditis, Myokarditis
Lunge	Pleuritis, Lupus-Pneumonitis, interstitielle Lungenerkrankung
ZNS	Epilepsien, Apoplex, Vigilanzminderung, Depression
Blut	hämolytische Anämie, Thrombozytopenie, Leukopenie, **sekundäres Antiphospholipidysndrom**
Gastrointestinaltrakt	Hepatosplenomegalie, Pankreatitis, Peritonitis
Auge	Skleritis, Sicca-Syndrom, retinale Vaskulitis

Tab. 35.2 SLICC-Klassifikationskriterien bei SLE

Klinische Kriterien	Immunologische Kriterien
akuter kutaner Lupus	positive antinukleäre Antikörper (ANA)
chronisch-kutaner Lupus	Anti-dsDNA-Antikörper
orale oder nasale Ulzera	Anti-Sm-Antikörper
nicht-vernarbende Alopezie	Antiphospholipid-Antikörper
Synovitis (> 2 Gelenke)	Komplementfaktoren unterhalb des Referenzbereichs
Serositis	positiver direkter Coombs-Test
renale Beteiligung (Proteinurie > 500 mg/24 h)	
neurologische Auffälligkeiten (Epilepsien, Psychosen)	
hämolytische Anämie	
Leukopenie (< 4000/μl)	
Thrombozytopenie (< 100 000/μl)	

- Als spezifisch für SLE gelten **Anti-dsDNA-Antikörper.** Sie richten sich gegen den DNA-Doppelstrang und korrelieren mit der aktuellen Krankheitsaktivität. Sie sind in ca. 40–60 % der Patienten positiv.
- Ebenso spezifisch für die Erkrankung, aber ohne Korrelation zur Krankheitsaktivität, sind **Anti-sm-Antikörper.**
- Zu den **weniger spezifischen Antikörpern** zählen: der Anti-Ro- oder Anti-La-Antikörper sowie Antiphospholipid-Antikörper. Genaueres im Kapitel „Rheumatologische Diagnostik" (→ Kap. 10).

Die **Abwesenheit von ANAs** schließt die Diagnose SLE (fast) aus.

Therapie

Die Grundziele der SLE-Therapie beschränken sich auf das Eindämmen der Entzündungsprozesse sowie auf das Verhindern von Organmanifestationen und damit einer Einschränkung des Krankheitsfortschritts. Die First-Line-Therapie bei Erstmanifestation des SLE besteht aus **nicht-steroidalen Antirheumatika (NSARs)** zur Schmerz- und Entzündungsbekämpfung sowie **Antimalariamittel** (Chloroquin). Letzteres konnte speziell bei artikulären und dermatologischen Symptomen gute Ergebnisse erzielen. Eine jährliche augenärztliche Kontrolle ist bei Einsatz von Chloroquin obligat. Selten kommen zusätzlich niedrigdosierte Glukokortikoide, oder bei Glukokortikoid-Unverträglichkeit Immunsuppressiva, zum Einsatz. Hochakute Manifestationen mit schweren Organschäden können initial mit hochdosierten Glukokortikoiden (ca. 1 g Methylprednisolon pro Tag) behandelt werden. Im weiteren Verlauf werden **Immunsuppressiva** wie **Azathioprin, Methotrexat** oder **Cyclophosphamid** eingesetzt. Alternativ nimmt in den letzten Jahren der Gebrauch von Biologicals immer weiter zu. **Belimumab** ist derzeit das einzige als Zusatz in der SLE-Therapie zugelassene Biologikum. Wird die Erkrankung von erheblichen Organschäden (v. a. Lupus-Nephritis) begleitet oder bestehen Kontraindikationen gegen immunsuppressiv wirkende Pharmaka, können hochdosierte intravenöse **Immunglobuline** eingesetzt werden. Diese sollen die vermehrte Bildung von Autoantikörpern drosseln.

Bei kutanem Befall empfiehlt sich zu jeder Zeit das Meiden vermehrter Sonnenlichtexposition. Zusätzlich verhindern **Lichtschutzcremes** (Lichtschutzfaktor > 50) Exazerbationen der Hautveränderungen.

Der medikamenteninduzierte Lupus erythematodes wird durch das sofortige Absetzen der potenziell auslösenden Pharmaka behandelt.

Systemischer Lupus erythematodes und Schwangerschaft

Grundsätzlich wird eine Schwangerschaft nur bei kompletter Remission der Erkrankung empfohlen. Eine engmaschige Betreuung in einem geburtshilflichen Zentrum sowie durch einen niedergelassenen Rheumatologen und Nephrologen sind obligat. Besonders die Hypertoniekontrolle ist essenziell für das frühzeitige Erkennen einer Präeklampsie.

Prognose

Neueren Studien zufolge liegt die 10-Jahres-Überlebensrate derzeit bei über 90 %. Entscheidend für die langfristig gute Prognose ist das Fehlen von schweren Organmanifestationen im ersten Jahr.

Zusammenfassung

- SLE ist eine chronisch verlaufende autoimmunologische Systemerkrankung mit Organbeteiligung.
- Das Vorkommen der HLA-Antigene HLA-DR2 und HLA-DR3 sowie HLA-B8 begünstigt das Auftreten der Erkrankung.
- Klinisch zeigt sich der SLE sehr vielseitig. Eine typische Hautmanifestation ist das Schmetterlingserythem.
- Im Labor zeigen sich charakteristischerweise antinukleäre Antikörper (ANAs).
- In der Therapie kommen hauptsächlich NSARs und Antimalariamittel sowie Glukokortikoide zum Einsatz. In schweren Fällen Immunsuppression.

Polymyositis und Dermatomyositis

Definition

Die **Polymyositis** gilt als entzündliche Systemerkrankung der Skelettmuskulatur mit vorwiegend intrafaszikulärer Lymphozyteninfiltration.
Die **Dermatomyositis** ist eine chronische Entzündung der Skelettmuskulatur und der Haut, einhergehend mit perivaskulären Infiltraten aus Lymphozyten, Makrophagen und Plasmazellen.
Gemeinsam ist ihnen die Zugehörigkeit zu den **Kollagenosen** als übergeordnete Krankheitsgruppe.

Epidemiologie

Mit einer Prävalenz von rund 5 Neuerkrankungen auf 100 000 Einwohner handelt es sich um eher seltene Erkrankungen. Frauen sind rund doppelt so häufig betroffen wie Männer. Es zeigen sich zwei Altersgipfel. Der erste um das 10. Lebensjahr, der zweite liegt nahe der 5. Lebensdekade.

Ätiologie

Die genaue Erkrankungsursache ist bisher nicht bekannt. Ein gehäuftes Auftreten bei Vorhandensein bestimmter HLA-Antigene (HLA-B8 bzw. HLA-DR3) ist bestätigt. Sowohl die Polymyositis als auch die Dermatomyositis zeigen Assoziationen zu Neoplasien und Vaskulitiden.
Die Einteilung der Erkrankungen erfolgt in 5 Gruppen (→ Tab. 36.1). Neben der idiopathisch auftretenden Polymyositis und Dermatomyositis können diese mit Neoplasien oder Vaskulitiden im Kindesalter assoziiert sein. Seltener manifestieren sich die beiden Erkrankungen im Rahmen anderer Kollagenosen.

Klinik

Der Beginn der Erkrankung erfolgt schleichend. Es zeigen sich proximal betonte Muskelschwächen mit muskelkaterähnlichen Schmerzen der Schulter-Oberarm- und Becken-Oberschenkelmuskulatur.
Die Dermatomyositis weist häufig lividrote (heliotrope), ödematöse Erytheme periorbital sowie an Armen und Beinen auf.

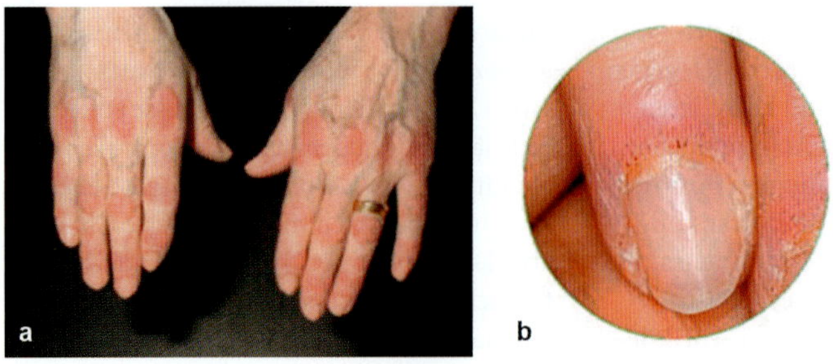

Abb. 36.1 Dermatomyositis: a) Papeln an den Dorsalseiten der Fingergrundgelenke (Gottron-Papeln); b) druckschmerzhafte Hyperkeratosen am Nagelfalz [F920–001]

Manchmal zeigen sich lichenoide bis blassrote Papeln an den Dorsalseiten der Fingergrundgelenke. Man bezeichnet diese als **Gottron-Papeln** (→ Abb. 36.1a). Zusätzlich können hyperkeratotische druckschmerzhafte Areale am Nagelfalz auftreten (→ Abb. 36.1b). Ebenso typisch für die Dermatomyositis sind Erytheme und Rhagaden an den Handflächen und Fingerbeeren **(Mechaniker-Hände).**
Daneben können auch der Ösophagus (Dysphagie), das Herz (Myokarditis) oder die Lunge (Alveolitis, Fibrose) betroffen sein.

Diagnostik

Anhand vier Kriterien kann die Diagnose Polymyositis bzw. Dermatomyositis gestellt werden:

- Typisches Auftreten von **symmetrischen Muskelschwächen** der Extremitäten
- Erhöhte **Serumkreatinkinase** sowie Aldolase, LDH und Leberenzyme
- Pathologischer Befund der **Elektromyografie** (kurze, kleine und polyphasische Aktionspotenziale)
- Zeichen von **Nekrosen, Phagozytose** sowie **De- und Regeneration** in der Muskelbiopsie

Bei vier erfüllten Kriterien gilt die Diagnose als gesichert. Bei zwei oder drei Treffern ist die Diagnose wahrscheinlich. Zur Diagnosestellung muss neben diesen Kriterien die charakteristische Hauterscheinung vorhanden sein.
Neben bildgebenden Verfahren, wie dem Ultraschall oder der Magnetresonanztomografie, gilt die Muskelbiopsie als sensitivste Methode zur Sicherung der Diagnose. Zuvor sollten jedoch stets die klinische, laborchemische sowie eine elektromyografische Untersuchung erfolgen (→ Abb. 36.2).

Laborchemische Untersuchungen

Neben den pathologischen Werten der Muskelenzyme Kreatinkinase, der Aldolase, der LDH sowie der Serum-GOT, können unspezifische Entzündungsparameter, wie das CRP, erhöht sein.
Oft finden sich außerdem verschiedene Autoantikörper im Serum. Zum Beispiel die antinukleären Antikörper, unspezifische IgM-Rheumafaktoren, der Anti-Mi2-Antikörper (v. a. bei der klassischen Dermatomyositis) sowie Anti-Jo-1 und Anti-PM-Scl. Genaueres siehe Kapitel „Rheumatologische Diagnostik" (→ Kap. 10).

Bildgebende Verfahren

Die Magnetresonanztomografie ist in der bildgebenden Diagnostik der Polymyositis und Dermatomyositis das Mittel der Wahl. Mit ihrer Hilfe lässt sich der Muskelbefall am besten eingrenzen. In der T2-Wichtung sind Muskelödeme gut zu erkennen, während die T1-Wichtung in der chronischen Phase der Erkrankung atrophierte Muskelareale gut darstellt.

Elektromyografie

In der Elektromyografie finden sich keine krankheitsspezifischen Veränderungen. Es zeigen sich lediglich Abnormalitäten, die auf einen funktionellen Muskelschaden hinweisen. Diese sind dafür in fast 90 % der Fälle anzutreffen.

Tab. 36.1 Klassifikation der Polymyositis und Dermatomyositis

Gruppe	Art	Klinisches Bild
1	idiopathische Polymyositis	vorwiegend Schwäche der proximalen Extremitätenmuskulatur
2	idiopathische Dermatomyositis	Neben der proximalen Muskelschwäche treten Hauterscheinungen auf.
3	Polymyositis oder Dermatomyositis, assoziiert mit Neoplasien	Malignom-Assoziation häufig bei älteren Männern
4	Polymyositis oder Dermatomyositis, assoziiert mit Vaskulitiden bei Kindern	zusätzlicher Befall der Gefäße innerer Organe sowie Haut und Muskeln
5	Polymyositis oder Dermatomyositis, assoziiert mit anderen Kollagenosen	Auftreten im Rahmen eines SLE oder Sklerodermie

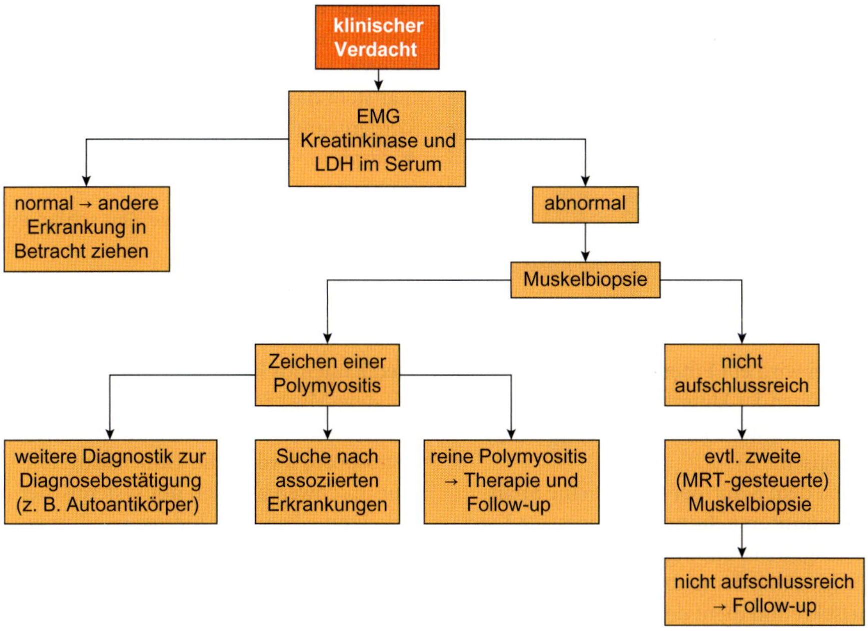

Abb. 36.2 Diagnostischer Algorithmus zur Polymyositis und Dermatomyositis [L271]

Muskelbiopsie

Die Auswahl der geeigneten Biopsiestelle erfolgt mittels MRT. In der Muskelbiopsie können perivaskulär und intrafaszikulär inflammatorische Infiltrate aus Plasmazellen, Makrophagen und Lymphozyten beobachtet werden. Sich regenerierende Muskelzellen und Muskelfasernekrosen sind ebenso ein bioptisches Merkmal der Polymyositis.

> Die Polymyositis bzw. Dermatomyositis werden häufig als **hepatische Erkrankungen fehldiagnostiziert.** Grund dafür ist die solitäre Bestimmung der Leberenzyme ohne Berücksichtigung der Kreatinkinase im Serum.

Aufgrund der Assoziation von Polymyositis und Dermatomyositis mit malignen Tumoren sollte bei deren Auftreten immer eine paraneoplastische Genese berücksichtigt und in weiterer Folge ausgeschlossen werden.

Therapie

Die derzeitige Therapie sieht **Glukokortikoide** als Basistherapie vor. Im akuten Schub sind 1–2 mg/kg Körpergewicht pro Tag empfohlen. Nach einer Initialtherapie von 2–4 Wochen kann die Dosis sukzessive reduziert werden. In schweren Fällen kann intravenöses Methylprednisolon verabreicht werden.

Als immunsuppressive Therapie kommt der Folsäureantagonist **Methotrexat** zum Einsatz. Daneben können bei Therapierefraktivität bzw. Komplikationen mit der Medikation Azathioprin, Ciclosporin A oder intravenöse Immunglobuline als Basismedikamente eingesetzt werden. Als Ultima Ratio gilt das Zytostatikum Cyclophosphamid oder eine autologe Stammzelltransplantation.

Bei florider Dermatomyositis ist es sinnvoll, die Exposition gegenüber hoher UV-Strahlung durch Verwenden von Sonnenschutzcremes und Meiden direkter Sonneneinstrahlung zu minimieren. In schweren Fällen können topische Glukokortikoide sowie Calcineurininhibitoren (z. B. Tacrolimus) Abhilfe schaffen.

Prognose

Im 5-Jahres-Follow-Up zeigt sich in der Hälfte der Fälle eine Totalremission. Ein Viertel der Patienten weist eine Befundbesserung auf. Trotz allem kann in 25 % der Fälle ein Fortschreiten der Erkrankung nur kaum verhindert werden.

Zusammenfassung

- Die Polymyositis und Dermatomyositis sind entzündliche Systemerkrankungen der Skelettmuskulatur.
- Die genaue Krankheitsentstehung ist derzeit unbekannt.
- Dermatomyositis-typisch sind Gottron-Papeln an den Fingergrundgelenken sowie lividrote Verfärbungen vorwiegend periorbital.
- Die Muskelbiopsie dient der Diagnosesicherung.
- Therapeutisch ist der Einsatz von Immunsuppressiva derzeit der Goldstandard.

Sjögren-Syndrom

Definition

Das Sjögren-Syndrom ist eine chronisch-autoimmunologische Systemerkrankung. Typisch sind lymphozytäre Infiltrate in Speichel- und Tränendrüsen sowie anderen exokrinen Drüsen betroffen.

Epidemiologie

Das Sjögren-Syndrom ist die häufigste aller Kollagenosen. Rund 0,5 % der Bevölkerung erkranken daran. Frauen sind analog zu den anderen Kollagenosen häufiger betroffen (ca. 9 : 1). Der Altersgipfel liegt bei Frauen um die Mitte des 5. Lebensjahrzehnts.

Ätiologie

Grundsätzlich unterscheidet man ein primäres (idiopathisches) von einem sekundären (z. B. virusassoziiert) Sjögren-Syndrom.
Die genaue Krankheitsentstehung ist derzeit Gegenstand der Forschung. Eine genetische Disposition bei Vorhandensein des HLA-Antigens **HLA-DR3** ist bestätigt. Ferner kommen **virale Infektionen** (Epstein-Barr, Retroviren oder Hepatitis B/C) als Auslöser der Erkrankung infrage. In seltenen Fällen tritt das Sjögren-Syndrom mit B-Non-Hodgkin-Lymphomen auf.

Klinik

Leitsymptom der Erkrankung ist das **Sicca-Syndrom.** Durch eine verminderte Speichelsekretion kommt es zu einer Austrocknung der Mundschleimhaut **(Xerostomie).** Die unzureichende Sekretion der Träne führt zur Austrocknung der Augen mit subjektivem Fremdkörpergefühl **(Xerophthalmie).** Als Folge der Xerostomie weisen die Patienten häufig **Kariesbefall** der Zähne auf. Auch ein Pilzbefall der Mundschleimhaut ist häufig. Aus dem Mangel an Tränenflüssigkeit kann eine **Keratoconjunctivitis sicca** folgen. In ca. 50 % der Fälle tritt eine Parotisschwellung auf.
Neben dem Befall der exokrinen Drüsen können auch andere Organsysteme betroffen sein. Häufig sind Allgemeinsymptome wie Müdigkeit und subfebrile Temperaturen, daneben Arthritiden, Nephritiden, Bronchiolitiden, ein Raynaud-Syndrom oder neurologische Beeinträchtigungen.

Diagnostik

Die klinische Untersuchung spielt in der Diagnostik des Sjögren-Syndroms eine entscheidende Rolle. Bei Mund- und Augentrockenheit muss unbedingt ein **Schirmer-Test** erfolgen (→ Abb. 37.1). Dieser dient der Evaluation der Tränendrüsenfunktion.

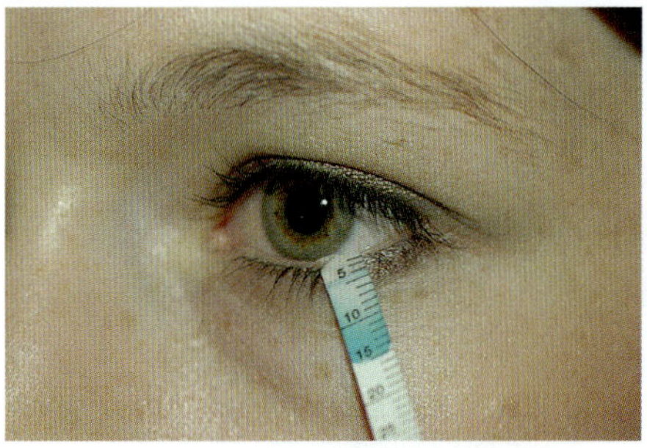

Abb. 37.1 Schirmer-Test [F921–001]

Hierbei wird ein Filterpapierstreifen für 5 min über das Unterlid gesetzt. Liegt die Nasszone unter 5 mm, gilt der Test als pathologisch.
Neben dem Schirmer-Test ist eine **Spaltlampenuntersuchung** des Auges zur Keratitisdiagnostik unumgänglich.
Zur Messung der nicht stimulierten Speichelsekretion dient der **Saxon-Test.** Hierbei wird dem Patienten für 2 min ein Schwamm in den Mund gelegt und anschließend gewogen (pathologisch: < 2,6 g in 2 min).

> Bei Verdacht auf Sjögren-Syndrom müssen eine HNO- **(Saxon-Test)** und augenärztliche **(Spaltlampenuntersuchung, Schirmer-Test)** Untersuchung erfolgen.

Laborchemische Untersuchungen

Im Labor zeigt sich sehr häufig eine **Hypergammaglobulinämie.** Grund dafür ist die enorme Produktion an Autoantikörpern. **Rheumafaktoren** und **antinukleäre Antikörper** können erhöht sein. In mehr als 50 % der Fälle finden sich **Anti-Ro-** und **Anti-La-Antikörper,** die auch bei SLE positiv sein können.
Die BSG ist meist erhöht, selten weist das Labor eine Anämie im Rahmen der chronischen Entzündung oder Thrombozytopenie auf. Eine Hepatitisserologie sollte zum Ausschluss eines sekundären Sjögren-Syndroms erfolgen.

Bildgebende Verfahren

Eine **Sonografie** der Glandula parotis bietet sich an. Sie stellt eine Mischung aus echoarmen und echoreichen (wabenartigen) Arealen dar.

Biopsie

Ist die Diagnose trotz vorangegangenen Untersuchungen unsicher, kann eine Biopsie der Speicheldrüsen erfolgen. Diese bestätigt bei auffinden einer floriden **Sialadenitis** mit **lymphozytären Infiltraten** die Diagnose.

Therapie

Kausal können nur sekundäre Formen des Sjögren-Syndroms behandelt werden. Primär steht die **symptomatische Therapie** im Vordergrund:

- Förderung der Speichelsekretion durch Kauen von Kaugummi
- Augen oftmals für kurze Zeit schließen, Sonnenbrille
- Vermehrte Zahnpflege und Mundspülung

Medikamentös kann die Tränensekretion mit dem Muskarinagonist Pilocarpin gesteigert werden. Auch eine lokale Therapie mit Ciclosporin fördert die Tränensekretion. Nur in schweren Fällen mit systemischer Beteiligung kann der Einsatz von Immunsuppressiva erwogen werden. Bei Assoziation mit B-NHL kann der Einsatz von Rituximab sinnvoll sein.

Prognose

Der Verlauf der Erkrankung ist gut. Es besteht ein erhöhtes Risiko für MALT-Lymphome und B-Non-Hodgkin-Lymphome.

Sklerodermie

Synonym wird die Sklerodermie auch als **progressive systemische Sklerose** bezeichnet.

Definition

Die Sklerodermie ist eine autoimmune **Systemerkrankung des Bindegewebes,** die von einer vermehrten Fibrose der Haut, innerer Organe und Gefäße geprägt ist.

Epidemiologie

Die Prävalenz liegt derzeit bei rund 9–20 Fällen pro 100 000 Einwohner. Es zeigt sich ein Häufigkeitsgipfel zwischen dem 30. und 50. Lebensjahr. Frauen sind rund 5-mal häufiger betroffen als Männer.

Ätiologie

Die genaue Krankheitsursache ist bis dato nicht bekannt. Sowohl genetische Faktoren als auch Umwelteinflüsse (Medizin, Ernährung, Arbeitsbelastung) spielen ätiologisch eine Rolle. HLA-Antigene **(HLA-DR5, HLA-DR1)** sowie **andere Genloci** (STAT4, IRF4) sind mit der Sklerodermie assoziiert.

Klinik

Das bei der Sklerodermie am häufigsten betroffene Organ ist die Haut. Es kann zu Hautverdickung, veränderter Pigmentierung, Ödemen und Hautaustrocknung kommen (→ Abb. 37.2). Im Gesicht zeigt sich oft eine vermehrte Faltenbildung (v. a.

perioral: **Tabaksbeutelmund**), eine Verkleinerung der Mundöffnung **(Mikrostomie).** Bei lang andauernder Sklerodermie atrophiert die Haut. Fast alle Patienten leiden an einem sekundären **Raynaud-Phänomen** der Akren mit klassischer Trikolore (Blässe → bläuliche Verfärbung → reaktive Rötung durch Hyperperfusion). Die gestraffte und gespannte Haut an den Fingern/Zehen wird auch als **Sklerodaktylie** bezeichnet.
Neben der Haut ist der Gastrointestinaltrakt sehr häufig betroffen. **Gastroösophagealer Reflux (GERD)** und Schluckstörungen sowie ein sklerosiertes, verkürztes Zungenbändchen **(Skleroglosson)** sind typische Symptome.
Daneben können Lunge (Alveolitis, pulmonal-arterielle Hypertonie), Herz (Myokarditis, Myokardibrose) und Niere (Niereninfarkt) beteiligt sein.
Klinisch unterscheidet man **zwei Formen** der Sklerodermie:

- **Diffuse systemische Sklerose:** meist mit Gewebsödemen, Erythemen und Juckreiz. Hinzu kommen Arthralgien, Muskelschwäche und Müdigkeit. In den ersten Jahren ist eine Beteiligung der inneren Organe möglich. Der Hautbefall zeigt sich generalisiert.
- **Limitierte kutane Sklerose:**
  - Lokaler Befall der Haut (v. a. Gesicht und Akren)
  - Sonderform: CREST-Syndrom mit Calcinosis cutis, Raynaud-Phänomen, ösophagealen Symptomen (Dysphagie, GERD), Sklerodaktylie und Teleangiektasien

CREST-Syndrom steht für: Calcinosis cutis, Raynaud-Phänomen, Ösophagusbeteiligung, Sklerodaktylie und Teleangiektasie.

Diagnostik

Eine aktuelle Hilfestellung bei der Diagnose der systemischen Sklerose bieten die Klassifikationskriterien des American College of Rheumatology aus dem Jahr 2013

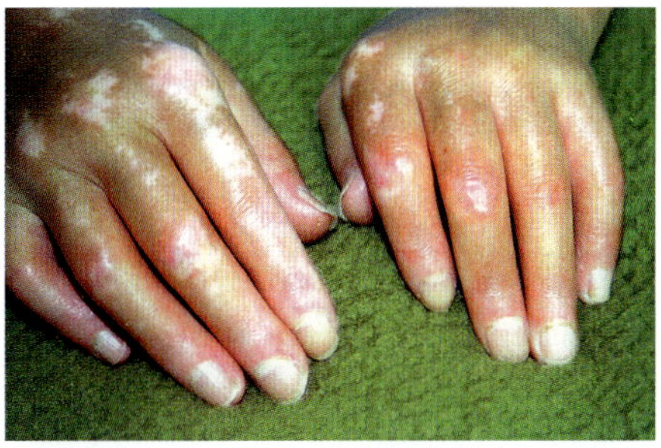

Abb. 37.2 Hände einer Sklerodermie-Patientin [M114]

(→ Tab. 37.1). Hier werden im Vergleich zu den älteren Klassifikationen neben den typischen Hautveränderungen auch immunologische Parameter berücksichtigt, um eine Zunahme der Sensitivität zu erreichen und gleichzeitig Sklerodermie-ähnliche Erkrankungen von der „echten" systemischen Sklerose abzugrenzen. Bei mindestens 9 Punkten gilt die Diagnose mit einer Sensitivität von mehr als 90 % als gesichert. Daneben kann eine Kapillarmikroskopie (Riesenkapillaren bzw. avaskuläre Felder) oder Hautbiopsie im Frühstadium die Diagnose sichern.

Laborchemische Untersuchungen

Nicht selten zeigen die Patienten eine **Anämie,** bedingt durch die chronische Entzündung, gastrointestinale Blutungen oder Resorptionsstörungen. CRP und BSG sind kaum erhöht. Bei fast allen Patienten sind die **ANAs** als unspezifischer Marker erhöht. Sklerodermie-spezifischer sind die **Anti-Scl-70, Anti-Centromer-Antikörper** sowie die **Anti-Polymerase-III-Antikörper.** Weiterführende Informationen siehe Kapitel „Rheumatologische Diagnostik" (→ Kap. 10).

Therapie

Die Therapie erfolgt primär symptomatisch:

- Behandlung der Haut mit topischen Glukokortikoiden, Ölen und Bädern
- Protonenpumpeninhibitoren (z. B. Pantoprazol) bei GERD

Tab. 37.1 ACR/EULAR-Kriterien zur Klassifikation der systemischen Sklerose

Kriterien	Untergruppen	Punkte
Hautverdickung der Finger	ödematöse Finger Sklerodaktylie zwischen MCP und PIP beide Hände proximal der MCPs	2 4 9
Fingerkuppenläsionen	digitale Ulzera Narbengrübchen	2 3
Teleangiektasien		2
Abnormale Nagelfalzkapillaren		2
Pulmonale Manifestationen	interstitielle Lungenfibrose oder pulmonal-arterielle Hypertonie	2
Raynaud-Phänomen		3
Sklerodermie-typische Antikörper	Anti-Centromer-Antikörper, Anti-Topoisomerase-I-Antikörper (Anti-Scl-70), Anti-RNA-Polymerase-III-Antikörper	3

- Kalziumkanalblocker (z. B. Nifedipin) bei Raynaud-Phänomen
- PDE-5-Inhibitoren (z. B. Sildenafil) oder Endothelinantagonisten (z. B. Bosentan) bei pulmonal-arterieller Hypertonie
- Bei schweren Verläufen mit Organbeteiligung können potente Glukokortikoide und Immunsuppressiva (z. B. Cyclophosphamid, Methotrexat) zum Einsatz kommen. Die autologe Stammzelltransplantation zeigt neuerdings vielversprechende Ergebnisse.

Eine kausale Therapie der systemischen Sklerose ist bisher nicht möglich.

Prognose

Die 10-Jahres-Überlebensrate liegt bei der diffusen Form bei rund 55 %, die der limitierten kutanen Form bei ca. 75 %. Ältere Männer afroamerikanischer Herkunft sowie ein geringer BMI zeigen eine vergleichsweise schlechtere Prognose.

Zusammenfassung

- Das Sjögren-Syndrom ist die häufigste aller Kollagenosen.
- Typisch sind Xerostomie und Xerophthalmie (Schirmer-Test, Saxon-Test).
- Sowohl das Sjögren-Syndrom als auch die systemische Sklerose können genetisch disponiert sein.
- Die systemische Sklerose ist eine Erkrankung des Bindegewebes.
- Typischer Symptomkomplex der limitierten Form: CREST-Syndrom.
- Die Therapie erfolgt primär symptomatisch.

Polymyalgia rheumatica und Riesenzellarteriitis

Aufgrund einiger Überschneidungen in ihren pathogenetischen Merkmalen sowie der klinischen Präsenz, werden die beiden Erkrankungen an dieser Stelle gemeinsam behandelt. Rund 15–20 % der Polymyalgia-Patienten leiden zusätzlich an einer Riesenzellarteriitis. Umgekehrt tritt bei einer Riesenzellarteriitis in 40–60 % der Fälle eine Polymyalgia rheumatica auf.

Definition

Die Polymyalgia rheumatica und die Riesenzellarteriitis (auch **Arteriitis temporalis** oder **Arteriitis cranialis**) sind chronisch-entzündliche Erkrankungen aus dem rheumatischen Formenkreis. Als Großgefäßvaskulitis befällt die Riesenzellarteriitis Teile der Aorta, die Karotiden und häufig die Temporalarterie (→ Name).

Epidemiologie

Sie treten gehäuft bei Frauen ab dem 5. Lebensjahrzehnt auf. Die Inzidenz liegt bei rund 50–100 pro 100 000 Einwohner pro Jahr. Interessanterweise zeigen sich in Europa klare Nord-Süd-Differenzen. In Schweden liegt die Inzidenz bei knapp 120 pro 100 000 Einwohnern, während in Italien und Spanien lediglich rund 10 pro 100 000 Menschen erkranken. Asien und die arabischen Länder weisen die niedrigste Inzidenzrate auf.

Ätiologie

Die Erkrankungsentstehung ist derzeit noch nicht geklärt. Es werden sowohl **genetische Faktoren** als auch **Umwelteinflüsse** diskutiert. Vereinzelt sind Assoziationen mit vorhergehenden Infekten beschrieben.

Klinik

Die Polymyalgia rheumatica äußert sich durch bilateral auftretende Schmerzen und Steifigkeit im Bereich des Schulter- und Beckengürtel sowie der Nackenmuskulatur. Häufig wird von einer Morgensteifigkeit von über 30 min berichtet. Rund ein Drittel der Erkrankten zeigt systemische Symptome, wie subfebrile Temperatur, Abgeschlagenheit und Anorexie.
Symptome bei Arteriitis temporalis sind: Kopfschmerzen, eine harte, abgeschwächt pulsierende Temporalarterie, Kiefer-Claudicatio, Masseterschmerz beim Kauen, kurzfristiger Sehverlust **(Amaurosis fugax)** oder Doppelbilder. Daneben treten Allgemeinsymptome, wie bei der Polymyalgia auf. Diese können hier stärker ausgeprägt sein.

Tab. 38.1 EULAR/ACR-Klassifikationskriterien zur Polymyalgia rheumatica

Klinische Kriterien	
Morgensteifigkeit > 45 min	2 Punkte
Schmerzen oder Steifigkeit der Hüfte	2 Punkte
Fehlen von Rheumafaktoren oder Anti-CCP	1 Punkt
Fehlen von Gelenkschmerzen anderenorts	1 Punkt
Sonografische Kriterien	
zumindest ein betroffenes Schultergelenk (Bursitis, Synovitis)	1 Punkt
beide Schultergelenke betroffen	1 Punkt

Diagnostik

Sowohl bei der Diagnose der Polymyalgia rheumatica als auch bei der Riesenzellarteriitis stellen die Anamnese und die klinische Untersuchung den essenziellen Bestandteil der Diagnostik dar.
Die European League Against Rheumatism (EULAR) hat gemeinsam mit dem American College of Rheumatology (ACR) Kriterien zur Klassifikation und differenzialdiagnostischen Abgrenzung der Polymyalgia rheumatica definiert (→ Tab. 38.1). Hierzu zählen neben vier klinischen Symptomen auch zwei sonografische Merkmale. Voraussetzungen für die Anwendung dieser Kriterien sind ein Alter über 50 Jahre, bilaterale Schultergürtelschmerzen sowie erhöhte CRP- oder BSG-Werte. Bei reiner Betrachtung der klinischen Merkmale gilt die Diagnose, bei einem Punktescore > 4, als wahrscheinlich, in Kombination mit der Sonografie ab 5 Punkten.
Für die Riesenzellarteriitis existieren nach dem ACR fünf diagnostische Kriterien, von denen drei erfüllt sein müssen:

- Alter bei Auftreten > 50 Jahre
- Neu aufgetretener Kopfschmerz
- Abnormalitäten der Temporalarterie (abgeschwächte Pulsation, Druckdolenz, Schwellung)
- BSG > 50 mm/h
- Bioptische Vaskulitiszeichen (Monozyten, granuliertes Gewebe, häufig mit Riesenzellen)

Laborchemische Untersuchungen

Es gibt keine beweisenden laborchemischen Marker für die Polymyalgia rheumatica bzw. die Riesenzellarteriitis. Wie bereits erwähnt, können die Entzündungsparameter C-reaktives Protein und die Blutkörperchensenkungsgeschwindigkeit (BSG) stark erhöht sein.

Bei **älteren weiblichen Patienten** mit **temporärem Visusverlust** und **stark erhöhter BSG** sollten die Alarmglocken läuten.

Bildgebende Verfahren

Mithilfe der **Farbduplex-Sonografie** lassen sich eine echoarme Wandverdickung, ein sog. „Halo", oder eine Stenose der Temporalarterie feststellen. Diese Veränderung entspricht am ehesten einem entzündlichen Wandödem. Die Farbduplex-Sonografie sollte unbedingt vor einer geplanten Biopsie der Temporalarterie, zum Ausschluss einer höhergradigen Karotisstenose, durchgeführt werden.
Bei Verdacht auf Riesenzellarteriitis stammnaher Gefäße kann die **Magnetresonanztomografie (MRT)** zum Einsatz kommen. Mithilfe der zusätzlichen Positronenemissionstomografie lassen sich entzündete Gefäßanteile gut darstellen (→ Abb. 38.1).

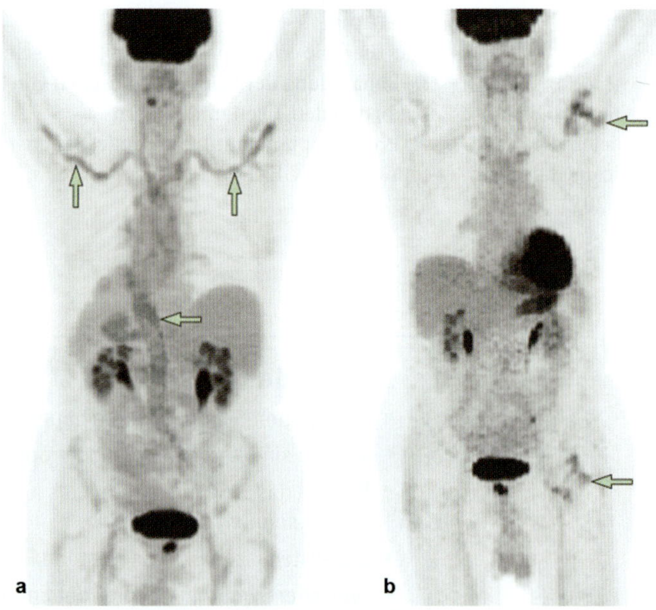

Abb. 38.1 PET-MRT bei Riesenzellarteriitis:
a) Es zeigt sich eine vermehrte FDG-Anreicherung im Bereich der Aorta und ihren Abgängen bei Riesenzellarteriitis;
b) Nach erfolgter Therapie zeigt sich eine geringere Mehranreicherung der stammnahen Gefäße. Die Pfeile deuten auf kleinere entzündete Gefäßgebiete im Bereich der linken Schulter und linken Hüfte hin. [F20–014]

Gefäßbiopsie
Nach sonografischem Ausschluss einer Stenose der Karotiden kann eine Temporalbiopsie durchgeführt werden. Aufgrund des segmentalen Befalls sollte das Biopsat zumindest 20 mm messen. Bei extrakraniellem Befallsmuster kann die Temporalbiopsie in knapp 50 % der Fälle unauffällig sein. Typischerweise zeigt sich eine inflammatorisch veränderte Gefäßwand, reich an Monozyten, Riesenzellen und granuliertem Gewebe.

Therapie
Die Standardtherapie der Riesenzellarteriitis umfasst eine initiale **Glukokortikoidgabe** von 40–60 mg Prednisolon pro Tag. Bei vorangegangener Amaurosis fugax muss wegen der **Erblindungsgefahr** unbedingt eine stationäre, intravenöse Therapie mit hochdosiertem Methylprednisolon (> 500 mg/d für 3 Tage) erfolgen.
Die Polymyalgia rheumatica wird initial mit gemäßigteren Dosen Prednisolon (ca. 20 mg pro Tag) behandelt. Charakteristisch ist eine rasche Besserung der Symptome. Im Verlauf sollte Dosis unter die Cushing-Schwelle (< 7,5 mg Prednisolon pro Tag) reduziert werden. Die gesamte Behandlungsdauer erstreckt sich oft über 2–3 Jahre.

Prognose
Die Polymyalgia rheumatica heilt häufig gut aus, seltener auch die Riesenzellarteriitis. Rund 30–60 % zeigen Rezidive. Unbehandelt erblindet ca. ein Drittel der an Arteriitis temporalis Erkrankten.

Takayasu-Arteriitis

Definition
Die Takayasu-Arteriitis ist eine **chronisch granulomatöse Vaskulitis** der Aorta, ihren Hauptästen sowie der Pulmonalarterien.
Durch den fortschreitenden Entzündungsprozess kommt es zur Gefäßverdickung und letztlich zu Stenosen, Verlegungen oder aneurysmatischen Veränderungen.

Epidemiologie
Das Haupterkrankungsalter liegt zwischen dem 2. und 3. Lebensjahrzehnt. Frauen sind fast 10-mal häufiger betroffen als Männer. Die Inzidenz liegt unter 1 pro 100 000 Einwohner.

Klinik
Die Erkrankung beginnt schleichend mit einem **präokklusiven Stadium.** Es treten Allgemeinsymptome wie subfebrile Temperaturen, Abgeschlagenheit und Gewichtsverlust auf. Im **okklusiven Stadium** zeigen sich eine Pulslosigkeit der A. brachialis, Puls- und Blutdruckdifferenzen an den Armen, Claudicatio intermittens an Armen oder Beinen, Hypertonus, Sehstörungen oder Synkopen.

Diagnostik
Das ACR (1990) unterscheidet sechs Kriterien zur Diagnosestellung der Takayasu-Arteriitis. Bei Auftreten von mindestens drei Merkmalen, ist die Diagnose sehr wahrscheinlich:
- Alter bei Erstauftreten unter 40 Jahren
- Intermittierende Claudicatio der Extremitäten
- Pulsabschwächung oder Pulslosigkeit der oberen Extremität
- Blutdruckunterschiede von mehr als 10 mmHg zwischen den Armen
- Strömungsgeräusche über Gefäßen, wie der Aorta/A. subclavia
- Pathologisches Angiogramm ohne Arteriosklerosezeichen oder fibromuskulärer Dysplasie

In der laborchemischen Untersuchung zeigen sich eine stark erhöhte BSG (> 50 mm/h).

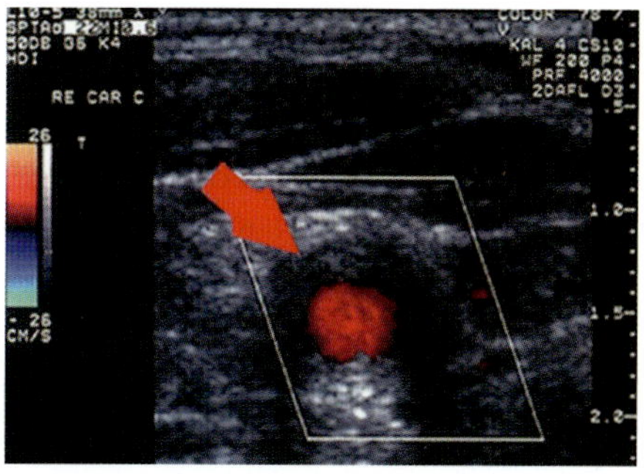

Abb. 38.2 Konzentrische, echoarme Wandverdickung in der Farbduplex-Sonografie (Makkaroni-Phänomen) [G521]

Eine Anämie oder Leukozytose können zusätzlich auftreten. In der Farbduplex-Sonografie zeigt sich im Gefäßquerschnitt eine echoarme, konzentrische Wandverdickung (**Makkaroni-Phänomen;** → Abb. 38.2).
Zur genauen Beurteilung der beteiligten Gefäße, eignen sich eine CT- oder MRT-basierte Angiografie sowie die Digitale-Subtraktionsangiografie.

Therapie
Glukokortikoide stellen die Basistherapie der Takayasu-Arteriitis dar. Bei 60 % der Patienten kommt es unter dieser Therapie zur Remission. Bei Nicht-Ansprechen kann ein Ausweichen auf andere Immunsuppressiva (z. B. Methotrexat, Cyclophosphamid oder Azathioprin) sinnvoll sein.
Bei ausgedehnten Stenosen sollte in der Remissionsphase bzw. bei minimierter Entzündungsaktivität eine Stenosebeseitigung mit Stents oder PTA durchgeführt werden.

Prognose
Die Prognose der Erkrankten ist durchwachsen. Die Mortalität kann bei Ansprechen der Therapie gesenkt werden. Die Remissionsrate liegt zwischen 30 und 90 %.

Zusammenfassung
- Polymyalgia rheumatica und Riesenzellarteriitis treten häufig gemeinsam auf.
- Bei temporärem Visusverlust sollte immer an eine Ateriitis temporalis gedacht werden.
- Bei Amaurosis fugax oder begründetem Verdacht der Arteriitis temporalis ist eine Hochdosis-Kortikoidtherapie zwingend erforderlich (Erblindungsgefahr!).
- Ein typisches Symptom der Takayasu-Arteriitis ist die Pulslosigkeit der oberen Extremitäten.

Polyarteriitis nodosa

Definition

Die Polyarteriitis nodosa ist definiert als eine **systemische nekrotisierende Vaskulitis** der mittleren und kleineren Arterien. Arteriolen, Kapillaren sowie Venolen sind nicht betroffen.

Epidemiologie

Unter den Vaskulitiden gehört die Polyarteriitis nodosa eher zu den selteneren Formen. Die Inzidenz liegt in Europa bei rund 1 pro 1 Mio. Einwohner. Typischerweise sind mehr Männer als Frauen betroffen. Der Erkrankungsgipfel liegt um das 5. bzw. 6. Lebensjahrzehnt, wobei das Durchschnittserkrankungsalter bei 50 Jahren liegt.

Ätiologie

Bisher konnte lediglich eine Assoziation des Auftretens der Polyarteriitis nodosa und einer **Hepatitis B** als mögliche Ursache ausfindig gemacht werden. Rund ein Viertel der Hepatitis-B-Patienten weisen eine Polyarteriitis nodosa auf.

Klinik

Grundsätzlich kann die Polyarteriitis nodosa alle Organe des Körpers befallen. Neben Allgemeinsymptomen, wie **Abgeschlagenheit, subfebrile Temperaturen** und **Nachtschweiß** sowie **Muskel-** und **Gelenkschmerzen,** zeigen sich unterschiedliche Manifestationen an einzelnen Organen (→ Tab. 39.1).

Diagnostik

Nach wie vor gelingt die Diagnosestellung mithilfe der Kriterien des American College of Rheumatology von 1990, auch wenn diese die Unterscheidung zur mikroskopischen Polyangiitis sowie die ANCA-Negativität der Polyangiitis nodosa nicht berücksichtigt. Von den folgenden zehn Kriterien müssen mindestens drei vorliegen, um die Diagnose als sehr wahrscheinlich gelten zu lassen:

- Gewichtsverlust von mehr als 4 kg
- Livedo reticularis
- Hodenschmerzen
- Muskelschmerzen, -schwäche oder -druckdolenz
- Mono- oder Polyneuropathie
- Diastolischer Blutdruck > 90 mmHg
- Erhöhter Harnstoff oder Kreatinin
- Positiver Nachweis des Hepatitis-B-Virus
- Abnormalitäten in der Angiografie (Stenosen, Aneurysmen)
- Polymorphkernige neutrophile Granulozyten in der Gefäßbiopsie

Laborchemische Untersuchungen

Es gibt keine Polyarteriitis-spezifischen Laboranomalitäten. Es können **erhöhte Entzündungswerte** (CRP, IL-6, Leukozyten) und eine beschleunigte BSG auftreten. Antinukleäre Antikörper sind typischerweise negativ. Bei begründetem Verdacht kann ein positives **HBs-Antigen** richtungweisend sein.

ANCAs sind **nicht typisch** für die Polyatreriitis nodosa. Diese sprechen eher für eine mikroskopische Polyangiitis oder Granulomatose mit Polyangiitis (Wegener).

Bildgebende Verfahren

Bei begründetem Verdacht und fehlender Bestätigung der Diagnose durch eine Gefäßbiopsie werden **angiografische Verfahren** angewandt. Die digitale Subtraktionsangiografie (DSA) stellt hier die beste Möglichkeit dar. Als typische Vaskulitis-Merkmale zeigen sich Stenosen und Aneurysmen in Ästen der Mesenterial- und Nierenarterie (→ Abb. 39.1).

Gefäßbiopsie

In der Biopsie mittelgroßer Arterien zeigen sich inflammatorische Infiltrate mit Lymphozyten und Makrophagen sowie neutrophilen und eosinophilen Granulozyten. In späteren Stadien können Thrombosen und Neovaskularisationen zu finden sein.

Therapie

Bei Assoziation mit Hepatitis B wird in erster Linie eine antivirale Therapie zur Behandlung der Grunderkrankung empfohlen. Daneben können Glukokortikoide oder ein Plasmaaustausch die Kontrolle über die Erkrankung erleichtern.
Bei solitärem Auftreten einer milden Polyarteriitis nodosa sind **Glukokortikoide** das Mittel der Wahl. Bei Multiorganbefall werden zusätzlich die Immunsuppressiva **Cyclophosphamid** oder **Methotrexat** empfohlen.

Prognose

In den letzten Jahrzehnten konnte das Outcome deutlich verbessert werden. Unbehandelt liegt die 5-Jahres-Überlebensrate bei nur 13 %. Mithilfe einer adäquaten Therapie überleben 80 % der Patienten die ersten 5 Jahre nach Diagnosestellung.

Tab. 39.1 Klinische Merkmale der Polyarteriitis nodosa

Betroffenes Organ	Symptom
Gastrointestinaltrakt	kolikartige Bauchschmerzen, rektale Blutungen
Nervensystem	Polyneuropathien, Mononeuritis multiplex, Schlaganfall
Gonaden	Hodenschmerzen
Herz	Angina pectoris durch Koronarbeteiligung
Haut	Livedo reticularis, Purpura

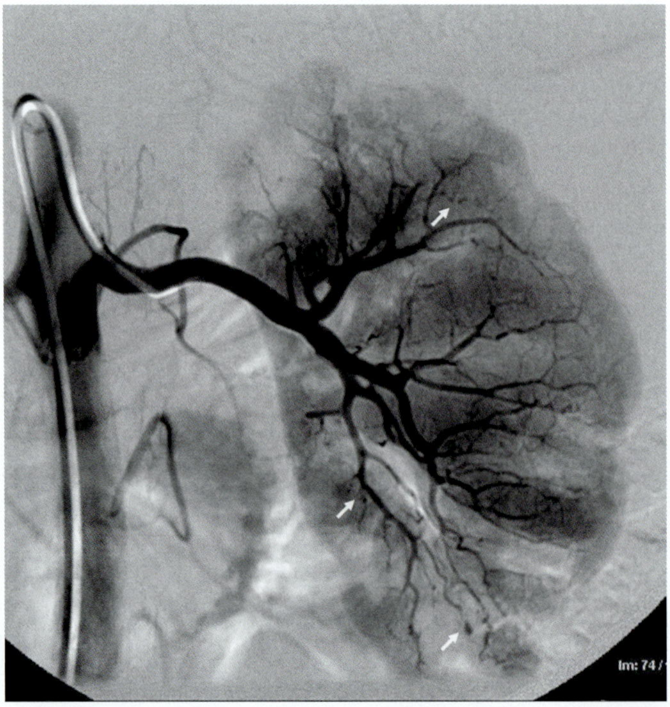

Abb. 39.1 Angiografie der Niere mit typischen Gefäßstenosen und Mikroaneurysmen bei Polyarteriitis nodosa [F920-002]

Kawasaki-Syndrom

Definition
Das Kawasaki-Syndrom ist eine akute selbstlimitierende Vaskulitis der mittelgroßen und kleinen Arterien, die hauptsächlich **Kinder** betrifft. Es ist die häufigste Ursache für ischämische Infarkte vor dem 20. Lebensjahr.

Epidemiologie
Das Kawasaki-Syndrom ist die häufigste Vaskulitis im Kindesalter. Rund 80 % der Erkrankungen erfolgen vor dem 5. Lebensjahr. Die Inzidenz liegt bei ungefähr 100 Neuerkrankungen pro 100 000 Einwohner.

Ätiologie
Die Ursache der Erkrankung ist bisher nicht bekannt. Aufgrund der hohen Inzidenz im Kindesalter wird von autoimmunologischen Prozessen im Rahmen der Reifung des Immunsystems ausgegangen.

Klinik
Klinisch zeigen die Patienten **hohes Fieber** (> 39–40 °C), das über mehr als 5 Tage andauert, ein **polymorphes Exanthem, Palmar- und Plantarerytheme,** beidseitige **Konjunktivitis,** zervikale **Lymphadenopathie** (Durchmesser größer als 1,5 cm) sowie Veränderungen im Mund und an den Lippen (z. B. **Stomatitis, Erdbeerzunge**).

> Wichtig ist: Daran denken, auch wenn die Symptome ähnlich wie bei **Scharlach** oder einer **Mononukleose** erscheinen.

Diagnostik
Für die sichere Diagnose des Kawasaki-Syndroms müssen neben dem beschriebenen Fieber mindestens vier der fünf genannten Symptome auftreten. Aufgrund der mangelnden Spezifität der derzeitigen laborchemischen und bildgebenden Verfahren, wird die Diagnose hauptsächlich anhand klinischer Symptome festgemacht.

Laborchemische Untersuchungen
Serologische Bestimmungen dienen lediglich als stützende Maßnahmen bei der Diagnosestellung. Einen spezifischen Marker gibt es nicht. Häufig findet sich eine **Leukozytose, allgemeine Entzündungszeichen** (CRP, IL-6, BSG) sowie seltener erhöhte **Transaminasen** (GOT, GPT) der Leber. Im subakuten Stadium kann eine **Thrombozytose** auftreten.

Bildgebende Verfahren
Die **Echokardiografie** ist eines der wichtigsten Verfahren in der Diagnostik des Kawasaki-Syndroms. Damit können koronare Gefäßveränderungen (Aneurysmen!) gut dargestellt werden. Gegebenenfalls kann mittels Koronarangiografie oder MRT ein hochauflösenderes Bild erzielt werden (→ Abb. 39.2).

Therapie
Die Standardtherapie des Kawasaki-Syndroms umfasst eine intravenöse **Immunglobulingabe** sowie **Acetylsalicylsäure.** Bei Kindern ist diese Erkrankung die einzige Indikation für ASS, da es grundsätzlich wegen des Risikos eines Reye-Syndroms kontraindiziert ist. Der Grund für die Anwendung von Acetylsalicylsäure ist zum einen die antiinflammatorische Wirkung, zum anderen die antithrombotische Wirkung durch Thrombozytenaggregationshemmung.

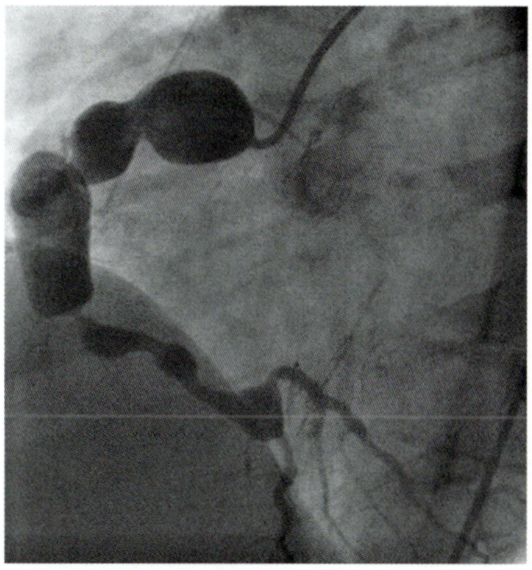

Abb. 39.2 Segmentierte große Aneurysmen der rechten Koronararterie bei Kawasaki-Syndrom [F711–005]

> Das **Kawasaki-Syndrom** ist die einzige Indikation für **Acetylsalicylsäure bei Kindern** (**Cave:** Reye-Syndrom!).

Prognose
Langfristig gilt es, Koronarthrombosen zu verhindern. Lebenslange Kontrollen der Herzfunktion und Koronarien sind notwendig.
Die Prognose bei frühzeitigem Einsatz von intravenösen Immunglobulinen ist herausragend. 10–15 % der Patienten sprechen auf die Therapie nicht an. Die weniger effektive und erprobte Alternative stellt eine Therapie mit Glukokortikoiden oder Infliximab dar.
Die Letalität trotz adäquater Therapiemaßnahmen liegt bei rund 1 %. Die häufigste zum Tode führende Komplikation ist der ischämische Herzinfarkt.

Zusammenfassung
- Die Polyarteriitis nodosa ist eine systemische nekrotisierende Vaskulitis.
- Die Polyarteriitis nodosa ist häufig mit Hepatitis B assoziiert.
- Die Gefäßbiopsie ist das entscheidende diagnostische Mittel.
- Der Goldstandard in der Therapie sind Glukokortikoide.
- Vom Kawasaki-Syndrom sind hauptsächlich Kinder betroffen.
- Differenzialdiagnostisch bei Scharlach oder Mononukleose daran denken.
- Die Therapie der Wahl sind ASS und i. v. Immunglobuline.

Polyangiitis mit Granulomatose

Die Polyangiitis mit Granulomatose wurde früher auch als **Wegener-Granulomatose** bezeichnet.

Definition

Es handelt sich um eine autoimmune **Kleingefäß-Vaskulitis,** die stark mit **anti-Neutrophile zytoplasmatischen Antikörpern (ANCAs)** assoziiert ist.

Epidemiologie

Die jährliche Inzidenz liegt bei ca. 0,5–1 Fälle pro 100 000 Einwohner. Männer und Frauen sind ungefähr gleich häufig betroffen. Ein Häufigkeitsgipfel liegt im Alter von 65–70 Jahren. Die Krankheit tritt gehäuft unter Kaukasiern, v. a. in Nordeuropa, auf.

Ätiologie

Ätiologisch spielen Infektionen (*Staphylococcus aureus* in der Nasenschleimhaut), Medikamente und Umweltfaktoren sowie die genetische Veranlagung eine Rolle.

Klinik

Nach der European Vaskulitis Study Group (EUVAS) werden fünf Stadien unterschieden:

- Das **lokalisierte Stadium** ist von Erkrankungen des oberen und unteren Respirationstrakts geprägt. Typisch sind eine chronische Sinusitis bzw. Rhinitis mit blutiger Borkenbildung, Schleimhautulzerationen, chronische Otitiden oder Lungenrundherde mit Pseudokavernen.
- Das **frühsystemische Stadium** zeigt generalisierte Manifestationen ohne Niere oder akutem Organversagen.
- Im **generalisierten Stadium** kommt es zur **Nierenbeteiligung** (Serumkreatinin < 5,6 mg/dl) oder akuter Organbedrohung. Hierzu zählen z. B. eine alveoläre Hämorrhagie, eine rasch progressive Glomerulonephritis sowie Muskel- und Gelenkschmerzen. Daneben können eine Perikarditis, Koronariitis und Polyneuropathien sowie ZNS-Symptome (z. B. Kopfschmerzen, Epilepsien, Meningitiden) auftreten. Häufig berichten die Patienten über die B-Symptome Nachtschweiß, Fieber und Gewichtsverlust.
- Im **schweren generalisierten Stadium** manifestiert sich ein akutes Nierenversagen (Serumkreatinin > 5,6 mg/dl).
- Im **refraktären Stadium** befindet sich die Erkrankung bei Progression trotz Therapie mit Cyclophosphamid oder Glukokortikoiden.

Diagnostik

Das ACR hat zur Diagnose der Granulomatose mit Polyangiitis vier Kriterien festgelegt:

- Entzündung der Nase oder Mund, orale Ulzera oder **blutig-purulenter Sekretion** der **Nase**
- **Infiltrate, Kavernen** oder **Knoten** der **Lunge** im Thorax-Röntgen
- **Mikroskopische Hämaturie** mit oder ohne Erythrozytenzylinder im Urinsediment
- **Granulomatöse Entzündung** in einem **Gefäßbiopsat**

Treffen mindestens zwei Kriterien zu, ist die Diagnose bei hoher Sensitivität und Spezifität sehr wahrscheinlich.

Laborchemische Untersuchungen

Im Labor zeigen sich neben allgemeinen Entzündungszeichen (BSG, CRP, Leukozyten), eine Erhöhung des **Serumkreatinins** und **Erythrozyturie** als Zeichen einer Glomerulonephritis. Häufig finden sich **anti-Neutrophile zytoplasmatische Antikörper,** die sich gegen die Proteinase 3 richten **(cANCA oder PR3-ANCA).**

> **cANCA** (PR3-ANCA) sind typisch für die Erkrankung an einer **Granulomatose mit Polyangiitis.**

Biopsie

Eine **histologische Sicherung** der Erkrankung ist nach wie vor die verlässlichste Methode. Je nach Beteiligung können die Biopsate aus Gefäßen, oberen Luftwegen, Lungenrundherden oder Nierenglomeruli entnommen werden. Neben Granulomen im HNO- und Respirationstrakt zeigen sich perivaskuläre Infiltrate vorwiegend mit neutrophilen Granulozyten.

Therapie

Die **Induktionstherapie** erfolgt bei milder Erstmanifestation mit **Methotrexat** und **Glukokortikoiden.** In schweren Fällen kann Cyclophosphamid auch initial verabreicht werden.
Die **Erhaltungstherapie** sieht **niedrig dosierte Glukokortikoide** (Prednisolon möglichst unter der Cushing-Schwelle), kombiniert mit **Azathioprin, Methotrexat** oder **Leflunomid** vor. Rituximab gilt derzeit als vielversprechendes Reservepharmakon. Adjuvant kann **Cotrimoxazol** bei Befall des HNO- und oberen Respirationstrakts zum Einsatz kommen.

Prognose

Dank der stetig verbesserten immunsuppressiven Therapie liegt das 5-Jahres-Überleben derzeit bei über 80 %. Ohne Therapie ist die Prognose sehr schlecht. Die meisten Erkrankten versterben binnen 6 Monate.

Eosinophile Granulomatose mit Polyangiitis

Die eosinophile Granulomatose mit Polyangiitis (EGPA) wurde früher als Churg-Strauss-Syndrom bezeichnet.

Definition

Es handelt sich um eine seltene **nekrotisierende Vaskulitis** mit extravaskulären Granulomen vorwiegend in Asthmapatienten oder Patienten mit Eosinophilie.

Epidemiologie

Die Inzidenz liegt bei rund 0,1–2 Fälle pro 1 000 000 Einwohner. Betroffen sind alle Altersgruppen mit einem Peak zwischen dem 35. und 55. Lebensjahr.

Ätiologie

Man geht derzeit von einer **idiopathischen Ursache** aus. Daneben werden **Leukotrien-Rezeptorantagonisten** als ursächliche Faktoren diskutiert.

Klinik

Die EGPA lässt sich klinisch in **drei Phasen** einteilen:

- **Prodromal-Phase:** Diese stellt sich mit Allgemeinsymptomen wie Fieber, Gewichtsverlust, Müdigkeit, Muskel- und Gelenkschmerzen dar. Charakteristisch für diese Phase ist das Auftreten von Asthma (fast 100 %!) sowie andere Symptome der oberen Atemwege (z. B. allergische Rhinitis, Nasenpolypen, Sinusitis).
- **Eosinophile Phase:** Sie ist geprägt von einem eosinophilen Befall vorwiegend der Organe Herz (Myokarditis), Lunge (flüchtige Infiltrate) und des Gastrointestinaltrakts.
- **Vaskulitische Phase:** In diesem Abschnitt treten häufiger Erkrankungen des zentralen und peripheren Nervensystems sowie der Nieren auf.

Diagnostik

Auch bei dieser Erkrankung bietet das ACR geeignete Kriterien zur Diagnosestellung:

- **Asthma**
- **Eosinophilie > 10 %** (→ Abb. 40.1)
- **Mono- oder Polyneuropathie**
- **Pulmonale Infiltrate im Thorax-Röntgen**
- **Nasennebenhöhlen-Abnormalität** (z. B. in der Computertomografie)
- **Extravaskuläre eosinophile Infiltrate in der Biopsie**

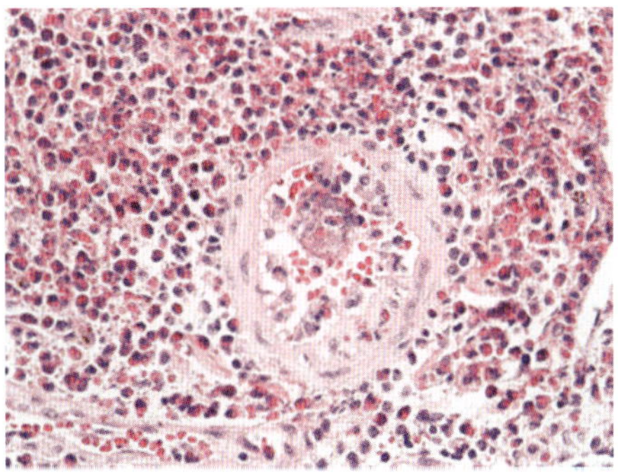

Abb. 40.1 Hautbiopsie mit eosinophiler Infiltration des perivaskulären Gewebes bei EGPA [G522]

Sind mindestens vier der sechs Kriterien erfüllt, gilt die Diagnose eosinophile Granulomatose mit Polyangiitisals gesichert. In der laborchemischen Untersuchung zeigen sich erhöhte **eosinophile Granulozyten** (> 1500 Zellen/μl bzw. > 10 %) sowie in knapp der Hälfte der Fälle erhöhte ANCA, die sich meist gegen die Myeloperoxidase richten **(pANCA oder MPO-ANCA).**
In der klinischen Erprobung steht derzeit das Chemokin Eotaxin-3, das spezifisch für die EGPA sein soll.

Therapie

Grundsätzlich verläuft die medikamentöse Therapie **analog** zur Behandlung der **Polyangiitis mit Granulomatose.** Der IL-5-Antagonist **Mepolizumab** wurde bisher in kleinen Studien eingesetzt und konnte dabei sehr gute Erfolge erzielen.
Die Asthmatherapie erfolgt gemäß des **6-Stufen-Plans** der aktuellen Empfehlung des National Institute of Health (s. Lehrbücher der Inneren Medizin). Der gegen IgE gerichtete monoklonale Antikörper **Omalizumab** ist als Add-on-Therapie bei therapierefraktärem Asthma im Rahmen der EGPA indiziert.

Prognose

Bei optimaler Therapie liegt das 5-Jahres-Überleben bei ca. 97 %, die 10-Jahres-Überlebensrate bei 89 %.

Mikroskopische Polyangiitis

Definition

Die mikroskopische Polyangiitis ist eine **systemische nekrotisierende Vaskulitis** kleiner Gefäße, ohne Granulombildung.

Epidemiologie

Derzeit liegt die Inzidenz bei ca. 0,3–9 pro 100 000 Einwohner, wobei ein leichter männlicher Überhang zu verzeichnen ist.

Ätiologie

Die Ätiologie der mikroskopischen Polyangiitis ist bis dato ungeklärt.

Klinik

Die am häufigsten von der mikroskopischen Polyangiitis betroffenen Organe sind die **Niere** und die **Lunge.**
An der Niere zeigt sich oft eine **rasch progressive Glomerulonephritis.** Generell kann die Nierenbeteiligung von einem asymptomatischen Urinsediment bis hin zu akutem Nierenversagen und Dialysepflichtigkeit reichen.
Als klassische pulmonale Manifestation zeigt sich eine **alveoläre Hämorrhagie,** einhergehend mit Hämoptysen, Dyspnoe und Husten. Sie ist eine Folge der Entzündung der Lungenkapillaren.
Daneben können die **Haut** (palpable Purpura), der **Gastrointestinaltrakt** (Abdominalschmerzen), das **Nervensystem** (Polyneuropathie) sowie der **HNO-Bereich** (Sinusitis) betroffen sein.

Diagnostik

Die Diagnostik orientiert sich an den unterschiedlichen Symptomen der Erkrankung.
Die **Lungenmanifestationen** lassen sich am besten mithilfe der **Computertomografie** darstellen. Es zeigen sich milchglasartige Veränderungen als Zeichen der alveolären Hämorrhagie.
Laborchemisch zeigen sich in 50–75 % der Fälle **pANCA** (MPO-ANCA). Diese sind jedoch nicht spezifisch.

> Das **Fehlen von erhöhten MPO-ANCA (pANCA)** schließt die Diagnose mikroskopische Polyangiitis nicht aus.

Nach wie vor der Goldstandard in der Polyangiitisdiagnostik ist die **Biopsie.** Idealerweise erfolgt diese aus der Niere oder Lunge.

Therapie

Ähnlich der Therapie der Granulomatose mit Polyangiitis erfolgt die **Initialtherapie** mit **Glukokortikoiden** und **Cyclophosphamid.** In schweren Fällen kann eine **Plasmapherese** eine alveoläre Hämorrhagie oder Glomerulonephritis verbessern.
Neuere Studien zeigen, dass Rituximab bei schweren Formen in Kombination mit Glukokortikoiden das gleiche Outcome bietet wie Cyclophosphamid. Als **Erhaltungstherapie** wird derzeit **Azathioprin** empfohlen.

Prognose

Ohne Therapie versterben 90 % der Erkrankten im ersten Jahr. Unter adäquater Behandlung liegt die 5-Jahres-Überlebensrate bei ca. 75 %.

Zusammenfassung

- Kleingefäß-Vaskulitiden sind vergleichsweise seltene Erkrankungen.
- Typisch für die Granulomatose mit Polyangiitis sind cANCA.
- Die eosinophile Granulomatose mit Polyangiitis ist (fast) immer mit Asthma assoziiert.
- Die mikroskopische Polyangiitis und die eosinophile Granulomatose mit Polyangiitis weisen häufig erhöhte pANCA auf.
- Die Therapie erfolgt generell immunsuppresiv mit Glukokortikoiden und Cyclophosphamid bzw. Azathioprin.

Degenerative Gelenkerkrankungen (Arthrosen)

Definition

Degenerative Gelenkerkrankungen sind langsam progrediente, meist nicht-entzündliche Veränderungen von Knorpelgewebe und Gelenken. Je nach Befall werden sie in **Arthrosen** (Extremitäten) oder **Spondylarthrosen** (Wirbelsäule) eingeteilt.

Epidemiologie

Die Arthrose ist die häufigste Gelenkerkrankung überhaupt. Die Inzidenz steigt mit dem Lebensalter. Frauen leiden häufiger am Befall der Fingergelenke und Knie, während bei Männern degenerative Wirbelsäulenerkrankungen dominieren.

Ätiologie

Generell werden Arthrosen nach ätiologischen Gesichtspunkten in zwei Gruppen eingeteilt:

- **Primäre Arthrose:** Sie entsteht idiopathisch, häufig ohne genetische Disposition und im höheren Alter (meist ab dem 60. Lebensjahr). Meist sind viele Gelenke betroffen (polyartikulär).
- **Sekundäre Arthrose:** Entstehen auf der Basis einer Grunderkrankung, wie angeborenen Fehlstellungen, nach Unfällen, Adipositas oder einseitiger Belastung. Dabei kommt es früher zum Eintreten einer Arthrose. Meist sind nur wenige Gelenke betroffen (oligoartikulär).

Klinik

In der Frühphase der Erkrankung tritt oft ein lokal begrenzter Belastungsschmerz bzw. „Anlaufschmerz", der ausstrahlen kann, auf. Betroffen sind Hände, Hüfte und Knie sowie die Wirbelsäule. Die Patienten beschreiben über den Tag (und damit der Dauer der Belastung) zunehmende Schmerzen, die bei körperlicher Schonung nachlassen. Oft zeigt sich eine verstärkte Wetterfühligkeit oder eine kurz anhaltende Morgensteifigkeit. Im Verlauf der Erkrankung stellen der Dauer- und Nachtschmerz sowie die hinzukommenden Bewegungseinschränkungen die größten Beeinträchtigungen der Lebensqualität dar.
Bei Überbelastung kann eine Entzündung, einhergehend mit Schwellung und Überwärmung des Gelenks, auftreten. Man spricht hier von einer **aktivierten Arthrose.**

> Im Gegensatz zur rheumatoiden Arthritis treten die Beschwerden der **Arthrose** gehäuft **abends** und **unter Belastung** auf. **Kälte** kann die klinischen Symptome der Arthrose verstärken (außer bei aktivierter Arthrose).

Frauen in der Menopause sind v. a. von Arthrosen der Fingermittel- (**Bouchard-Arthrose**) und Fingerendgelenke (**Heberden-Arthrose**) betroffen. Im Rahmen einer Daumensattelgelenksarthrose (**Rhizarthrose**) berichten Patientinnen oft von einer schmerzhaften Opposition des Daumens.

Diagnostik

Die wichtigsten Untersuchungsmethoden zur Diagnosestellung der Arthrose sind die körperliche Untersuchung sowie bildgebende Verfahren. Im Labor zeigen sich keine spezifischen Veränderungen für Arthrose. Lediglich im Rahmen einer aktivierten Arthrose kann es zu einem Anstieg von Entzündungsparametern (z. B. CRP oder Leukozyten) kommen.

Körperliche Untersuchung

Ein typisches Symptom in der körperlichen Untersuchung ist die **Krepitation:** Während der manuellen Untersuchung spürt man bei aufgelegter Hand das Reiben zweier Knorpelteile an einander.
Des Weiteren ist sowohl die aktive als auch die passive Beweglichkeit in befallenen Gelenken eingeschränkt. Kommt es im Rahmen der Arthrose zu Insuffizienzen des Kapsel-Band-Apparats, können Instabilität und abnorme Beweglichkeit auftreten.

Bildgebende Verfahren

Generell wird zur Untersuchung der Arthrose das konventionelle Röntgen als Standardverfahren angewandt. Daneben eignen sich auch die Sonografie und MRT zur weiterführenden Diagnostik bei Diagnoseunsicherheit oder zur Planung operativer Therapiemaßnahmen.
Im Frühstadium zeigen sich im konventionellen Röntgen keine Veränderungen. Im weiteren Verlauf der Erkrankung sind **vier typische radiologische Zeichen** anzutreffen (→ Abb. 41.1, → Abb. 41.2):

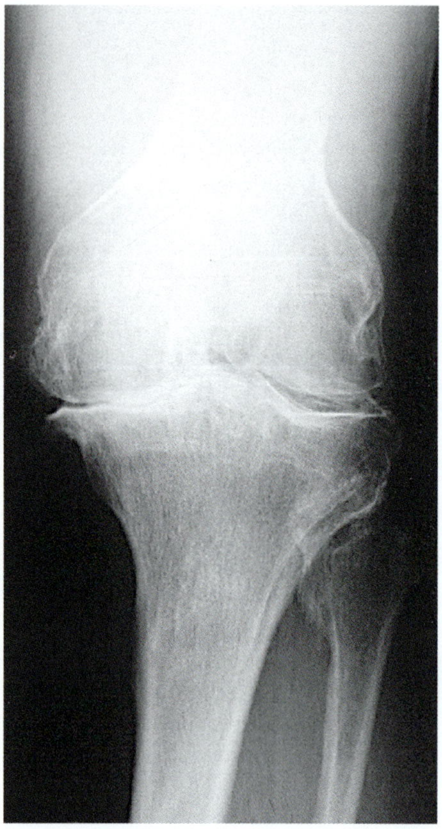

Abb. 41.2 Konventionelle Röntgenaufnahme bei typischen Arthrosezeichen [R333]

- Asymmetrische Gelenkspaltverschmälerung
- Geröllzysten
- Subchondrale Sklerosierung
- Osteophytäre Anbauten

> Die **vier radiologischen Zeichen** einer **Arthrose** sind: asymmetrische Gelenkspaltverschmälerung, Geröllzysten, subchondrale Sklerosierung und osteophytäre Anbauten.

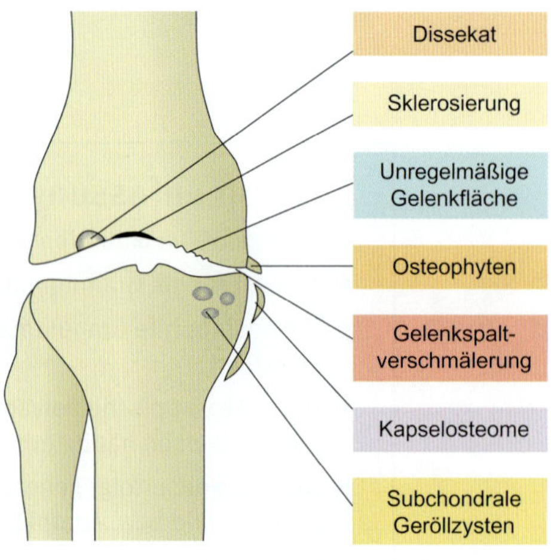

Abb. 41.1 Mögliche radiologische Veränderung bei Arthrose [l157]

Gelenkpunktion

Gelenkpunktionen werden nur in Ausnahmefällen durchgeführt. Im Speziellen bei Unsicherheit zur Unterscheidung von aktivierter Arthrose bzw. rheumatoider Arthritis. Das Punktat ist zellarm (< 2000 Zellen/nl) und hellgelb.

Therapie

In der Therapie der Arthrose werden grundsätzlich **drei Ziele** verfolgt:

- Stillstand bzw. Drosselung der Arthroseprogression
- Reduktion der mit Arthrose verbundenen Schmerzen
- Erhaltung der physiologischen Funktionen

Eine **kausale Therapie** existiert nur als Prävention von sekundären Arthrosen (z. B. Frakturversorgung nach Unfall). Ein bereits eingetretener Knorpelverlust im Rahmen einer primären Arthrose ist irreversibel. Neben Allgemeinmaßnahmen, wie das Anstreben des Idealgewichts, Vermeidung einseitiger Belastungen bzw. Sportarten sowie regelmäßiger Wärmetherapie, existieren drei Säulen in der Arthrosetherapie: medikamentös, physikalisch und operativ.

Tab. 41.1 Vergleich rheumatoide Arthritis – Arthrose

	Rheumatoide Arthritis	Arthrose
Befallene Gelenke	viele, hauptsächlich kleine Gelenke	wenige, zumeist große Gelenke
Befallsmuster der Hand	Fingergrund- und -mittelgelenke (MCP-, PIP-Gelenke)	Fingerendgelenke (DIP-Gelenke)
Schmerzmuster	Ruheschmerz, häufig morgens, Besserung bei Bewegung	Belastungsschmerz, oft abends
Rheumafaktoren	sehr häufig positiv	negativ
Laborchemische Entzündungsparameter	im Regelfall erhöht	nur bei aktivierter Arthrose, ansonsten normal
Temperatureinfluss	Besserung durch Kälte	Besserung bei Wärme
Morgensteifigkeit	wenige Minuten	mindestens 30 min

Physikalische Therapie

Mithilfe krankengymnastischer Schulungen können Fehlhaltungen bedingt korrigiert und die muskuläre Stabilisierung gefördert werden. Wassergymnastik und Schwimmen im warmen Wasser dienen der Kontrakturprophylaxe. Kälte kann in der aktivierten Phase schmerzlindernd wirken.

Medikamentöse Therapie

Anwendung finden hauptsächlich **Paracetamol** und **nicht-steroidale Antirheumatika,** wie z. B. Diclofenac. Diese werden bei aktivierter Arthrose zur Entzündungs- und Schmerzbehandlung eingesetzt. Bei therapierefraktärer, aktivierter Arthrose können Glukokortikoide intraartikulär verabreicht werden. **Cave:** niemals als Dauertherapie (Knorpelschädigung)!

Operative Therapie

Operativ lassen sich kleinere endoskopische Eingriffe zur Knorpelglättung, aber auch größere Eingriffe, wie z. B. Totalendoprothesen (TEP) als Hüft- oder Kniegelenkersatz, vornehmen. TEPs dienen als Ultima Ratio bei hohem Leidensdruck und langer Krankengeschichte.

Vergleich rheumatoide Arthritis – Arthrose

→ Tab. 41.1

Zusammenfassung

- Die Arthrose ist die häufigste nicht-entzündliche Gelenkerkrankung.
- Typisch sind Belastungsschmerzen und Anlaufschmerzen.
- Im konventionellen Röntgen zeigen sich vier charakteristische Arthrosezeichen.
- Die Therapie erfolgt vorrangig supportiv durch physikalische Maßnahmen.
- Bei hohem Leidensdruck kommen Totalendoprothesen im Rahmen von operativen Sanierungen zum Einsatz.

42 Hyperurikämie und Gicht

Definition

Unter **Hyperurikämie** versteht man einen über 6,4 mg/dl erhöhten Harnsäurespiegel im Blut. Die **Gicht** ist eine chronische Erkrankung, die durch Ausfallen von Uratkristallen im Gewebe bei anhaltender Hyperurikämie verursacht wird. Akute Exazerbationen bezeichnet man als Gichtanfälle.

Epidemiologie

Die Inzidenz der Gicht liegt derzeit bei ca. 5 Fällen pro 1000 Personen pro Jahr. In Europa liegt die Prävalenz derzeit bei rund 2,5 %. Männer sind viel häufiger betroffen als Frauen. Mit zunehmendem Alter steigt auch die Prävalenz an. Interessanterweise zeigt sich in westlichen Ländern eine deutliche höhere Prävalenz als in Entwicklungsländern.

Ätiologie

Der **Hauptrisikofaktor** für die Gicht ist die **Hyperurikämie.** Begünstigende Faktoren dafür sind: ein **metabolisches Syndrom** (inkl. Überernährung), **purinreiche Ernährung** (Fleisch, Innereien), **Alkohol** sowie **Medikamente** (Schleifendiuretika, Thiazide, Ciclosporin, Tacrolimus).
Man unterscheidet zwischen primären und sekundären Hyperurikämien.

Primäre Hyperurikämie

Primäre Hyperurikämien entstehen entweder durch eine **verminderte Harnsäureausscheidung** in der Niere oder eine **vermehrte Harnsäureproduktion.** In fast allen Fällen liegt der Hyperurikämie eine polygenetisch bedingte Störung der tubulären Sekretion zugrunde, die bei purinreicher Ernährung in einer Gicht resultiert. Selten finden sich genetische Defekte als Ursache einer vermehrten Harnsäureproduktion:

- **Lesch-Nyhan-Syndrom:** X-chromosomal-rezessiver Defekt der Hypoxanthin-Guanin-Phosphoribosyl-Transferase (HGPRT)
- Verminderte Aktivität der HGPRT im Rahmen des **Kelley-Seegmiller-Syndroms**

> Typischerweise zeigen **Kinder** mit **Lesch-Nyhan-Syndrom autoaggressives Verhalten** mit Selbstverstümmelung.

Sekundäre Hyperurikämie

Hyperurikämien können auch im Rahmen von anderen Erkrankungen auftreten. Durch einen **vermehrten Umsatz von Nukleotiden** kann es bei Leukämien, hämolytischer Anämie oder bei einem Tumorlysesyndrom nach Zytostatikatherapie zu vermehrtem Anfall an Harnsäure kommen. Diverse **Nierenerkrankungen** und **Keto- oder Laktatazidosen** führen zu einer **verminderten Harnsäure-Ausscheidung.**

Klinik

Typischerweise folgt auf eine lang bestehende **asymptomatische Hyperurikämie** bei Auftreten mehrerer Auslösefaktoren (z. B. Alkohol- bzw. Nahrungsexzess) ein **akuter Gichtanfall.** Es kommt zu einer akut schmerzhaften Monarthritis, vorrangig des Zehengrundgelenks **(Podagra;** → Abb. 42.1), einhergehend mit Überwärmung, Schwellung und Rötung der Haut über dem Gelenk. Das Schmerzmaximum mit teilweise eingeschränkter Gehfähigkeit tritt nach ca. 4–12 h auf. Andere Gelenke, die initial betroffen sein können, sind das Sprunggelenk, Kniegelenk oder die Fußwurzelgelenke. Begleitende Entzündungszeichen, wie Fieber, Abgeschlagenheit und erhöhte Akute-Phase-Proteine im Labor sind keine Seltenheit.
Der akute Gichtanfall verläuft selbstlimitierend mit einer Dauer von rund 5–10 Tagen. Daran schließt sich eine **interkritische symptomlose Phase** an, bevor der nächste akute Schub ausgelöst wird. Ohne Therapie verringern sich die Abstände zwischen den Schüben, bei häufig oligoartikulärem Befall. Nach Jahren des Therapieverzichts kann eine **chronische Gicht** entstehen.
Die chronische Gicht geht mit typischen Uratablagerungen **(Tophi) subkutan** (Finger, Ohrmuschel, Olecranon, → Abb. 42.2) oder im **Knochen** einher. Typisch für Knochentophi sind gelenknahe Knochendefekte (sog. **Usuren**). Daneben ist die Niere aufgrund ihrer Funktion in der Harnsäureausscheidung das meistbetroffene Organ der chronischen Gicht. Durch die vermehrte tubuläre Harnsäuresekretion können **Uratsteine** in der Niere ausfallen **(Uratnephrolithiasis).** Die Uratnephropathie reicht von

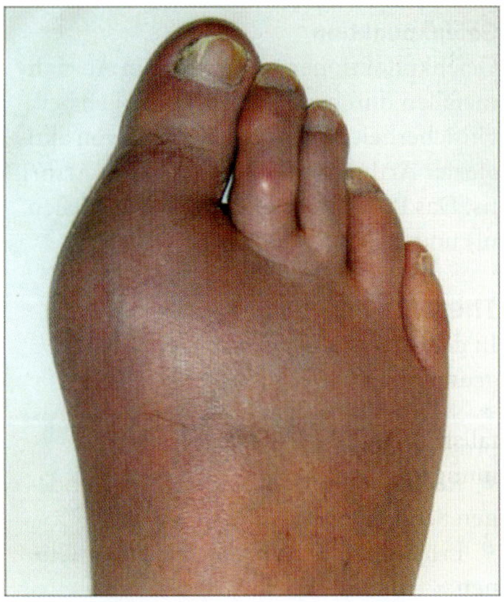

Abb. 42.1 Akuter Gichtanfall mit Manifestation am Großzehengrundgelenk (Podagra) [G523]

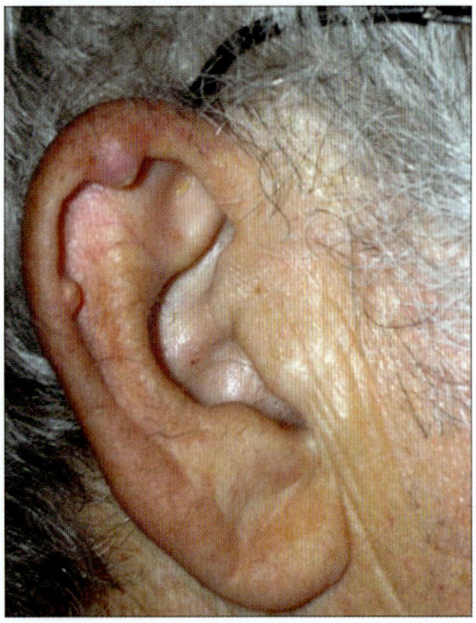

Abb. 42.2 Subkutaner Tophus der Helix [G523]

einer milden Proteinurie bis zu einer **obstruktiven Uratnephropathie** mit akutem Nierenversagen. Aufgrund der konsequenten Therapie ist die chronische Gicht mit typischen Tophi heute nur mehr selten anzutreffen.

Diagnostik

Die Diagnose der Gicht erfolgt i. d. R. klinisch. Anhand einer **ausführlichen Anamnese** inkl. Familienanamnese und Erhebung der **Risikofaktoren** ist wegweisend. Im anfallsfreien Intervall bietet sich eine Bestimmung des **Serumharnsäurespiegels** an.

> Im akuten Gichtanfall kann der **Harnsäurespiegel im Serum** unauffällig sein.

Außerdem zeigen sich im Laborbefund eine erhöhte BSG, CRP und Leukozyten. Bei jüngeren Patienten kann durch Bestimmung des **Serumkreatinins** als diagnostischer Marker der Nierenfunktion sinnvoll sein. Ein Ansprechen der Erkrankung auf eine **probatorische Gabe von Colchicin** (Mitosehemmer) spricht für die Diagnose Gicht. Als **bildgebende Verfahren** eignen sich sowohl die Gelenksonografie als auch die Computertomografie oder MRT. Sie dienen dem Nachweis von Uratablagerungen. Radiologische Zeichen der Gicht sind Knochenerosionen, ein sklerosierender Randsaum sowie abstehende bzw. überhängende Knochenränder. Im Ultraschall zeigt sich die Synovialflüssigkeit manchmal schneesturmartig verändert. Grund dafür sind frei schwimmende Uratkristalle.
Kann die Diagnose anhand anamnestischer und klinischer Befunde nicht gestellt werden, ist eine **Gelenkpunktion** indiziert. Eine Entnahme von Synovialflüssigkeit zeigt in der anschließenden Polarisationsmikroskopie vermehrt Leukozyten mit nadelförmigen Uratkristallen (→ Abb. 42.3).

Therapie

Die Therapie der Hyperurikämie und Gicht beruht auf mehreren Säulen. Primär stehen

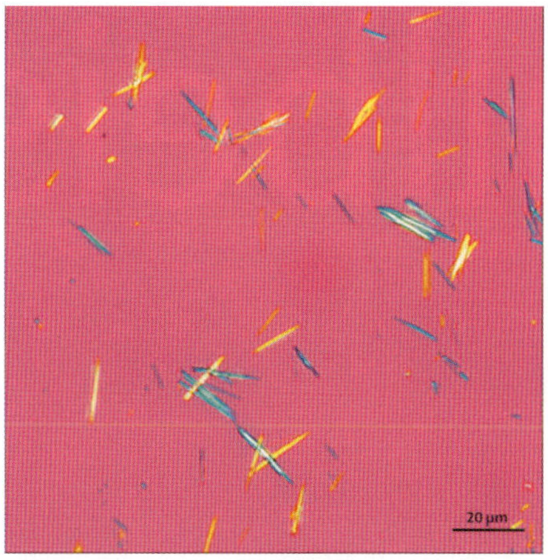

Abb. 42.3 Nadelförmige Uratkristalle in der Polarisationsmikroskopie von Gelenkpunktat [F210–015]

diätetische Maßnahmen im Vordergrund. Ziele sind die Anfallsfreiheit sowie das Verhindern der stetigen Progression und den damit verbundenen Gelenk- und Nierenschäden.

Diätetische Maßnahmen

Wichtig ist eine **purinarme Kost.** Das bedeutet: wenig Fleisch, keine Innereien. Alkoholexzesse, im Speziellen mit Bier, müssen unbedingt vermieden werden. Eine ausreichende Trinkmenge (> 1,5 l am Tag) sowie eine Gewichtsnormalisierung sind anzustreben. Vorsicht ist bei harnsäureerhöhenden Medikamenten (Diuretika, Ciclosporin) geboten.

Medikamentöse Therapie des akuten Gichtanfalls

Der akute Gichtanfall bedarf einer schnellen und effektiven Therapie. Laut aktuellen Leitlinien sollen initial **NSARs,** wie z. B. **Diclofenac, Colchicin** oder **Glukokortikoide,** verwendet werden. Mittel der ersten Wahl sind NSARs. In schweren Fällen kann eine Kombination mit systemischen Glukokortikoiden notwendig werden. Der Mitosehemmer Colchicin gilt aufgrund seines breiten Nebenwirkungsspektrums als Reservemedikation.
Supportiv kann eine lokale **Kältetherapie** erfolgen.

> Im **akuten Gichtanfall** lediglich **symptomatische Therapie** mit NSARs und ggf. Glukokortikoiden bzw. Colchicin.

Langzeittherapie der Hyperurikämie und Gicht

Eine strikte harnsäuresenkende Therapie bei asymptomatischen Hyperurikämien wird nicht empfohlen. Bei rezidivierenden Gichtschüben sollte ein Harnsäurespiegel von < 6 mg/dl eingehalten werden. Medikamentös bieten sich drei Medikamentengruppen zur Harnsäuresenkung an:

- **Urikostatika:** Dazu zählen **Allopurinol** und **Febuxostat.** Die Wirkung beider beruht auf der Hemmung der Xanthin-Oxidase im Abbauweg der Purinbasen. Es wird weniger Harnsäure gebildet, die Serumharnsäure gesenkt und schließlich Uratablagerungen gelöst und ausgeschwemmt. Aufgrund des großen Kostenunterschieds gilt Allopurinol als Mittel der Wahl.
- **Urikosurika: Benzbromaron** und **Probenecid** gehören dieser Gruppe an. Durch Hemmung der tubulären Rückresorption wird die Ausscheidung von Harnsäure erhöht. Um anfangs das Ausfallen von Uratsteinen in der Niere zu verhindern, sollten Urikosurika einschleichend dosiert werden.
- **Uratoxidasen:** In besonderen Fällen können rekombinant hergestellte Uratoxidasen zum Einsatz kommen. Sie beschleunigen die Reaktion von Harnsäure zu Allantoin, das wasserlöslich ist und über die Niere ausgeschieden werden kann. **Rasburicase** und **Pegloticase** können nur i. v. verabreicht werden. Sie werden bei akut bedrohlichen Hyperurikämien im Rahmen eines Tumorlysesyndroms angewandt. Ansonsten dienen sie bei zuvor therapierefraktärer Hyperurikämie oder Allergien als Drittlinientherapie.

Zusammenfassung

- Hauptrisikofaktor der Gicht ist die Hyperurikämie.
- Ätiologisch muss eine verminderte Harnsäureausscheidung von einem vermehrten Anfall unterschieden werden.
- Der akute Gichtanfall führt meist zu einer Monarthritis im Großzehengrundgelenk (Podagra).
- Diagnosestellung: anamnestisch und klinisch
- Therapeutisches Mittel der Wahl sind im akuten Gichtanfall NSARs.
- Als Goldstandard in der Langzeitbehandlung gilt Allopurinol.

Fallbeispiele

BASICS

Fallbeschreibung

Kurz vor Dienstschluss stellt sich Ihnen in der Notaufnahme die 26-jährige Frau C. D. vor. Sie berichtet über neu aufgetretene Atemnot und eine Schwellung beider Beine. Ansonsten fühle sie sich subjektiv gesund.

Ein Leitsymptom vieler internistischer Erkrankungen sind Ödeme vorwiegend an den unteren Extremitäten.

Welche ätiologischen Überlegungen stellen Sie an?

- Kapillarwandschädigung: z. B. allergische oder entzündliche Komponente
- Erhöhter hydrostatischer Druck: bei Herzinsuffizienz, Natrium- oder Wasserretention
- Erniedrigter kolloidosmotischer Druck: durch Eiweißmangel (z. B. im Rahmen eines nephrotischen Syndroms oder Leberschäden)
- Differenzialdiagnostisch kann es sich auch um ein Lymphödem (z. B. durch einen gestörten Abfluss) handeln.

Erweiterte Anamnese

Auf Nachfrage erzählt die Patientin von einer 5 Monate zurückliegenden Diagnosestellung eines systemischen Lupus erythematodes. Dieser habe sich anfänglich mit Fieber und charakteristischem Schmetterlingserythem der Wangen manifestiert. Durch eine konsequente Prednisolontherapie seien die Symptome weitgehend abgeklungen, weswegen sie die Medikation eigenmächtig abgesetzt habe.

Die Patientin liefert Ihnen mit ihrer Vorgeschichte schon bedeutende Hinweise.

Welche Verdachtsdiagnose stellen Sie?

Im Zuge der Vorerkrankung sowie der abgesetzten Therapie kommt am ehesten eine Organmanifestation des systemischen Lupus erythematodes infrage (nephrotisches Syndrom bei Lupus-Nephritis).

Wie würden Sie diagnostisch weiter vorgehen?

- Körperliche Untersuchung
- Blutentnahme
- Röntgen-Thorax (zum groben Ausschluss pulmonaler/kardialer Ursachen der Dyspnoe bzw. Ödeme)
- Bildgebung der Niere ggf. Nierenbiopsie

Untersuchungsbefunde

Bei der Inspektion von Gesicht und Mundhöhle zeigen sich keine SLE-typischen Befunde. Auskultatorisch finden sich in der Lunge beidseits basale Rasselgeräusche. An den Beinen zeigen sich ausgeprägte eindrückbare Ödeme. Die Körpertemperatur beträgt 36,5 °C. Die Ergebnisse des Laborbefunds zeigt → Tab. 43.1. Die Urinanalyse ergibt eine geringe Hämaturie sowie eine massive Proteinurie von 13 g/24 h. Im Röntgen-Thorax imponieren bilaterale Verschattungen der Oberlappen sowie eine dezente Verbreiterung des Herzschattens, am ehesten im Sinne einer Kardiomegalie. Sonografisch stellen sich beide Nieren mit gut abgrenzbarer Rinden-Mark-Grenze dar. Das Parenchym ist homogen, es bestehen keine Anzeichen auf eine Hydronephrose.

Tab. 43.1 Laborbefund Frau C. D.

Laborparameter	Ergebnis
Hämoglobin	45,0 g/dl
Hämatokrit	16 %
Leukozyten	7000 Zellen/µl
Thrombozyten	130 000 Zellen/µl
Blutkörperchensenkungsgeschwindigkeit	75 mm/h
Harnstoff (BUN)	150 mg/dl
Kreatinin	6,5 mg/dl
Serum-Albumin	1,5 g/dl
C3	60 mg/dl
C4	10 mg/dl
Haptoglobin	6 mg/dl
antinukleäre Antikörper (ANA)	1 : 320

Wie interpretieren Sie die vorliegenden Befunde?

Die auskultatorisch entdeckten Rasselgeräusche sowie die bilateralen Beinödeme resultieren am ehesten aus dem massiven Proteinverlust (s. Albumin). Der erniedrigte Hämatokrit in Zusammenschau mit dem erniedrigten Haptoglobin spricht für eine schwere Hämolyse. Die erniedrigten Werte der Komplementfaktoren in Kombination mit den erhöhten ANA-Titern unterstützen den Verdacht eines SLE-assoziierten Geschehens (Lupus-Nephritis).
Zur weiteren Verlaufs- und Therapieplanung ist eine Klassifizierung der Lupus-Nephritis notwendig. Der Goldstandard ist hier die Nierenbiopsie.

Diagnostischer Verlauf

Frau C. D. unterzog sich einer perkutanen Nierenbiopsie (→ Abb. 43.1). Diese zeigt eine Lupus-Nephritis der Klasse IV. Histologisch sind eine endokapilläre Hyperzellularität mit Läppchenbildung sowie fibrozelluläre Halbmonde zu finden. Eine Immunfluoreszenzfärbung mit Komplementfaktoren und Immunglobulinen verläuft negativ.

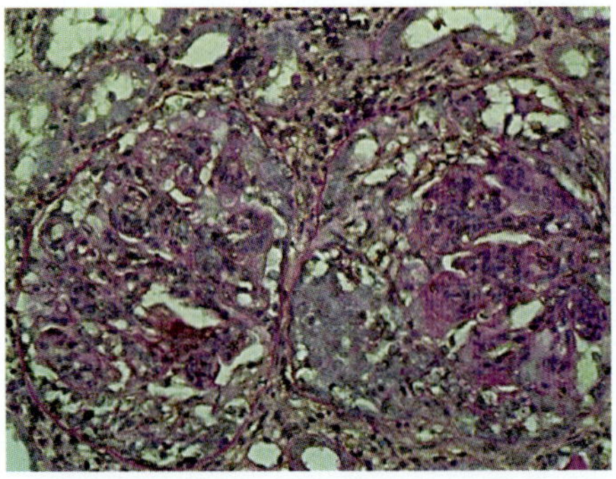

Abb. 43.1 Nierenbiopsie bei Frau C. D. [F922–001]

Verlauf

Nach histologischer Klassifizierung der Lupus-Nephritis Klasse IV wird eine Therapie mit Methylprednisolon eingeleitet. Daraufhin kommt es zu einer enormen Besserung der Dyspnoe, sodass die Patientin in die ambulante Behandlung entlassen werden kann. Unter andauernder Therapie zeichnet sich eine deutliche Symptombesserung ab.

Fallbeschreibung

In ihrer nephrologischen Ambulanz stellt sich der 34-jährige Patient S. K. vor, der vom Hausarzt überwiesen wurde. Der Patient berichtet über neu aufgetretene rechtsseitige Flankenschmerzen. Der Überweisung des Hausarztes entnehmen Sie zusätzlich das Vorliegen einer massiven Hämaturie.

Welche Differenzialdiagnosen behalten Sie im Hinterkopf?

- Urethrolithiasis (akute Nierenkolik)
- Akute Pyelonephritis
- Glomerulonephritis
- Tubulointerstitielle Nephritis
- Nierenzellkarzinom

Anamnese

In der weiteren Anamnese gibt der Patient eine seit 9 Jahren bestehende AIDS-Erkrankung an. Die CD4-T-Zell-Zahl ist, trotz adäquater antiretroviraler Therapie, zuletzt unter der Nachweisbarkeitsgrenze gewesen. Grund dafür ist eine zunehmende Resistenzentwicklung gegenüber den verordneten antiretroviralen Arzneimitteln. Der Patient beschreibt in der Vorgeschichte einige opportunistische Erkrankungen. Eine ähnliche Symptomatik wie dieses Mal ist jedoch noch nie aufgetreten.

Woran müssen Sie im vorliegenden Fall am ehesten denken?

Eine Infektion der Niere bzw. ableitenden Harnwege mit opportunistischen Erregern. Differenzialdiagnostisch steht eine medikamenteninduzierte (z. B. durch die eingenommenen Virostatika) Nephritis im Raum.

Welche diagnostischen Maßnahmen sollten ergriffen werden?

- Körperliche Untersuchung (Fieber? Beidseitiger Flankenschmerz?)
- Urinanalyse
- Blutentnahme (inkl. mikrobiologischer Untersuchung)
- Sonografie der Nieren (evtl. Computertomografie)
- Zur Diagnosesicherung: Nierenbiopsie

Weitere Untersuchungsbefunde

In der körperlichen Untersuchung zeigt sich ein rechtsseitiger Flankenschmerz bei Palpation. Eine Rötung der Haut ist nicht feststellbar. Der Patient beschreibt zusätzlich eine Dysurie und Pollakisurie. Der Blutdruck liegt mit 110/67 mmHg im Normbereich. Die intraaurikulär gemessene Körpertemperatur ist mit 36,7 °C ebenso unauffällig. Eine Blutentnahme zur laborchemischen Untersuchung wurde durchgeführt (→Tab. 44.1).

Tab. 44.1 Laborbefund Herr S. K.

Laborparameter	Ergebnis
Hämatokrit	14,6 g/dl
Leukozyten	13 000 Zellen/µl
Thrombozyten	200 000 Zellen/µl
CRP	2,3 mg/dl
Kreatinin	1,47 mg/dl
GFR (nach Cockroft-Gault)	48 ml/min/1,73 m²
TSH (basal)	0,6 µU/ml

Sämtliche Elektrolyte sowie Transaminasen, Cholestaseparameter und Pankreasenzyme befinden sich im Normbereich.

Untersuchungsergebnisse

In der Urinanalyse zeigen sich eine ausgeprägte Hämaturie sowie eine Proteinurie von 2,0 g/24 h.
Sonografisch stellt sich ein regelrechtes Nierenbecken mit gut abgrenzbarer Rinden-Parenchymgrenze ohne Stauungszeichen dar. Im Speziellen bestehen keine Hinweise auf eine Harnleiterobstruktion oder einen umschriebenen Herdbefund. Die daraufhin angefertigte CT zeigt außer einer vergrößerten rechten Niere keine Pathologien.

Wie würden Sie die vorliegenden Befunde interpretieren, welche weiteren diagnostischen Schritte sollten eingeleitet werden?

Im Laborbefund zeigen sich diskrete Entzündungszeichen sowie ein erhöhtes Kreatinin im Sinne einer stark eingeschränkten Nierenfunktion. Hinzu kommt die massive Hämaturie und Proteinurie bei gleichzeitig unauffälliger Bildgebung.
Denkbare weitere Vorgehensweise: PCR- und Antikörperdiagnostik verschiedener opportunistischer Erreger (Zytomegalievirus, Tuberkulose, *Toxoplasma gondii*, Herpes simplex, Adenoviren etc.) im Blut und Nierenbiopsie.

PCR-Diagnostik: ergibt positive Befunde für Adenoviren (mehrere Serotypen) und eine seltene Form von Polyomaviren.
Die Nierenbiopsie zeigt ödematös von Monozyten und Granulozyten durchsetztes Gewebe. Das Tubulusepithel erscheint teils degeneriert, teils nekrotisch. Virale Einschlusskörperchen imponieren als basophiles Material in den Kernen der Tubulusepithelzellen (→Abb. 44.1). Immunhistochemisch zeigt sich eine starke Anfärbung der befallenen Tubulusepithelzellen mit Anti-Adenovirus-Antikörper (→Abb. 44.2).

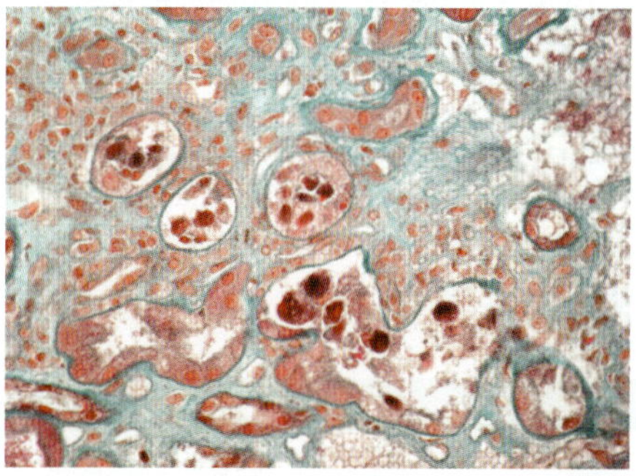

Abb. 44.1 Nierenbiopsie bei Adenovirus-induzierter tubulointerstitieller Nephritis (Masson-Trichrom-Färbung). Es zeigen sich intranukleäre virale Einschlusskörperchen. [F848–003]

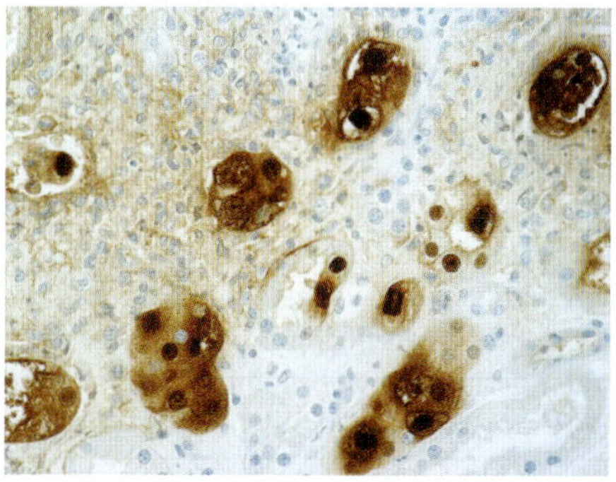

Abb. 44.2 Immunhistochemische Färbung eines Biopsiepräparats mit Anti-Adenovirus-Antikörper [F848–003]

Ihre endgültige Diagnose lautet nun: Adenovirus-assoziierte tubulointerstitielle Nephritis.
Das weitere Vorgehen beinhaltet außer einer ausgedehnten antiretroviralen Therapie (am ehesten mit Ganciclovir oder Cidofovir) nur supportive Maßnahmen.

Fall 3: Sehstörungen

Fallbeschreibung

In Ihrer Notaufnahme stellt sich die rüstige, 83 Jahre alte Frau A. H. vor. Sie klagt über seit 2 Wochen intermittierend auftretende Veränderungen des Sehens des linken Auges. Die Patienten beschreibt diese als kurzzeitiges, schmerzloses Verschwommensehen, häufig einhergehend mit Doppelbildern und gleichseitigen Kopfschmerzen. In der letzten Woche seien ungefähr 10 Anfälle aufgetreten, die nicht länger als 15 min angehalten hätten und anschließend ohne bleibende Symptome wieder verschwunden seien.

Welche wichtigen interdisziplinären Differenzialdiagnosen sind denkbar?

- Migräne mit Aura
- Transitorische ischämische Attacke (TIA)
- Riesenzellarteriitis
- Ablatio retinae (Netzhautablösung)
- Akutes Glaukom (erhöhter intraokulärer Druck)

Erweiterte Anamnese und körperliche Untersuchung

Die Patientin äußert, bisher keine ähnlichen Sehstörungen bemerkt zu haben. Krankheiten des Herz-Kreislauf- und des Nervensystems sind nicht bekannt. Lediglich eine Hypothyreose wurde vor einigen Jahren festgestellt.

Der augenärztliche Befund ist unauffällig. Im Speziellen besteht kein Hinweis auf eine Ablatio retinae oder ein akutes Glaukom. Lunge und Herz sind auskultatorisch ebenso unauffällig. Die Temporalarterie ist palpatorisch nicht verhärtet. Neurologisch zeigt sich ein altersentsprechender Normalbefund. Die Untersuchung des muskuloskelettalen Systems ergibt ein altersentsprechendes Bewegungsausmaß sämtlicher Gelenke. Schmerzen werden sowohl bei aktiver als auch passiver Bewegung verneint.

Die kurz darauf durchgeführte CT-Angiografie des Kopfes und Halses zeigt durchwegs keine Pathologien. Der diensthabende Assistenzarzt nimmt der Patientin Blut ab und ordnet einige laborchemische Untersuchungen an (→ Tab. 45.1).

Tab. 45.1 Laborbefund Frau A. H.

Parameter	Ergebnis
Hämoglobin	13,6 g/dl
Thrombozyten	270 000/mm³
Leukozyten	6600/mm³
C-reaktives Protein (CRP)	0,65 mg/dl
Blutkörperchensenkungsgeschwindigkeit (BSG)	17 mm/h

Wie sind die vorliegenden Laborwerte zu interpretieren?

Die Zahl der Blutplättchen und Leukozyten liegt im Normbereich, ebenso das Hämoglobin. Die BSG ist als hochnormal anzusehen. Lediglich das CRP weist eine geringgradige Erhöhung auf.

Verlauf

Aufgrund der unspezifischen Symptome, des größtenteils unauffälligen Laborbefunds sowie keiner pathologischen Hinweise in der Computertomografie, beschließt der diensthabende Assistenzarzt – trotz mulmigen Gefühls – die Patienten nach Hause zu entlassen. Gleichzeitig ordnet er eine augenärztliche Kontrolle in der kommenden Woche an.

Einige Tage später erscheint die 83-jährige Patientin vor ihrem geplanten Termin erneut in der Notaufnahme. Sie klagt über einen plötzlich aufgetretenen, totalen Visusverlust am linken Auge sowie gleichseitigen Kopfschmerz.

Spätestens jetzt sollte welche Arbeitsdiagnose im Raum stehen?

Riesenzellarteriitis.

Bei einer erneuten laborchemischen Kontrolle der Entzündungsparameter zeigt sich nun ein erhöhtes CRP von 2 mg/dl sowie eine BSG von 30 mm/h.

Welches diagnostische Mittel dient der Befundbestätigung?

Der Goldstandard in der Diagnostik der Riesenzellarteriitis ist die Biopsie der A. temporalis (→ Abb. 45.1). Charakteristisch ist eine entzündlich veränderte Gefäßwand, die mit reichlich Riesenzellen, Monozyten und granuliertem Gewebe durchsetzt ist.

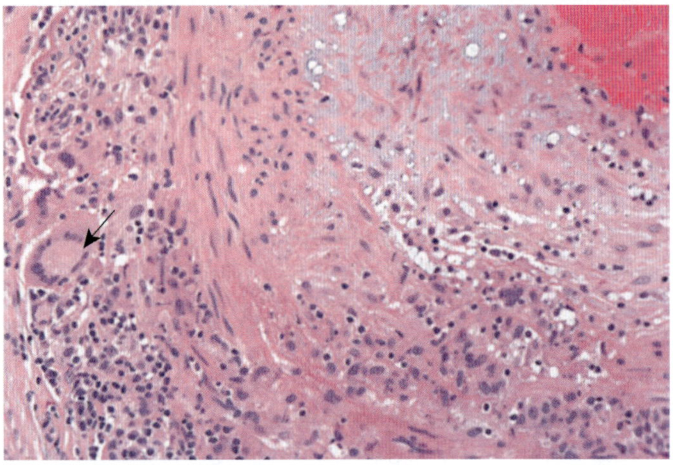

Abb. 45.1 Biopsie der Temporalarterie bei Riesenzellarteriitis. Der Pfeil zeigt eine für die Arteriitis temporalis typische Riesenzelle. [G111]

Verlauf

Auch bei Frau A. H. wurde im weiteren Verlauf eine Temporalarterienbiopsie durchgeführt. Diese bestätigt die Verdachtsdiagnose Riesenzellarteriitis.

Welches weitere Vorgehen ist dringend indiziert?

Aufgrund des plötzlichen kompletten Visusverlusts (Amaurosis fugax) sollte umgehend eine hochdosierte Glukokoritkoidtherapie mit Methylprednisolon erfolgen (am ehesten > 500 mg/d).

Im Verlauf zeigt sich bei Frau A. H. eine Besserung der Kopfschmerzsymptomatik unter der Glukokortikoidtherapie. Auch unter Therapiefortführung tritt keine Besserung des Visus am linken Auge ein.

Im Rahmen der Erstaufnahme wurde eine Untersuchung des muskuloskelettalen Systems durchgeführt. Im Hinblick auf welche Erkrankung, die häufig mit Riesenzellarteriitis assoziiert ist, wurden diese Befunde erhoben?

Polymyalgia rheumatica.

Fallbeschreibung

In Ihrer rheumatologischen Praxis stellt sich die 58-jährige Krankenschwester K. P. vor, die wegen zunehmender Schwellung, Schmerzen und Steifigkeit der Hände und im Ellbogen vom Hausarzt überwiesen wurde. Sie beschreibt den Schmerz als sehr heftig (8/10 auf einer visuellen Analogskala). Er sei trotz Diclofenaceinnahme über fast 1 Jahr nicht besser geworden.

Was sind die häufigsten Möglichkeiten, die zu diesen Beschwerden führen können?

- Seronegative Spondylarthritis: ankylosierende Spondylitis, reaktive Arthritis, Psoriasis-Arthritis
- Rheumatoide Arthritis
- Degenerative Gelenkerkrankung (Arthrose)
- Chronische Hyperurikämie – Gicht
- Sekundäre Arthritis der Hand- und Ellbogengelenke im Rahmen einer Vaskulitis

Welche Informationen sind für die differenzialdiagnostischen Überlegungen noch von Bedeutung?

- Zur Abgrenzung einer Arthrose bzw. eines Gichtanfalls von Arthritiden im Rahmen rheumatischer Erkrankungen ist es wichtig, weitere Informationen zur Schmerzsymptomatik sowie der Steifigkeit abzufragen. Bei rheumatischen Arthritiden berichten die Patienten typischerweise über nächtliche und morgendliche Schmerzen, die sich bei Bewegung und Kühlung bessern. Zusätzlich klagen die Patienten über eine lang andauernde Gelenksteifigkeit am Morgen.
- Oft hilft die medizinische Vorgeschichte weiter: Kürzlich zurückliegende Erkrankungen des Magen-Darm- sowie des Urogenitaltrakts können Hinweise auf eine reaktive Arthritis sein. Einer Psoriasis-Arthritis gehen häufig schuppende, silbrige, erhabene Hauteffloreszenzen voraus. Ein prädisponierender Faktor einer Gicht stellt das metabolische Syndrom (Dyslipidämie, Diabetes mellitus, Hypertonie) dar.

Erweiterte Anamnese

Ihre Patientin berichtet hauptsächlich über morgendliche Steifigkeit und Schmerzen in den Fingern, die sich nach etwa 45 min bessern würden. In letzter Zeit habe keine Durchfallerkrankung bestanden, Veränderungen beim Wasserlassen werden verneint. Auffallend erscheint Ihnen der etwas schmerzverzerrte Gesichtsausdruck beim Händeschütteln.

Welche Verdachtsdiagnose stellen Sie?

- Rheumatoide Arthritis

Wie sieht das weitere diagnostische Procedere aus?

- Wichtig ist eine erweiterte Untersuchung der betroffenen Gelenke sowie der Wirbelsäule (DD: ankylosierende Spondylitis) bzw. des Iliosakralgelenks. Zusätzlich sollten Sie einige Laborparameter im Serum berücksichtigen, die häufig mit rheumatischen Erkrankungen assoziiert sind (→ Tab. 46.1). Bei Verdacht auf eine sekundäre Arthritis bei Vaskulitis sollten insbesondere anti-Neutrophile zytoplasmatische Antikörper im Serum (cANCA, pANCA) bestimmt werden.

Tab. 46.1 Laborbefund Frau K. P.

Parameter	Ergebnis
C-reaktives Protein (CRP)	5 mg/dl
Blutkörperchensenkungsgeschwindigkeit	25 mm in 1 h
antinukleäre Antikörper (ANA)	stark positiv
Anti-CCP-Antikörper	schwach positiv
Rheumafaktoren	schwach positiv

- Des Weiteren kann eine Röntgenaufnahme der Hände durchgeführt werden, um radiologische Zeichen einer Arthrose auszuschließen und ggf. die Diagnose einer fortgeschrittenen rheumatischen Erkrankung zu erhärten. Bei der vorliegenden Patientin zeigt sich klinisch kein Anhalt für Einschränkungen im Bereich der Wirbelsäule sowie der Iliosakralgelenke. Das Röntgen der Hände zeigt einen altersentsprechenden Befund mit dezenten Abnützungserscheinungen.

Wie interpretieren Sie die vorliegenden Laborwerte?

- Erhöhte unspezifische Entzündungsparameter und Autoantikörper, insbesondere erhöhte Anti-CCP-Antikörper, die allesamt die vermutete Diagnose bekräftigen.

Welche therapeutischen Maßnahmen sollten bei Bestätigung der Verdachtsdiagnose „rheumatoide Arthritis" erfolgen?

- Aufgrund der bereits ausgedehnten Dauertherapie mit Diclofenac ohne Befundbesserung sollte der Einsatz von DMARDs als Basistherapeutikum in Betracht gezogen werden. Gleichzeitig können NSAR supportiv als Bedarfsmedikation verabreicht werden.
- Mittel der Wahl einer Therapie mit DMARDs ist die 1-mal wöchentliche Verabreichung von Methotrexat. Daneben sollte eine frühzeitige Mobilisation und Bewegung der betroffenen Gelenke erfolgen, um mögliche Spätkomplikationen (Deformierung, völlige Funktionseinbußen) zu verzögern.

Verlauf

Bei Wiedervorstellung nach 12 Monaten berichtet die Patientin über eine deutlich bessere Schmerzkontrolle (2/10 auf der VAS) unter der Therapie mit Methotrexat und 2-mal täglicher Einnahme von Diclofenac. Die Morgensteifigkeit ist nahezu unverändert. Derzeit bestehen laut Patientin keine Einschränkungen im alltäglichen Leben.

Anhang

BASICS

Umrechnung konventioneller Einheiten in SI-Einheiten

Bei Kreatinin und Harnstoff ist beim Vergleich von Laborbefunden auf die Einheiten zu achten. In Deutschland und Österreich erfolgt die Angabe häufig noch in konventionellen Einheiten (mg/dl). International werden dagegen oft SI-Einheiten verwendet (mmol/l).

Kreatinin

$$[\text{Kreatinin}]\ (\text{mg/dl}) \times 88{,}4 = [\text{Kreatinin}]\ (\text{mmol/l})$$

Harnstoff

$$[\text{Harnstoff}]\ (\text{mg/dl}) \times 0{,}1665 = [\text{Harnstoff}]\ (\text{mmol/l})$$

Umrechnung von BUN in Harnstoff

Beim BUN (= Harnstoff-Stickstoff) wird nur die Menge an Stickstoff im Harnstoffmolekül gemessen. Bei der Interpretation von Laborbefunden ist darauf zu achten.

$$[\text{BUN}]\ (\text{mg/dl}) \times 2{,}14 = [\text{Harnstoff}]\ (\text{mg/dl})$$

Korrigiertes $[Ca^{2+}{}_{ges}]$ im Blut

Kalzium liegt im Blut zu mehr als 50 % an Eiweiß gebunden vor. Die Kalziumkonzentration im Serum wird daher durch das Gesamtprotein (insbesondere durch Albumin) stark beeinflusst. Folgende Formel erlaubt eine Korrektur:

$$[Ca^{2+}]_{korrigiert}\ (\text{mmol/l}) = [Ca^{2+}]_{gemessen} - 0{,}025 \times [\text{Albumin}]\ (\text{g/l}) + 1$$

Akutes Nierenversagen

Fraktionelle Natriumausscheidung

Die fraktionelle Ausscheidung von Natrium bzw. Harnstoff hilft zur Unterscheidung von funktionellem prärenalem Nierenversagen und akuter Tubulusnekrose.

$$FE_{Na} = \frac{[Na_{Urin}] \times [Krea_{Serum}]}{[Na_{Serum}] \times [Krea_{Urin}]} \times 100$$

FENA < 1 % spricht für eine prärenale Genese (**Cave:** bei Gabe von Diuretika nicht anwendbar!).

Fraktionelle Harnstoffausscheidung

$$FE_{Harnstoff} = \frac{[Harnstoff_{Urin}] \times [Krea_{Serum}]}{[Harnstoff_{Urin}] \times [Krea_{Urin}]} \times 100$$

$FE_{Harnstoff} < 35\,\%$ spricht für prärenale Genese. Die fraktionelle Harnstoffexkretion kann auch unter Therapie mit Diuretika angewandt werden.

Berechnung der Plasmaosmolarität

Neben der Messung der Osmolarität kann diese auch durch Kalkulation der wichtigsten Osmolyte anhand folgender Formel berechnet werden. Auch hier ist wiederum auf die Einheiten zu achten. Bei Angabe in konventionellen Einheiten müssen die Glukose und der BUN umgerechnet werden (Korrekturfaktor steht in der Formel im Nenner).

$$\text{Osmolarität (mmol/l)} = 2 \times [Na^+]\ (\text{mmol/l}) + \frac{[\text{BUN}]\ (\text{mg/dl})}{2{,}8} + \frac{[\text{Glukose}]\ (\text{mg/dl})}{18}$$

Sollten sich die gemessene und die errechnete Osmolarität um mehr als 10 momsm/kg unterscheiden, spricht man von einer vergrößerten osmotischen Lücke, die durch osmotisch wirksame Teilchen hervorgerufen werden, die in der Formel nicht berücksichtig sind (z. B. Ethanol, Methanol).

Hyponatriämie

Überschuss an freiem Wasser

Bei einer Hyponatriämie besteht immer ein relativer Wasserüberschuss (z. B bei Patienten mit Herzinsuffizienz bzw. Leberzirrhose durch nicht-osmotische ADH-Sekretion). Dieser Überschuss an „freiem Wasser" (ohne gelöster Elektrolyte) kann anhand folgender Formel abgeschätzt werden:

$$\text{Freier Wasserüberschuss (l)} = 0{,}6 \times \text{KG (kg)} - ([Na^+]/140) \times 0{,}6 \times \text{KG (kg)}$$

Der Faktor *0,6 × KG (kg)* in dieser und den folgenden Formeln dient zur Errechnung des Gesamtkörperwassers (bei Männern näherungsweise Körpergewicht × 0,6 bzw. bei Frauen × 0,5).

Natriumdefizit

Bei symptomatischer Hyponatriämie ist eine Substitution von Natrium indiziert (→ Kap. 3). Bei Hypovolämie gelingt häufig bereits durch Gabe von isotonem NaCl (0,9 %) durch Suppression der ADH-Sekretion eine Normalisierung der Natriumkonzentration im Blut. Bei SIADH ist hingegen die Gabe einer hypertonen NaCl (3 %)-Lösung notwendig. Das Natriumdefizit kann mittels folgender Formel abgeschätzt werden.

$$Na^+\text{-Defizit (mmol/l)} = 0{,}6 \times \text{KG (kg)} \times (140 - [Na^+])$$

Natriumsubstitution

Die „Adrogue"-Formel dient nur der Abschätzung des Anstiegs der Serumnatriumkonzentration pro Liter Substitutionsflüssigkeit und regelmäßige Kontrollen der Natriumspiegel im Blut sind notwendig, um die Infusionsrate ggf. anpassen zu können.

$$\text{Anstieg der [Na] Konzentration im Serum (mmol/l)} = \frac{\text{[Na] in Substitutionslösung} - \text{[Na] im Serum}}{0{,}6 \times \text{KG (kg)} + 1}$$

Substitutionslösungen:

- 0,9 % NaCl enthält 154 mmol Natrium pro Liter.
- 3 % NaCl enthält 514 mmol Natrium pro Liter.

Hypernatriämie

Freies Wasserdefizit

Bei Hypernatriämie besteht ein Volumendefizit. Mit folgender Formel kann näherungsweise der Mangel an freiem Wasser abgeschätzt werden. Zur Substitution eignet sich eine 5 % Glukoselösung oder Aqua (bei zentralem Zugang).

$$\text{Freies Wasserdefizit (l)} = 0{,}6 \times \text{KG (kg)} \times ([Na^+]/140-1)$$

Freie Wasserclearance

Mittels der Berechnung der freien Wasserclearance kann bestimmt werden, wie viel freies Wasser die Nieren in einer Zeiteinheit ausscheiden. Es handelt sich dabei um die Harnmenge, die über die reine Osmolytausscheidung hinaus ausgeschieden wird.

$$\text{Freie Wasserclearance (ml/h)} = \text{Harnvolumen (ml)} \times (1 - \text{Osmo}_{\text{Harn}}/\text{Osmo}_{\text{Plasma}})$$

Bei positiven Werten wird ein im Vergleich zum Plasma hypotoner Harn produziert und es besteht ein renaler Wasserverlust als Ursache einer Hypernatriämie. Darüber hinaus kann sich eine vermehrte freie Wasserclearance bei Volumenüberladung, Diuretikatherapie oder Tubulusschaden finden.
Bei negativem Werten wird ein hypertoner Harn produziert und es besteht eine vermehrte Wasserretention. Dies ist Ausdruck einer bestehenden ADH-Wirkung am Sammelrohr (z. B. bei Volumenmangel).

Kaliumstörungen

Transtubulärer Kaliumgradient

Die Berechnung des **transtubulären Kaliumgradienten (TTKG)** ermöglicht eine Abschätzung der Aldosteronwirkung im Sammelrohr:

$$\text{TTKG} = ([K^+_{\text{Urin}}]/[K^+_{\text{Serum}}])/([\text{Osmolarität}_{\text{Urin}}]/[\text{Osmolarität}_{\text{Serum}}])$$

Bei Hyperkaliämie ist ein TTKG > 8 Ausdruck einer physiologischen Aldosteronwirkung am Sammelrohr. Ein Wert < 7 weist dagegen auf einen funktionellen Hypoaldosteronismus hin. Bei Hypokaliämie ist ein Wert kleiner < 2 Ausdruck einer fehlenden Aldosteronwirkung bzw. eines extrarenalen Kaliumverlusts. Bei Salzverlustnephropathien (Barrter, Gittelmann) findet sich typischerweise ein TTKG > 4.

Azidose

Anionenlücke im Blut (PAG)

Die Berechnung der Anionenlücke hilft in der Differenzierung der Genese einer metabolischen Azidose (s. KUSMEL, → Kap. 7)

$$\text{PAG} = [Na^+] - ([HCO_3^-] + [Cl^-]) = 12$$

Bikarbonatsubstitution

Mit folgender Formel kann der Bedarf an HCO_3^- zum Anheben der $[HCO_3^-]$-Konzentration auf über 12 mmol/l errechnet werden.

$$HCO_3^-\text{-Bedarf (mmol/l)} = 0{,}7 \times \text{kg KG} \times (12 - [HCO_3^-])$$

Dialyseformeln

Urea Reduction Rate

Die Berechnung der Harnstoffelimination ermöglicht die Kontrolle der Dialysequalität.

$$\text{URR (\%)} = (([\text{BUN}_{\text{prä}}] - [\text{BUN}_{\text{post}}])/[\text{BUN}_{\text{prä}}]) \times 100$$

Eine URR > 65 % entspricht einer Kt/V über 1,2 und somit einer adäquaten Dialysedosis.

Weitere Informationen

Internet-Links

Internationale Guidelines

- Kidney Disease – Improving global Outcomes (KDIGO): www.kdigo.org
- Kidney Disease – Outcome Quality Initiative (KDOQI): www.kidney.org

Nephrologische Fachgesellschaften

- Deutsche Gesellschaft für Nephrologie: www.dgfn.eu
- American Society of Nephrology: www.asn-online.org
- European Renal Association: www.era-edta.org
- Schweizer Nephrologische Gesellschaft: www.swissnephrology.ch
- Österreichische Nephrologische Gesellschaft: www.nephro.at

Dosisanpassung bei Niereninsuffizienz

- www.dosing.de

Online-Kalkulatoren

- www.medcalc.com
- www.mdcalc.com

Evidenz-basierte klinische Informationspattform

- www.uptodate.com

Rheumatologische Fachgesellschaften:

- Deutsche Gesellschaft für Rheumatologie: www.dgrh.de
- Österreichische Gesellschaft für Rheumatologie und Rehabilitation: www.rheumatologie.at
- American College of Rheumatology: www.rheumatology.org

Weiterführende Literatur

Nephrologie

Danovitch G. M.: Handbook of Kidney Transplantation. Lippincott Williams & Wilkins, 5. Aufl. 2009
Daugirdas J. T., Blake P. G.: Handbook of Dialysis. Lippincott Williams & Wilkins, 4. Aufl. 2006
Johnson R. J., Feehally J.: Comprehensive Clinical Nephrology. Elsevier, 5. Aufl. 2014
Kuhlmann U., Böhler J., Luft F. C., Alscher M. D., Kunzendorf U. K.: Nephrologie. Thieme, 6. Aufl. 2015
Skorecki K., Chertow G. M.: Brenner and Rector's: The Kidney. Elsevier, 10. Aufl. 2015
Riesler T., Kühn K.-W.: Facharzt Nephrologie. Elsevier 2008

Rheumatologie

Hochberg, M. C.: Rheumatology. Elsevier/Mosby, 6. Aufl. 2015
Hochberg, M. C.: Rheumatoid Arthritis. Elsevier/Mosby 2009

Smartphone-Apps

Antibiotikadosierung bei Niereninsuffizienz: „Antibiotika“: www.antibiotika-app.eu

[E319] Lim, E. K. S.: Medicine & Surgery: An Integrated Textbook. Elsevier/Churchill Livingstone, 2007
[E428] Albert, D.: Albert & Jakobiec's Principles & Practice of Ophthalmology. Elsevier/Saunders, 3. Aufl. 2008
[F210-014] Kermani, T. A./Warrington, K. J.: Polymyalgia rheumatica. In: The Lancet. Volume 381, S. 63–72. Elsevier, Januar 2013
[F210-015] Dalbeth, N./Merriman, T. R./Stamp, L. K.: Gout. In: The Lancet. Volume 16. Elsevier, April 2016
[F248-002] Curran-Melendez, S. M. et al.: Sorting the Alphabet Soup of Renal Pathology: A Review. In: Current Problems in Diagnostic Radiology. Elsevier, 2016
[F711-005] Newburger, J. W./Takahashi, M.: Kawasaki Disease. In: Journal of the American College of Cardiology. Volume 67, Issue 14, S. 1738–1749. Elsevier, April 2016
[F848-003] Mazoyer, E. et al.: A Case Report of Adenovirus-Related Acute Interstitial Nephritis in a Patient with AIDS. In: American Journal of Kidney Disease. Volume 51, Issue 1, S. 121–126. Elsevier, Januar 2008
[F849-005] Ronco, C et al.: Cardio-renal syndromes: report from the consensus conference of the Acute Dialysis Quality Initiative. In: European Heart Journal. Volume 31, Issue 6, S. 703–711. Oxford University Press, März 2010
[F871-002] Jerums, G. et al.: Integrating albuminuria and GFR in the assessment of diabetic nephropathy. In: Nature Reviews Nephrology. Volume 5, Issue 7, S. 397–406. Springer Nature, Juli 2009
[F920-001] Iaccarino, L. et al.: The clinical features, diagnosis and classification of dermatomyositis. In: Journal of Autoimmunity. Volume 48–49, S. 122–127. Elsevier, Februar 2014
[F920-002] Hernandez-Rodriguez, J. et al.: Diagnosis and classification of polyarteritis nodosa. In: Journal of Autoimmunity. Volume 48–49, S. 84–89. Elsevier, November 2013
[F921-001] Mack, W. P.: Complications in Periocular Rejuvenation. In: Facial Plastic Surgery Clinics of North America. Volume 18, Issue 3, S. 435–456. Elsevier, August 2010
[F922-001] Li, F.-C. et al.: Pauci-immune Lupus Nephritis: A case report. In: Kaohsiung Journal of Medical Science. Volume 24, Issue 10, S. 531–535. Elsevier, Oktober 2008
[F924-001] Mann, D. M. et al.: Sarcoidosis Within a Renal Allograft: A Case Report and Review of the Literature. In: Transplantation Proceedings. Volume 45, Issue 2, S. 838–841. Elsevier, März 2013
[F925-001] Chang, A.: Thrombotic microangiopathy and the kidney: a nephropathologist's perspective. In: Diagnostic Histopathology. Volume 19, Issue 5, S. 158–165. Elsevier, Mai 2013
[F926-001] Hou, J./Herlitz, L. C.: Renal Infections. In: Surgical Pathology Clinics. Volume 7, Issue 3, S. 389–408. Elsevier, September 2014
[F927-001] Samiy, N.: Ocular Features of Fabry Disease: Diagnosis of a Treatable Life-threatening Disorder. In: Survey of Ophthalmology. Volume 53, Issue 4, S. 416–423. Elsevier, Juli 2008
[G065] Müller, N. L./Silva, I. S.: High-Yield Imaging: Chest. Elsevier/Saunders, 2010
[G067] Geary, D. F./Schaefer, F.: Comprehensive Pediatric Nephrology. Elsevier/Mosby, 2008
[G111] Ellison, D. et al.: Neuropathology. Elsevier/Mosby, 3. Aufl. 2013
[G293] Allan, P. L. et al.: Clinical Ultrasound. Elsevier/Churchill Livingstone, 3. Aufl. 2011
[G422] Kumar, V. et al.: Robbins and Cotran Pathologic Basis of Disease. Elsevier/Saunders, 9. Aufl. 2015
[G516] Johnson, R. J./Feehally, J./Floege, J.: Comprehensive Clinical Nephrology. Elsevier/Saunders, 5. Aufl. 2015
[G517] Skorecki, K. et al.: Brenner and Rector's The Kidney. Elsevier, 10. Aufl. 2015
[G518] Hochberg, M. C. et al.: Rheumatoid Arthritis. Elsevier/Mosby, 2009
[G519] Wold, L. E. et al.: Atlas of Orthopedic Pathology. Elsevier/Saunders, 3. Aufl. 2008
[G520] Lee, L. A./Werth, V. P.: Dermatology. Elsevier/Saunders, 3. Aufl. 2012
[G521] Cronenwett, J.: Rutherford's Vascular Surgey. Elsevier/Saunders, 8. Aufl. 2014
[G522] Castro, M./Kraft, M.: Clinical Asthma. Elsevier/Mosby, 2008
[G523] Hochberg, M. C.: Rheumatology. Elsevier/Mosby, 6. Aufl. 2015
[G524] Kassumeh, S./Reindl-Schwaighofer, R.: BASICS Nephrologie und Rheumatologie. Elsevier/Urban & Fischer, 1. Aufl. 2017
[G531] Scott, G. J.: National Kidney Foundation Primer on Kidney Diseases. Elsevier/Saunders, 6. Aufl. 2014
[G532] Fogo, A. B./Kashgarian, M.: Diagnostic Atlas of Renal Pathology: A Companion to Brenner & Rector's The Kidney. Elsevier/Saunders, 2. Aufl. 2012
[G583] Fogo, A.B./Kashgarian, M.: Diagnostic Atlas of Renal Pathology. Elsevier, 3. Aufl. 2017
[L106] Henriette Rintelen, Velbert
[L157] Susanne Adler, Lübeck
[L271] Matthias Korff, München
[M114] Dr. med. Matthias Braun, Cuxhaven
[R236] Classen, M./Diehl, V./Kochsiek, K./et al.: Innere Medizin. Elsevier/Urban & Fischer, 6. Aufl. 2009
[R333] Scharf, H.-P./Rüter, A.: Orthopädie und Unfallchirurgie. Elsevier/Urban & Fischer, 2. Aufl. 2011